Michael Koenen, Rupert Martin
Wege und Umwege zum Beruf des Psychotherapeuten

Das Anliegen der Buchreihe BIBLIOTHEK DER PSYCHOANALYSE besteht darin, ein Forum der Auseinandersetzung zu schaffen, das der Psychoanalyse als Grundlagenwissenschaft, als Human- und Kulturwissenschaft sowie als klinische Theorie und Praxis neue Impulse verleiht. Die verschiedenen Strömungen innerhalb der Psychoanalyse sollen zu Wort kommen, und der kritische Dialog mit den Nachbarwissenschaften soll intensiviert werden. Bislang haben sich folgende Themenschwerpunkte herauskristallisiert: Die Wiederentdeckung lange vergriffener Klassiker der Psychoanalyse – wie beispielsweise der Werke von Otto Fenichel, Karl Abraham, Siegfried Bernfeld, W. R. D. Fairbairn, Sándor Ferenczi und Otto Rank – soll die gemeinsamen Wurzeln der von Zersplitterung bedrohten psychoanalytischen Bewegung stärken. Einen weiteren Baustein psychoanalytischer Identität bildet die Beschäftigung mit dem Werk und der Person Sigmund Freuds und den Diskussionen und Konflikten in der Frühgeschichte der psychoanalytischen Bewegung.

Im Zuge ihrer Etablierung als medizinisch-psychologisches Heilverfahren hat die Psychoanalyse ihre geisteswissenschaftlichen, kulturanalytischen und politischen Bezüge vernachlässigt. Indem der Dialog mit den Nachbarwissenschaften wiederaufgenommen wird, soll das kultur- und gesellschaftskritische Erbe der Psychoanalyse wiederbelebt und weiterentwickelt werden.

Die Psychoanalyse steht in Konkurrenz zu benachbarten Psychotherapieverfahren und der biologisch-naturwissenschaftlichen Psychiatrie. Als das ambitionierteste unter den psychotherapeutischen Verfahren sollte sich die Psychoanalyse der Überprüfung ihrer Verfahrensweisen und ihrer Therapie-Erfolge durch die empirischen Wissenschaften stellen, aber auch eigene Kriterien und Verfahren zur Erfolgskontrolle entwickeln. In diesem Zusammenhang gehört auch die Wiederaufnahme der Diskussion über den besonderen wissenschaftstheoretischen Status der Psychoanalyse.

Hundert Jahre nach ihrer Schöpfung durch Sigmund Freud sieht sich die Psychoanalyse vor neue Herausforderungen gestellt, die sie nur bewältigen kann, wenn sie sich auf ihr kritisches Potenzial besinnt.

BIBLIOTHEK DER PSYCHOANALYSE
HERAUSGEGEBEN VON HANS-JÜRGEN WIRTH

Michael Koenen, Rupert Martin

Wege und Umwege zum Beruf des Psychotherapeuten

Entwicklungsprozesse psychotherapeutischer Identität

Mit einem Vorwort von Marianne Leuzinger-Bohleber

Psychosozial-Verlag

Bibliografische Information der Deutschen Nationalbibliothek
Die Deutsche Nationalbibliothek verzeichnet diese Publikation in der
Deutschen Nationalbibliografie; detaillierte bibliografische Daten sind
im Internet über http://dnb.d-nb.de abrufbar.

Originalausgabe
© 2013 Psychosozial-Verlag
Walltorstr. 10, D-35390 Gießen
Fon: 0641-969978-18; Fax: 0641-969978-19
E-Mail: info@psychosozial-verlag.de
www.psychosozial-verlag.de
Umschlagabbildung: Robert Delaunay:
»Rhythmus, 1938, Nr. 3/Rythme, 1938, N° 3«, 1938
Umschlaggestaltung & Satz: Hanspeter Ludwig, Wetzlar
www.imaginary-world.de
Druck: CPI books GmbH, Leck

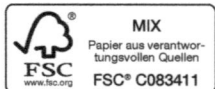

Printed in Germany
ISBN 978-3-8379-2278-3

Inhalt

Vorwort

Marianne Leuzinger-Bohleber

Michael Koenen und Rupert Martin legen in diesem Buch die Ergebnisse einer großen empirischen Studie vor, die im Rahmen der Initiative *Developing Psychoanalytic Practice and Training* (DPPT) der *International Psychoanalytical Association* (IPA) durchgeführt wurde. Ihre Studie fokussiert die Frage, warum so viele junge Nachwuchswissenschaftlerinnen und -wissenschaftler heute hier in Deutschland eine verhaltenstherapeutische einer psychoanalytischen Ausbildung vorziehen. Sie befassen sich in der ersten Doppelpromotion der Universität Kassel mit einer der zentralen Herausforderungen der Psychoanalyse in der westlichen Welt: Wie behält die Psychoanalyse ihre Attraktivität für die nachwachsende Generation von Psychotherapeuten? Nur falls ihr dies gelingt, sichert sie ihre professionelle und wissenschaftliche Zukunft.

Vor allem in osteuropäischen Ländern, in China und teilweise auch in Südamerika stößt die Psychoanalyse auf großes Interesse, während – wie die Ergebnisse der Studie von Koenen und Martin aufzeigen – die Ausbildungszahlen in den psychoanalytischen Vereinigungen hier in Deutschland – vor allem nach der Einführung des Psychotherapeutengesetzes – zurückgegangen sind. Insgesamt ist jedoch die *Internationale Psychoanalytische Vereinigung* weiterhin stark gewachsen: In den 1990er Jahren verfügte sie weltweit über ca. 8.000 Mitglieder, 2012 waren es über 12.000. Wie können wir diese unterschiedlichen Prozesse in verschiedenen Regionen unseres Globusses verstehen? Welche ökonomischen, historischen und soziologischen Faktoren spielen dabei eine Rolle? Und wie beeinflussen sie hier in Deutschland die professionelle Identitätsfindung in der Spätadoleszenz? Koenen und Martin legen in diesem Buch ein breites und anregendes Spektrum an Überlegungen im Sinne einer empirisch fundierten »Zeitgeistanalyse« zu dieser für die Psychoanalyse existenziellen Problemstellung vor.

Ergänzend dazu hier ein kurzer Blick auf die Geschichte der Psychoanalyse, die – bezogen auf die Attraktivität dieser wissenschaftlichen Disziplin an unseren Universitäten – intensiv mit der Frage nach ihrer Wissenschaftlichkeit verbunden ist (vgl. Leuzinger-Bohleber 2010).

Was für eine Art von Wissenschaft ist die Psychoanalyse eigentlich? Was meinte Freud, als er sie als eine spezifische »Wissenschaft des Unbewussten« definierte? Als junger Mann interessierte sich Freud bekanntlich sehr für Philosophie und die Geisteswissenschaften, bevor er sich mit einer auffallend heftigen emotionalen Reaktion den Naturwissenschaften zuwandte. Er arbeitete damals in der medizinisch-neurologischen Forschung im Labor am Physiologischen Institut von Ernst Brücke, wo er ein streng positivistisches Verständnis von Wissenschaft kennenlernte, das ihn Zeit seines Lebens anzog. Wie wir wissen, wandte sich Freud später aber dennoch von der Neurologie seiner Zeit ab, da er die Grenzen der methodischen Möglichkeiten zur Erforschung des Seelischen in dieser Disziplin erkannte. Mit der *Traumdeutung* (Freud 1900), dem Geburtsdokument der Psychoanalyse, definierte er diese als »reine Psychologie«. Allerdings verstand er sich auch weiterhin als naturwissenschaftlich genau beobachtender Mediziner. Sein Wunsch nach einer präzisen »empirischen« Überprüfung von Hypothesen und Theorien schützte, so Joel Whitebook (2010), Freud vor seiner eigenen Neigung zur wilden Spekulation. Dadurch konnte er als »philosophischer Arzt« eine neue, »spezifische Wissenschaft des Unbewussten«, die Psychoanalyse, begründen.

Institutionell war dieses Selbstverständnis – nachträglich gesehen – ein Schlüssel für die Erfolgsgeschichte der Psychoanalyse. Bekanntlich überlegte Freud noch 1909, ob es für die Zukunft der jungen Disziplin förderlich sei, sich in die ärztliche Organisation des *Internationalen Verein für medizinische Psychologie und Psychotherapie* von August Forel oder sogar in den *Orden für Ethik und Kultur* einzugliedern. Glücklicherweise entschloss er sich aber in der Neujahrsnacht 1910 zu der folgenschweren Gründung einer eigenen psychoanalytischen Organisation, der *International Psychoanalytic Association* (IPA) (vgl. Falzeder 2010). Dadurch war institutionell – und methodisch – die Eigenständigkeit der Psychoanalyse als wissenschaftliche Disziplin gesichert, an der Freud danach immer festhielt. Er betonte zum Beispiel, dass es die Psychoanalyse nicht verdiene, »daß sie von der Medizin verschluckt werde«, sondern »als ›Tiefenpsychologie‹, Lehre vom seelisch Unbewußten, all den Wissenschaften unentbehrlich werden [könne], die sich mit der Entstehungsgeschichte der menschlichen Kultur und ihrer großen Institutionen wie Kunst, Religion und Gesellschaftsordnung beschäftigen« (Freud 1926, S. 283).

In den hundert Jahren ihrer Geschichte wurde die Spezifität der psychoanalytischen Wissenschaft immer präziser gefasst. Die Psychoanalyse entwickelte eine differenzierte, eigenständige Forschungsmethode zur Untersuchung ihres spezifischen Forschungsgegenstandes, den unbewussten Fantasien und Konflikten. Zudem verfügt sie, wie alle anderen heutigen Disziplinen auch, über ihre eigenen Qualitäts- und Wahrheitskriterien, die sie im wissenschaftlichen Dialog transparent und selbstbewusst zu vertreten hat, auch um, wie jede Wissenschaft, von außen kritisierbar zu sein.

Koenen und Martin stimmen mit unserer Auffassung überein, die wir ausführlich in verschiedenen Publikationen erläutert haben (vgl. Leuzinger-Bohleber 2011, S.21ff.): In der heutigen medialisierten Wissensgesellschaft ist es für die Psychoanalyse in neuer Weise wichtig, in der Öffentlichkeit authentisch, selbstbewusst und selbstkritisch zugleich zu vertreten, dass sie über eine eigene elaborierte, empirisch-klinische Forschungs- und Behandlungsmethode verfügt, die sie in einer Vielzahl von Studien mit verschiedensten Formen der extraklinischen, zum Beipiel empirisch-quantitativer, experimenteller, aber auch interdisziplinärer und kulturkritischer Forschung verbindet.

Die westlichen Gesellschaften haben in den letzten 300 Jahren einen großen Teil ihrer Ressourcen für den Erwerb, die Erweiterung und die Überprüfung ihres Wissens verwendet. Die Industriegesellschaft hat sich im letzten Jahrhundert in eine Wissensgesellschaft gewandelt. Will die Psychoanalyse in dieser Welt der Wissenschaften verbleiben, muss sie die extremen Veränderungen in diesem Feld zur Kenntnis nehmen und deren Einfluss auf psychoanalytische Forschungsrealitäten zu verstehen versuchen.

1) Eine erste Komponente der Veränderungen in den Wissenschaften betrifft die *Differenzierung.* Wie Hermann von Helmholtz schon vor 100 Jahren feststellte, ist jeder einzelne Forscher zunehmend dazu gezwungen, sich mit immer *spezifischeren* Methoden immer *engeren* Fragestellungen zu widmen. Daher gehören die Zeiten der Universalgenies der Vergangenheit an: Heutige Wissenschaftler sind meist hoch spezialisierte Experten mit einem sehr beschränktem Wissen über angrenzende Gebiete (von Helmholtz 1896, zit. nach Weingart 2002, S. 703). Sie sind bei der Untersuchung komplexer Problemstellungen davon abhängig, sich international, intergenerationell und interdisziplinär zu vernetzen.

Verbunden mit diesem Ausdifferenzierungsprozess haben sich auch die Kriterien von »Wissenschaft« und »wissenschaftlicher Wahrheit« in den jeweiligen wissenschaftlichen Disziplinen, und zwar sowohl in den Natur- als auch Geisteswissenschaften, gewandelt und spezifiziert: Die Vorstellung einer Einheitswissenschaft, von »science«, angelehnt an das Experimentaldesign der klassischen Physik (und dem daraus hervorgehenden Doppel-Blind-Versuch), erwies sich als Mythos: Wir leben in einer Zeit der »Pluralität der Wissenschaften« (vgl. Hampe 2003; Leuzinger-Bohleber et al. 2003)

2) Ein zweites Merkmal der Veränderungen betrifft das *Verhältnis von Wissenschaft und Gesellschaft*: Heutige wissenschaftliche Disziplinen – und damit auch die Psychoanalyse – stehen auf verschiedenen Ebenen in einem andauernden, beschleu-

nigten, globalen Wettbewerb. So wird zum Beispiel die praktische Relevanz ihrer Forschungsergebnisse ständig durch gesellschaftliche Geldgeber und politische Interessensgruppen evaluiert, die zum Beispiel über die Finanzierung von Forschungsprojekten immer mehr Einfluss gewinnen. In diesem Sinne verliert Wissenschaft mehr und mehr ihre Selbststeuerung. Die Wissenschaft wird politisiert – die Politik verwissenschaftlicht.

3) Ein *drittes Merkmal* steht damit in Zusammenhang: Weil Politik und Gesellschaft immer rascher von der Wissenschaft Empfehlungen bei der Lösung gesellschaftlicher Probleme erwarten, bleibt immer weniger Muße für die Grundlagenwissenschaft, aus der früher – nach intensiver Forschungsarbeit – relativ sicher abgestütztes Wissen für Anwendungsfelder abgeleitet wurde. Dies führt zu einer paradoxen Situation: Einerseits trauen sich immer weniger »normale Bürger« und Politiker ein eigenes Urteil über komplexe Sachverhalte zu, ohne vorher wissenschaftliche Experten zurate zu ziehen, andererseits ist es inzwischen zum Allgemeingut geworden, dass auch wissenschaftliche Experten nicht über »objektive« Wahrheiten verfügen, sondern dass auch das sogenannte »wissenschaftliche Wissen« immer kritisch zu betrachten ist. Zudem trägt es zuweilen sogar neue Risiken in sich, wie die Katastrophe von Tschernobyl, die BSE-Krise oder die Finanzkrise schlagartig aufgedeckt haben. Dies bildet eine neue Quelle von Unsicherheit und diffuser Angst. Welchem wissenschaftlichen Experten daher am ehesten Vertrauen geschenkt wird, hängt ab von dessen medial vermittelter Glaubwürdigkeit, die daher zu einem relevanten gesellschaftlichen Faktor wird, um den nun ebenfalls in Politik und Öffentlichkeit konkurriert wird.

4) Ein *vierter Faktor ist die Rolle der Medien.* Wissenschaftliches Wissen wird allgemein nur dann zur Kenntnis genommen, wenn es – entsprechend vereinfacht und dramatisiert aber glaubwürdig – den Weg in die Medien findet.

> »It is paradox – the more independent science and the media are, the tighter their coupling. And as the media gain importance, sciences is losing the monopoly of judging scientific knowledge. The abstract criterion of truth is no longer sufficient in the public debate because the media add the criterion of public acceptance. This does not mean that scientific verification is being replaced, but it is being supplemented by other measures [...]. This loss of distance [between science and the media] will not lead to the end of communication of truths. Trust and confidence remain both constitutive and rare values in communication, and the more society depends on reliable knowledge the more these are required. *The main characterisation of today's society is the competition for trust.* Once achieved, this is invaluable and science should be keen to preserve it. Therefore, it is only the efforts needed to produce trust and confidence that have become greater« (Weingart 2002, S. 706; Hervorh. durch Leuzinger-Bohleber).

Welchen Einfluss übten und üben die eben skizzierten Veränderungen nun auf die Psychoanalyse im Speziellen aus? Wie viele Interviews in diesem Buch illustrieren, bekommt die Psychoanalyse als eine auf der Intimität der psychoanalytischen Situation beruhende Wissenschaft, die skizzierten Paradoxien und Dilemmata dieser Veränderungen besonders stark zu spüren. Als Wissenschaft des Unbewussten scheint sie mir in besonderer Weise davon abhängig, ob und wie es ihr gelingt, das Vertrauen der Wissenschaftswelt, von Öffentlichkeit, Politik und Geldgebern, aber auch von potenziellen Patienten und Ausbildungskandidaten sowie der Krankenkassen zu gewinnen bzw. zu erhalten. So hat sie in den hundert Jahren ihrer Geschichte erlebt, dass der Zeitgeist aus sehr verschiedenen Richtungen wehte, wie kürzlich Bohleber (2010) bezogen auf die deutsche Psychoanalyse detailliert aufzeigte. Dies hat sich, oft noch wenig reflektiert, auch auf das Forschungsverständnis der Psychoanalyse und ihre konkreten Forschungsprojekte, ihre Fragestellungen, Designs und Ziele ausgewirkt. In diesem Rahmen nur einige exemplarische Beispiele dazu:

Freuds lebenslange Hoffnung, dank der Entwicklungen der modernen Naturwissenschaften werde die Zeit kommen, in der die mit rein psychologischen, klinisch-empirischen Beobachtungsmethoden gewonnenen Erkenntnisse der Psychoanalyse auch mit »harten« naturwissenschaftlichen Methoden »objektiv« überprüft werden können, scheint heute durch den Dialog mit den modernen Neurowissenschaften vielfach Realität zu werden. Vor 40 Jahren bezeichnete dagegen Jürgen Habermas (1968) diese Freud'sche Sehnsucht bekanntlich als »szientistisches Selbstmissverständnis« der Psychoanalyse. Er charakterisierte die Psychoanalyse dadurch, dass sie ein emanzipatorisches Erkenntnisinteresse verfolge, im Gegensatz zur Verhaltenstherapie, die einem »technischen Erkenntnisinteresse« verpflichtet sei. Diese Unterscheidung fand ein breites Echo bei einer ganzen Generation und verschaffte der Psychoanalyse, natürlich neben anderen Faktoren, eine Hochblüte, wie sie sie vorher und nachher nie wieder erlebt hat. Die Psychoanalyse als kritisch-hermeneutische Methode der Aufklärung individueller und gesellschaftlicher Widersprüche, von unbewussten Quellen psychischen und psychosomatischen Leidens, erfuhr – aufs Ganze gesehen – in diesen Jahren eine exklusive gesellschaftliche Akzeptanz, die an Idealisierung grenzte. Zwar gab es immer auch Attacken und Kontroversen, aber die Psychoanalyse als Behandlungsmethode und kritische Kulturtheorie musste in dieser Zeit nicht wirklich um ihre Existenz bangen.

Die damalige gesellschaftliche Akzeptanz prägte auch das Wissenschafts- und Forschungsverständnis der Psychoanalyse jener Jahrzehnte. Verkürzt zusammengefasst: In den 1970er und 1980er Jahren waren dies neben der genuin klinisch-psychoanalytischen Forschung vor allem hermeneutisch orientierte Ansätze, sozialpsychologische und kulturkritische Analysen und ein interdisziplinärer Austausch mit Philosophie, Soziologie, den Literatur-, Geistes- und Erziehungswissenschaften sowie mit Film und

Kunst. Empirische und besonders quantitativ messende Forschung oder der Dialog mit den Naturwissenschaften wurde von vielen als naiv und der Psychoanalyse nicht angemessen, ja sogar als schädlich beurteilt. In den USA erlebten, wie mir kürzlich unser Kollege, der neurowissenschaftliche Forscher und Kinderpsychoanalytiker Brad Peterson (Columbia University, New York) berichtete, biologische und neurowissenschaftliche Forscher im Bereich der Psychiatrie damals analoge Zurückweisungen vonseiten vieler Inhaber der psychiatrischen Lehrstühle, meist Psychoanalytiker. Dies hatte verheerende Langzeitfolgen für die Stellung der Psychoanalyse an den Universitäten. Siri Hustveth (2010) schreibt in ihrem Bestseller *Die zitternde Frau* zu den langfristigen Folgen dieser problematischen wissenschaftlichen Kommunikation lakonisch:

>»Obwohl die amerikanische Psychiatrie früher stark von der Psychoanalyse beeinflusst war, haben sich die beiden Disziplinen, vor allem seit den 1970iger Jahren, weiter und weiter auseinanderentwickelt. Viele Psychiater wissen wenig oder nichts über Psychoanalyse, die in unserer Kultur zunehmend marginalisiert wurde. Eine große Anzahl amerikanischer Psychiater überlässt das Reden lieber Sozialarbeitern und hält sich an das Verschreiben von Rezepten. Die medikamentöse Behandlung überwiegt. Dennoch, weltweit praktizieren noch immer viele Psychoanalytiker, und es ist eine Disziplin, die mich fasziniert seit ich mit sechzehn zum ersten Mal Freud las« (S. 26)

Wie schon Thomas Kuhn in seinen wissenschaftshistorischen Analysen beschreibt, bestehen in einer wissenschaftlichen Disziplin zwar immer jeweils verschiedene Paradigmen gleichzeitig nebeneinander. Doch meist dominiert eines davon – eben jenes, das am besten zum aktuellen Zeitgeist passt. Mir scheint, dass das eben skizzierte Verständnis der Psychoanalyse als kritische Hermeneutik in den 1970er und 80er Jahren in der französischen Psychoanalyse und teilweise in lateinamerikanischen IPA-Gesellschaften bis heute stark vertreten ist (vgl. Green 2003; de Mijolla 2003; Perron 2003, 2006; Widlöcher 2003; Ahumada/Doria-Medina 2009; Bernardi 2003; Vinocur de Fischbein 2009; Duarte 2009), während in der angelsächsischen und deutschsprachigen Psychoanalyse eine Auseinandersetzung oder vielleicht sogar eine Anpassung an ein empirisch-quantitatives Forschungsparadigma in den Vordergrund gerückt ist (vgl. Fonagy 2009a). In diesen Ländern hat sich der Zeitgeist in den letzten Jahrzehnten gedreht: In Zeiten der »evidence based medicine« und der medizinischen Leitlinien kann zuweilen sogar der Eindruck entstehen, auch für die Psychoanalyse existiere nur eine einzige Form der Forschung, nämlich die empirisch-quantitative Psychotherapieforschung im Sinne der klassischen Naturwissenschaften, im Sinne von »science«. Dies ist – bei näherem Hinschauen – eine merkwürdige Wiederkehr einer längst überholten und problematisierten Vorstellung von »Einheitswissenschaft« (vgl. Hampe 2003), eine unbewusste Vereinfachung der Komplexitäten von Forschung in der oben skizzierten Wissensgesellschaft, die meines Erachtens durchaus auch Gefahren für die Psychoanalyse mit sich bringt.

Im DPPT-Projekt, das Koenen und Martin ihrer Doppelpromotion zugrunde gelegt haben, versuchten wir wie in allen zurzeit laufenden Forschungsprojekten des Frankfurter Sigmund-Freud-Instituts, das Spannungsfeld heutiger psychoanalytischer Forschung gemeinsam zu reflektieren und kritisch zu gestalten (vgl. Lebiger-Vogel 2011). Daher verwenden wir – wie die beiden Autoren dieses Buches auch – immer eine Kombination von klinischen und extraklinischen, qualitativen und quantitativen, hermeneutischen und nomothetischen Forschungsmethoden. Unter der *klinischen Forschung* verstehen wir die genuin psychoanalytische Forschung in der psychoanalytischen Situation selbst. Ulrich Moser bezeichnete sie auch als On-line-Forschung, während die *extraklinische Forschung* (die Off-line Forschung) nach den psychoanalytischen Sitzungen stattfindet und eine Vielzahl verschiedener Forschungsstrategien umfasst.

So bot es sich an, dass Koenen und Martin in ihrer Studie *psychoanalytische Interviews* ins Zentrum stellten, auch um ihre spezifischen Erkenntnis- und Forschungsmethoden als erfahrene Psychoanalytiker im Rahmen einer Promotion zu nutzen. Allerdings haben sie die Warnung von Peter Fonagy ernst genommen, der darauf hinweist, dass nicht jeder Kliniker automatisch ein Forscher ist. Koenen und Martin nutzten daher eine methodisch systematische Vorgehensweise, die *psychoanalytische Expertenvalidierung.* Dadurch werden, dank genauer Beschreibungen und der Transparenz darauf beruhender Überlegungen, klinische Beobachtungen auch dem Verständnis und der Kritik eines Dritten zugänglich gemacht. Dies ist eine Voraussetzung dafür, dass diese Form des Erkenntnisgewinns nicht nur eine professionelle Kunst, sondern auch eine klinische Wissenschaft ist. Zwar verfügt die Psychoanalyse wie kaum eine andere klinische Disziplin über eine differenziert entwickelte Kultur der Intervisions- und Supervisionsgruppen, in denen – eng angelehnt an die psychoanalytische Praxis – über den klinischen Forschungs- und Erkenntnisprozess gemeinsam kritisch nachgedacht wird. Doch kann in dieser Hinsicht noch vieles verbessert werden. Viele Probleme sind wohlbekannt, zum Beispiel die zufällige Auswahl von klinischen Vignetten, die theoretische Konzepte lediglich illustrieren, statt sie zu verifizieren und kritisch weiterzuentwickeln etc. Die psychoanalytische Expertenvalidierung oder das »Three Level Model of Clinical Observation«, das zurzeit in der *Project Group on Clinical Observation* der IPA (Chair: Marina Altmann) entwickelt wird, sind solche wissenschaftlich-klinischen Bemühungen. Koenen und Martin leisten daher mit ihrer Verwendung einer spezifischen psychoanalytischen Expertenvalidierung und der theoriegeleiteten Auswertung ihrer Interviews einen wichtigen Beitrag zur Anwendung psychoanalytischer Methoden im Rahmen einer universitären Qualifikationsarbeit.

Ein weiterer Verdienst ist, dass Koenen und Martin in ihrer Studie zeigen, wie psychoanalytische Konzepte mit den Ergebnissen der extraklinischen Forschung kritisch in Verbindung zu bringen sind – leider eine noch viel zu wenig genutzte Möglichkeit in psychoanalytischen Studien.

Bekanntlich sind alle Formen der klinischen Forschung immer auch Teil einer *psychoanalytischen Konzeptforschung*, eines Forschungsfeldes, das so alt ist wie die Psychoanalyse selbst. Die kreative Entwicklung und Weiterentwicklung von Konzepten zeichnete schon immer die innovativen Köpfe der Psychoanalyse aus und verleiht bis heute unserer Disziplin eine hohe Attraktivität für Intellektuelle, Schriftsteller, Künstler und Forscher anderer Disziplinen. Teile der Promotion von Koenen und Martin, zum Beispiel zur professionellen Identitätsbildung in der Spätadoleszenz, können durchaus als Konzeptforschung in der Psychoanalyse charakterisiert werden.

Die Studie von Koenen und Martin zeigt ferner, dass bei der nächsten Generation von Psychotherapeuten zu wenig bekannt ist, wie viele psychoanalytische Forschergruppen sich zurzeit in extraklinischen Studien engagieren. Fonagy sprach vor Kurzem (Fonagy 2009b) in einer umfassenden Übersichtsarbeit von weltweiten »Psychotherapie-Bienenzüchtern« mit ihren eigenen Völkern von fleißigen Arbeitsbienen, die inzwischen die Wirksamkeit psychoanalytischer Kurztherapien vielfach belegt haben (vgl. Emde/Fonagy 1997; Fonagy 2001; Galatzer-Levy 1997; Hauser 2002; Holt 2003; Jones 1993; Kernberg 2006; Leichsenring/Rabung 2008; Perron 2006; Safran 2001; Schachter/Lubrosky 1998; Schlessinger 2008; Stern 2008; Wallerstein 2002). Viele Studien zu psychoanalytischen Langzeittherapien wurden inzwischen in Angriff genommen (vgl. Leuzinger-Bohleber et al. im Druck). Das neue *Research Board* der IPA (Chair: Peter Fonagy) hat es sich zur Aufgabe gemacht, sowohl die schon abgeschlossenen als auch die noch laufenden Studien umfassend zu dokumentieren. Koenen und Martin betonen in ihren Schlussfolgerungen, wie wichtig eine Verbreitung dieses Wissens und eine professionelle Öffentlichkeitsarbeit der psychoanalytischen Gesellschaften an den Universitäten und in der Berufspolitik wären. Sie entwickeln dazu interessante, konkrete Vorschläge.

So ist zum Beispiel nicht nur wenig bekannt, wie viele Studien zur Wirksamkeit psychoanalytischer Verfahren inzwischen vorliegen, sondern auch, wie viele psychoanalytische und interdisziplinäre Forschergruppen seit Jahrzehnten erfolgreich daran arbeiten, einzelne psychoanalytische Konzepte, wie zum Beispiel zur vorbewussten und unbewussten Informationsverarbeitung im Gedächtnis und im Traum, auch experimentell zu überprüfen.

In den letzten Jahren hat bekanntlich zudem der Dialog mit den Neurowissenschaften für die Psychoanalyse neue Türen aufgestoßen, wohl ein Grund, weshalb zum Beispiel in der von Mark Solms neu gegründeten *Society for Neuropsychoanalysis* und in anderen Institutionen zurzeit eine Fülle experimenteller FmRI- und EEG-Studien zu psychoanalytischen Fragestellungen durchgeführt werden (vgl. Pincus 2000; Emde/Leuzinger-Bohleber im Druck).

Doch nicht nur der in diesen experimentellen Studien geführte interdisziplinäre Dialog mit den Neurowissenschaften ist für die Akzeptanz der Psychoanalyse in der heutigen Welt der Wissenschaften entscheidend, sondern auch der kreative Austausch zum Beispiel mit der Bindungsforschung, der empirischen Entwicklungsforschung und der Embodied Cognitive Science. Ebenso wichtig ist interdisziplinäre Forschung in Kooperation mit den Literatur- und Kulturwissenschaften, der Sozialpsychologie, der Philosophie, den Medien- und Kommunikationswissenschaften sowie der Ethnopsychoanalyse.

Zudem fordert die heutige Politisierung und Medialisierung von Wissenschaft auch von noch so spezialisierten Forschungsprojekten, die dabei gewonnenen Erkenntnisse, zum Beispiel zu nachhaltigen therapeutischen Veränderungen, in einen kulturkritischen und interdisziplinären Dialog über die gesellschaftlichen Wurzeln psychischer Erkrankungen wie zum Beispiel der schweren Depressionen einzubringen, die nach den Prognosen der Weltgesundheitsorganisation 2020 die zweithäufigste Volkskrankheit sein wird. Wie Koenen und Martin bin ich überzeugt davon, dass sich die Psychoanalyse als spezifische Behandlungs- und Forschungsmethode immer wieder erneut auch anderer gesellschaftlich relevanter Themen annehmen muss, um die Unverzichtbarkeit ihrer Forschungsergebnisse in der medialen Öffentlichkeit zu kommunizieren. Ich denke dabei zum Beispiel an die Felder der Frühprävention, von ADHS, Migration, Jugendgewalt, Rechtsradikalismus, Nationalismus und Antisemitismus, an die Wiederkehr von Fundamentalismus, Religion und Gewalt sowie den kurz- und langfristigen Einfluss neuer Medien oder Technologien auf psychische Entwicklungsprozesse und moderne Konflikte im Bereich von Sexualität und Objektbeziehungen. Dies sind, wie die psychoanalytischen Forschungsaktivitäten am SFI belegen, für viele Studierende der Psychologie, der Sozialwissenschaften, aber auch der Medizin durchaus attraktive Themen, die darüber hinaus, neues Interesse an psychoanalytischen Ausbildungen wecken können.

Schließlich stimme ich einer der Schlussfolgerungen von Koenen und Martin zu, dass auch heute noch Ausbildungskandidaten vor allem durch die Faszination des »Stachels Freuds« (Lorenzer 1985), authentischen Begegnungen mit Psychoanalytikern in den Medien, den Universitäten und in der Öffentlichkeit gewonnen werden, durch Filme, Theaterstücke und Romane, die oft, wie jene von Siri Hustvedt, geradezu wie Liebeserklärungen an die Psychoanalyse wirken. Ähnliche öffentliche Wertschätzungen erfährt die Psychoanalyse auch von führenden Naturwissenschaftlern, um nur einige zu erwähnen, von Oliver Sachs, Gerald D. Edelman, Antonio Damasio, Stephen Soumi oder – Eric Kandel.

Wie daher mit Studierenden, jungen Akademikern, aber auch in der Öffentlichkeit reflektiert und thematisiert werden muss, findet Psychoanalytische Forschung heute immer in einem extremen Spannungsfeld zwischen einem Rückzug in die Intimität des psychoanalytischen Elfenbeinturms einerseits und einer Überanpassung an ein der Psychoanalyse inadäquates Wissenschaftsverständnis andererseits statt. Dieses Spannungsfeld kann nicht aufgehoben, sondern immer nur wieder neu im interdisziplinären und intergenerationellen Dialog kritisch reflektiert und produktiv gestaltet werden, auch als Schutz vor einer Überanpassung an den jeweils vorherrschenden Zeitgeist. Bekanntlich kann, wie Gerhard Schneider dies kürzlich ausdrückte (Schneider 2010), das Gold der Wissenschaft von heute unerwartet schnell als Eisen auf einem der zukünftigen Schrottplätze landen.

Die Zukunft der Psychoanalyse wird daher, wie Koenen und Martin in diesem lesenswerten Buch aufzeigen, wesentlich davon abhängen, welche innovativen und kreativen Erkenntnisse in ihrem reichen, breiten Spektrum verschiedener Forschungsfelder, in der klinischen, konzeptuellen, empirischen, experimentellen und interdisziplinären Forschung gewonnen und in die wissenschaftliche und nicht wissenschaftliche Öffentlichkeit getragen werden.

Nur wenn öffentlich sichtbar wird, dass die Psychoanalyse durch ihre *besondere* Forschungsmethode nach wie vor wirksame kürzere und längere Behandlungsformen für verschiedenste Gruppen von Patienten sowie interessante und innovative Erklärungen für komplexe gesellschaftliche Phänomene anzubieten hat, wird sie ihre Attraktivität als *spezifische Wissenschaft des Unbewussten* auch bei der kommenden Generation immer wieder neu gewinnen.

Literatur

Ahumada, J.L. & Doria- Medina, R. (2009): Über Forschung. Ein kontrapunktischer Dialog. In: Leuzinger-Bohleber, M.; Canestri, J. & Target, M.(Hg.): Frühe Entwicklungen und ihrer Störungen. Frankfurt/M. (Brandes & Apsel), S. 204–218.

Bernardi, R. (2003): What kind of evidence makes the analyst change his or her theoretical and technical ideas? In: Leuzinger-Bohleber, M.; Dreher, A.U. & Canestri, J. (2003): Pluralism and unity? Methods of research in psychoanalysis. London (International Psychoanalytical Association), S. 125–137.

Bohleber, W. (2010): Die Entwicklung der Psychoanalyse in Deutschland nach 1945. Vortrag auf der Tagung der DPG und der DPV, Berlin, 07.03.2010.

De Mijolla, A. (2003): Freud and psychoanalytic research: A brief historical overview. In: Leuzinger-Bohleber, M.; Dreher, A.U. & Canestri, J. (2003): Pluralism and unity? Methods of research in psychoanalysis. London (International Psychoanalytical Association), S. 81–97.

Duarte Guimaraes Filho, P. (2009): Klinisch-konzeptuelle Forschung im Bereich des Aufbaus heutigen psychoanalytischen Wissens. In: Leuzinger-Bohleber, M.; Canestri, J. & Target, M.(Hg.): Frühe Entwicklungen und ihrer Störungen. Frankfurt/M. (Brandes & Apsel), S. 237–252.

Emde, R.N. & Fonagy, P. (1997): An emerging culture for psychoanalytic research? International Journal of Psycho-Analysis 78, 643–651.

Emde, R. N. & Leuzinger-Bohleber, M. (Hg.) (im Druck): Early parenting research and the prevention of disorder: Psychoanalytic opportunities and interdisciplinary frontiers.

Falzeder, E. (2010): Die Gründungsgeschichte der IPV und der Berliner Ortsgruppe. Vortrag auf der Tagung der DPG und der DPV, Berlin, 06.03.2010.

Fonagy, P. (2009a): Veränderungen der klinischen Praxis: Wissenschaftlich oder pragmatisch begründet? Vortrag auf der Tagung der DGPT, Berlin, 02.10.2009.

Fonagy, P. (2009b): Wo Es war, soll Ich werden. Die Bedeutung des Bewußtsein für die psychoanalytische Arbeit. Vortrag bei Bosch Stiftung, Stuttgart.

Freud, S. (1926): Zur Frage der Laienanalyse. GW XIV, S. 207–296.

Galatzer-Levy, R. (1997): Psychoanalytic research: An investment in the future. Journal of the American Psychoanalytic Association 45, 9–12.

Green, A. (2003): The pluralism of sciences and psychoanalytic thinking. In: Leuzinger-Bohleber, M.; Dreher, A.U. & Canestri, J. (Hg.) (2003): Pluralism and unity? Methods of research in psychoanalysis. London (International Psychoanalytical Association), S. 26–45.

Habermas, J. (1968): Erkenntnis und Interesse. Frankfurt/M. (Suhrkamp).

Hampe, M. (2003): Pluralism of sciences and the unity of reason. In: Leuzinger-Bohleber, M.; Dreher, A.U. & Canestri, J. (Hg.) (2003): Pluralism or unity? Methods of research in psychoanalysis. London (International Psychoanalytical Association), S. 45–63.

Hauser, S.T. (2002): The future of psychoanalytic research. Turning points and new opportunities. Journal of the American Psychoanalytic Association 50, 395–405.

Holt, R.R. (2003): New directions for basic psychoanalytic research. Implications from the work of Benjamin Rubinstein. Psychoanalytic Psychology 20, 195–213.

Hustveth, S. (2010): Die zitternde Frau. Eine Geschichte meiner Nerven. Berlin (Rowohlt).

Jones, E.E. (1993): How will psychoanalysis study itself? Journal of the American Psychoanalytic Association 41, 91–108.

Kernberg, O.F. (2006): The pressing need to increase research in and on psychoanalysis. International Journal of Psychoanalysis 87, 919–926.

Lebiger-Vogel, J. (2011): Gute Psychotherapie. Berufswahl im soziokulturellen Kontext: Psychoanalyse oder Verhaltenstherapie (Schriften des Sigmund-Freud-Instituts, Reihe 2: Psychoanalyse im interdisziplinären Dialog, Band 15). Göttingen (Vandenhoeck & Ruprecht).

Leuzinger-Bohleber, M. (2010): Psychoanalyse als »Wissenschaft des Unbewussten« im ersten Jahrhundert der IPA. Internationale Psychoanalyse 18, Sonderausgabe zum 100jährigen Bestehen der IPV, 24–26.

Leuzinger-Bohleber, M. (2011): Von der »one man army« zur interdisziplinären Forschung. In: Leuzinger-Bohleber, M. & Haubl, R. (Hg.): Psychoanalyse. Interdisziplinär, international, intergenerationell. Göttingern (Vandenhock & Ruprecht), S. 21–62.

Leuzinger-Bohleber, M.; Dreher, A.U. & Canestri, J. (Hg.) (2003): Pluralism and unity? Methods of research in psychoanalysis. London (International Psychoanalytical Association).

Leuzinger-Bohleber, M.; Bahrke, U. & Negele, A. (Hg.) (im Druck): Chronische Depression. Göttingen (Vandenhoeck & Ruprecht).

Lorenzer, A. (1985): Das Verhältnis der Psychoanalyse zu ihren Nachbardisziplinen. Fragmente 14(15), 8–22.

Perron, R. (2003): What are we looking for? How? In: Leuzinger-Bohleber, M.; Dreher, A.U. & Canestri, J. (Hg.) (2003): Pluralism and unity? Methods of research in psychoanalysis. London (International Psychoanalytical Association), S. 97–109.

Perron, R. (2006): How to do research? Reply to Otto Kernberg. International Journal of Psychoanalysis 87, 927–932.

Pincus, D. (2000): Mind and brain sciences in the 21st century, by Robert L. Solso. Cambridge, 1997. Psychoanalytic Psychology 17, 600–607.

Safran, J.D. (2001): When worlds collide: Psychoanalysis and the empirically supported treatment movement. Psychoanalytic Dialogues 11, 659–681.

Schachter, J. & Luborsky, L. (1998): Who's afraid of psychoanalytic research? Analyst's attitudes towards reading clinical versus empirical research papers. International Journal of Psycho-Analysis 79, 965–969.

Schlessinger, N. (2008): Psychoanalysis as an empirical interdisciplinary science, ed. by Patrizia Giampieri-Deutsch. Vienna, 2005. Psychoanalytic Quarterly 77, 657–665.

Schneider, G. (2010): Einführung Panel: Die soziokulturelle Position der Psychoanalyse – Gegenwart und Perspektiven, Tagung der DPG und DPV: 100 Jahre Internationale Psychoanalytische Vereinigung (IPV) – 100 Jahre institutionalisierte Psychoanalyse in Deutschland, Berlin, 07.03.2010.

Stern, D.B. (2008): »One never knows, do one?«: Commentary on paper by the Boston Change Process Study Group. Psychoanalytic Dialogues 18, 168–196.

Vinocur de Fischbein, S. (2009): Plädoyer für die interdisziplinäre konzeptuelle und klinische Erforschung von Traumnarrativen. In: Leuzinger-Bohleber, M.; Canestri, J. & Target, M.(Hg.): Frühe Entwicklungen und ihre Störungen. Frankfurt/M. (Brandes & Apsel) 252–285.

Wallerstein, R.S. (2002): The trajectory of psychoanalysis: A prognostication. International Journal of Psycho-Analysis 83, 1247–1267.

Weingart, P. (2002): The moment of truth for science: The consequences of the 'knowledge society' for society and science. EMBO reports 3, 703–706.

Widlöcher, D. (2003): Foreword. In: Leuzinger-Bohleber, M.; Dreher, A.U. & Canestri, J. (Hg.) (2003): Pluralism and unity? Methods of research in psychoanalysis. London: (International Psychoanalytical Association), xix–xxiv.

1 Eine Untersuchung zur psychotherapeutischen Identität

Die Wahl eines Berufes gehört zu den großen Entscheidungen im Leben junger Menschen. Eine Berufsfindung ist selten eine spontane Entscheidung, die in einem Augenblick getroffen wird, sondern in der Regel ein langer, komplexer Prozess, der das Leben über Jahre hinweg begleitet. Das trifft besonders für Berufe zu, die, wenn man sie erlernen will, einer langjährigen Vorbereitung bedürfen. Der Beruf des Psychotherapeuten ist ein solcher, der nur unter bestimmten Voraussetzungen erlernt werden kann, weshalb der jahrelange Entscheidungsprozess eine sehr lange und äußerst vielschichtige Entwicklung darstellt.

Wir, selbst Psychologische Psychotherapeuten und Psychoanalytiker (DPV/IPA, DGPT), haben in den vergangenen Jahren an einem aufwendigen wissenschaftlichen Forschungsprojekt über Berufsfindungsprozesse bei Psychotherapeuten mitgewirkt und dabei eine Fülle von Erkenntnissen zu diesem sehr komplexen Prozess in Erfahrung bringen können. Darüber hinaus ist aus diesem Forschungsprojekt *Developing Psychoanalytic Practice and Training* (DPPT), das von der *International Psychoanalytic Association* (IPA) initiiert wurde, eine gemeinsame Dissertationsschrift entstanden. Aufgrund des sehr positiven Echos haben wir uns dazu entschlossen, unsere Dissertation als Grundlage für das vorliegende Buch zu verwenden, das sich jedoch nicht ausschließlich an ein »eingeweihtes Fachpublikum« wendet, sondern auch an jeden am Beruf des Psychotherapeuten interessierten Leser. Diesem möchten wir unsere Erkenntnisse in allgemein verständlicher Weise zur Verfügung stellen und ihm so einen Einblick in die vielfältigen Bedingungen geben, die die Entwicklung zum Psychotherapeutenberuf begleiten. Insbesondere jungen Menschen, die mit dem Gedanken spielen, Psychotherapeut zu werden, fällt es oft nicht leicht, an Informationen zu kommen und in der Fülle des vorhandenen Materials die für sie relevanten Anhaltspunkte zu finden. Das vorliegende Buch unternimmt den Versuch, dringend gesuchte Informationen kompakt zur Verfügung zu stellen und darüber hinaus »Gesprächspartner« für Fragen des Lesers zum Psychotherapeutenberuf zu sein sowie zu neuen Fragen anzuregen. Deshalb wollen wir den Weg darstellen, von den ersten Ideen zur Berufswahl, der dann über ein Studium der Psychologie, der Medizin oder eines gesellschaftswissenschaftlichen Fachs führt, dabei einige mehr oder weniger lange Umwege einschlägt, um dann zu einer psychotherapeutischen Aus- bzw. Weiterbildung zu führen.

Ausgangspunkt der Beschäftigung mit den Berufsfindungsprozessen von Psychotherapeuten war für uns der seit Längerem zu beobachtende Rückgang von Ausbildungskandidaten an den psychoanalytischen Instituten in Deutschland. Als Psychoanalytiker und Gruppenanalytiker sind wir der Auffassung, mit unserer Berufswahl für uns selbst eine sehr gute Entscheidung getroffen zu haben, mit der wir bereits seit vielen Jahren sehr zufrieden sind. Die Frage, die uns als Forscher über lange Zeit beschäftigt hat, war also: Was hält junge Menschen in Deutschland heute davon ab, diesen Weg auch zu gehen? Diese Frage motivierte uns zu dem leidenschaftlichen Bemühen, Erkenntnisse darüber zu gewinnen, wie diese Prozesse besser zu verstehen sind und was letztlich getan werden kann, um die psychoanalytische Ausbildung wieder attraktiver zu machen. Diese Frage erschien uns wichtig, da der Beruf des Psychoanalytikers, der auf der einen Seite kein »leichter« ist, auf der anderen Seite aber einer der interessantesten, spannendsten, befriedigendsten und schönsten Berufe überhaupt sein kann.

Seitdem im November 2005 die erste Idee zu dieser Arbeit entstand, haben wir einige Einsichten in die vielfältigen Möglichkeiten gewinnen können, welche die psychoanalytische Ausbildung bietet, aber auch in ihre Probleme. Im Rahmen unserer gemeinsamen Dissertation konnten wir die drängende Frage des schwindenden Interesses an der psychoanalytischen Ausbildung zwar nicht »letztendlich« klären, haben jedoch eine Fülle von Ansatzpunkten gewonnen, die wir für die Diskussion innerhalb und außerhalb der psychoanalytischen Community zur Verfügung stellen möchten. Damit hoffen wir, die Diskussion um die Zukunft der psychoanalytischen Ausbildung, die in gewisser Weise auch eine Diskussion über die Zukunft der Psychoanalyse als Institution ist, zu befruchten.

Nach dieser kurzen Einführung werden in Kapitel 2 die bedeutsamen berufspolitischen Hintergründe erläutert und auch für Laien verständlich aufgezeigt. Der Leser wird über die in Deutschland zugelassenen Richtlinienverfahren informiert, die psychotherapeutischen Schulen und ihre Geschichte werden mit Hintergrundinformationen vorgestellt. Aktuelle Entwicklungen, wie die Zunahme von Kandidaten in der Ausbildung zum Verhaltenstherapeuten und eine gleichzeitige Abnahme von Ausbildungskandidaten in psychoanalytischen Verfahren, werden vor dem Hintergrund des aktuellen zeitgeistlichen Hintergrundes beschrieben, der durch Beschleunigung

und zunehmende Ökonomisierung aller Lebensbereiche gekennzeichnet ist und so
für die Psychoanalyse ein Umfeld schafft, dass ihr nicht eben freundlich gesonnen ist.
Sehr detailliert werden die Strukturen der psychoanalytischen Aus- bzw. Weiterbildung dargestellt, sodass der Leser alle wesentlichen Informationen, auch zu den
universitären Voraussetzungen, erhält. Die Strukturen der verhaltenstherapeutischen
Aus- und Weiterbildung für Ärzte und Diplom-Psychologen bzw. für Masterabsol-
venten werden ebenfalls nach den aktuell gültigen gesetzlichen und berufsständi-
schen Grundlagen vorgestellt. Zudem wird eine Fülle von Informationen zu den
verschiedenen Instituten und Gesellschaften, die eine psychotherapeutische Aus- bzw.
Weiterbildung anbieten, bereitgestellt.

In einem gesonderten Abschnitt wird auf die aktuellen und die zukünftig zu er-
wartenden berufspolitischen Veränderungen eingegangen. Dies betrifft insbesondere
sich abzeichnende Veränderungen der heutigen Aus- und Weiterbildungslandschaft,
so zum Beispiel das Aufkommen der Diskussion um eine »Direktausbildung« von
Psychotherapeuten, bei der größere Teile der heutigen postgradualen Ausbildung auf
die Universitäten übergehen würden. In diesem Zusammenhang werden die derzeit
gültigen sozialrechtlichen Regelungen für Psychotherapie in Deutschland sowie sich
dort abzeichnende Entwicklungen beleuchtet und mögliche Folgen für Ausbildungskandidaten und Institute diskutiert. Auf diese Weise gewinnt der Leser einen umfassenden Einblick in die berufspolitische Landschaft, in die die psychotherapeutische
Berufsausbildung und Berufsausübung eingebettet ist.

Das Forschungsprojekt *Developing Psychoanalytic Practice and Training* (DPPT),
innerhalb dessen die hier vorgestellte Untersuchung entstanden ist, wird in Kapitel 3
ausführlich beschrieben. Die bisherigen Ergebnisse und das Forschungsdesign des
DPPT-Projekts werden vorgestellt, ebenso das Design der Forschungsarbeit der
Autoren.

Da wir davon ausgehen, dass Berufsfindungsprozesse im größeren Rahmen der
generellen Identitätsentwicklung stattfinden, widmet sich Kapitel 4 dem Identitätsbegriff als theoretischem Hintergrund der Arbeit. Der heutige Kenntnisstand über
die Entwicklung von Identität wird zusammengefasst, beginnend mit den frühesten
Objektbeziehungen eines Menschen in der Kindheit bis hin zur Adoleszenz, in der
die ersten beruflichen Ideen bewusst werden. Darüber hinaus werden aktuelle wissenschaftliche Befunde zur beruflichen Identität von Psychotherapeuten im Allgemeinen
sowie speziell von Psychoanalytikern und Verhaltenstherapeuten präsentiert.

Die Methodik der Untersuchung, die die psychoanalytische Einzelfallforschung,
das psychoanalytische Interview und die Methode der »Expertenvalidierung« zur
Auswertung der Interviews umfasst, wird in Kapitel 5 als Hintergrund zur späteren
Beurteilung der Aussagekraft der Ergebnisse kurz erläutert.

Im nachfolgenden Kapitel 6 werden zehn Interviews aus den insgesamt 58 geführten

Interviews ausführlich und exemplarisch dargestellt. Sie vermitteln einen lebendigen Eindruck über die individuellen Wege und Umwege zu diesem »unmöglichen« Beruf, wie ihn Sigmund Freud einmal nannte:

> »Es hat doch beinahe den Anschein, als wäre das Analysieren der dritte jener ›unmöglichen‹ Berufe, in denen man des ungenügenden Erfolges von vornherein sicher sein kann. Die beiden anderen, weit länger bekannten, sind das Erziehen und das Regieren« (Freud 1937, S. 94).

Die Ergebnisse unserer Untersuchung sind nicht allein querschnittartige Beschreibungen von individuellen Berufsfindungsprozessen. Vielmehr beschreiben wir in Kapitel 7 die Entwicklung hin zum Beruf des Psychotherapeuten in prototypischer Weise. Auf diese Weise werden die interindividuellen Gemeinsamkeiten der psychotherapeutischen Berufsfindung und der Entwicklung einer psychotherapeutischen bzw. psychoanalytischen oder verhaltenstherapeutischen Identität besser ersichtlich. Dabei werden die entscheidenden Phasen und Wendepunkte markiert, die für die Berufsfindung bzw. die Entwicklung der beruflichen Identität kennzeichnend sind. Wir beschreiben den Gesamtprozess in einer Längsschnittdarstellung anhand von fünf untergeordneten »Kristallisationsprozessen« auf dem Weg zum Psychotherapeuten in seiner psychoanalytischen bzw. verhaltenstherapeutischen Ausrichtung. Allerdings liegen die Akzente unserer Darstellung stärker auf dem Beruf des Psychoanalytikers, was daraus resultiert, dass sich das Design unserer Forschungsarbeit aus dem Design des DPPT-Projektes heraus entwickelt hat, was sich auf das zur Verfügung stehende Datenmaterial ausgewirkt hat.

In Kapitel 8 werden die gewonnenen Erkenntnisse vor dem Hintergrund der theoretischen Grundlagen diskutiert. Der Leser bekommt an dieser Stelle somit aber nicht nur Antworten auf die Frage: »Wie wird man Psychotherapeut?«, sondern darüber hinaus wird er auch Erkenntnisse darüber gewinnen, warum in der heutigen Zeit der »flüchtigen Moderne« (Bauman 2003, 2007) immer mehr Interessenten eine Ausbildung zum Verhaltenstherapeuten anstreben, während der Beruf des Psychoanalytikers von immer weniger Menschen angestrebt wird. Das abschließende Kapitel 9, ist als Ausblick der Frage gewidmet, wie man dem Rückgang der Bewerberzahlen für die psychoanalytische Ausbildung begegnen könnte. Dabei hoffen wir, den einen oder anderen Leser zu ermutigen, »so verrückt zu sein«, wie es eine Gesprächspartnerin im Rahmen unserer Untersuchung formulierte, das lohnende Wagnis der Ausbildung zum Psychoanalytiker einzugehen. Mit seinem Wort vom »unmöglichen« Beruf dürfte es Freud auch darauf angekommen sein, zu ermutigen: »Daß der zukünftige Analytiker ein vollkommener Mensch sei, ehe er sich mit der Analyse beschäftigt hat, also daß nur Personen von so hoher und so seltener Vollendung sich diesem Beruf zuwenden, kann man offenbar nicht verlangen« (Freud 1937). Wenn es uns mit diesem Buch gelänge, mit zu einer realistischeren Betrachtung des Analytikerberufes beizutragen, so hätte es ein wichtiges Anliegen erfüllt.

Ein solches Projekt, wie die hier vorliegende komplexe Untersuchung, konnte nur in Zusammenarbeit mit anderen entstehen. Erst durch die kontinuierliche Auseinandersetzung mit dem erhobenen Material entwickeln sich in vielen Schritten die Erkenntnisse, die in diesem Buch mitgeteilt werden. Unser Dank gilt daher zunächst einmal unseren 58 Gesprächspartnern, die durch ihre Bereitschaft, uns ein Interview über ihren ganz individuellen Weg zum Psychotherapeutenberuf und zur Wahl ihrer psychotherapeutischen Schule zu geben, unser Forschungsprojekt überhaupt erst ermöglicht haben. Wir waren beeindruckt, mit welch großer Offenheit und Engagement unsere Gesprächspartner dabei bei der Sache waren. Besonderen Dank möchten wir den Supervisoren dieser Arbeit, Frau Dr. phil. Stefanie Sedlacek (Berlin) und Herrn Dr. med. Heribert Blass (Düsseldorf) aussprechen, die nicht nur als Supervisoren, sondern auch weit darüber hinaus zum Gelingen unserer Arbeit beigetragen haben. Sehr hilfreich für die Entstehung unserer Ausgangsthesen war auch, dass diese Dissertation im Rahmen eines größeren Forschungsprojekts entstanden ist. Daher danken wir dem gesamten Team des DPPT-Projekts sehr, insbesondere Dr. phil. Judith Lebiger-Vogel (Frankfurt) und Dr. phil. Yvette Barthel (Leipzig). Sehr hilfreich war ebenfalls, dass die Arbeit und die hierbei auftauchenden Fragen und Probleme regelmäßig mit Freunden und Kollegen diskutiert werden konnten. Unser Dank gilt Dipl.-Psych. Delaram Habibi-Kohlen, Dr. phil. Elisabeth Imhorst, Dr. med. Uta Karacaoglan, Dr. phil. Bernd Nissen, Ingrid Prassel, Ärztin, und Dr. phil. Eva Sabel. Die fachlichen Diskussionen in diesem Kreis haben unsere Arbeit ganz wesentlich gefördert. Förderlich für unsere Arbeit war aber auch ihre Vorstellung in verschiedenen Phasen ihrer Entstehung bei Veranstaltungen auf psychoanalytischen Tagungen von DPV, DPG und DGPT sowie an unserem Heimatinstitut, der Psychoanalytischen Arbeitsgemeinschaft Köln-Düsseldorf e. V. Daher sind wir auch den vielen Kollegen dankbar, die in den zahlreichen Diskussionen an der Entwicklung unserer Erkenntnisse mitgewirkt haben. Wir danken auch dem Psychosozial-Verlag in Gießen, insbesondere Christian Flierl für die verständnisvolle Begleitung und das Lektorat. Besonders hilfreich waren auch Dipl.-Psych. Juliane Jelinski, Karin Deis und Hanna Nieberding, die viel zum redaktionellen Gelingen des Textes beigetragen haben. Auch Christiane Jähnig danken wir für die sehr aufwendige Transkription der Interviews und die Endkorrektur des Manuskriptes. Last, but not least gilt unser herzlicher Dank unserer »Doktormutter« Prof. Dr. phil. Marianne Leuzinger-Bohleber, die mit ihrer fachkundigen Begleitung in zahlreichen Gesprächen als erfahrene und kenntnisreiche Betreuerin, Psychoanalytikerin, Forscherin und Supervisorin, die Entwicklung des Projektes wohlwollend begleitet und gefördert hat. Schließlich danken wir auch unseren Ehepartnerinnen Beate Koenen und Dipl.-Psych. Ursula Burkert, dass sie uns während der Zeit der intensiven Arbeit an unserem Projekt ausgehalten und entbehrt haben.

Aus Gründen des ungestörten Leseflusses und zum besseren Verständnis wird durchgängig die männliche Form Psychotherapeut, Psychoanalytiker, Verhaltenstherapeut, Arzt usw. verwendet. Die weibliche Entsprechung ist bei der jeweiligen Nennung aber immer mitgemeint.

2 Der Status quo der psychotherapeutischen Ausbildung

2.1 Zahlen und Fakten

Der heute etablierte Beruf des »Psychotherapeuten« ist in seiner Geschichte sehr durch die Psychoanalyse geprägt. Was mit einer kleinen Gruppe von Psychoanalytikern in Wien zu Anfang des letzten Jahrhunderts begann, stellt rückblickend eine der Keimzellen der heutigen Psychotherapie dar. Andere Therapieschulen entwickelten sich aus der Psychoanalyse heraus, wie zum Beispiel die Verfahren der »Humanistischen Psychologie« (Klientenzentrierte Gesprächspsychotherapie, Gestaltpsychotherapie, Psychodrama etc.) oder entwickelten sich von vornherein in Abgrenzung von der Psychoanalyse wie zum Beispiel die Verhaltenstherapie. Auch innerhalb der Psychoanalyse selbst ist die Heterogenität groß, konkurriert hier doch die Psychoanalyse im Freud'schen Sinne mit der adlerianischen und der jungianischen Schulrichtung. Dabei gliedern sich diese drei Hauptstränge der Psychoanalyse in diverse weitere Richtungen.

Als klinische Therapiemethode zählt die Psychoanalyse heute zu einer der großen und bedeutenden internationalen Therapieschulen. Über ihre psychotherapeutische Anwendung hinaus ist sie zu einem der großen Denkansätze des 20. Jahrhunderts und zu einem festen Bestandteil unserer heutigen Gesellschaft und Kultur geworden.

Zwar stellen Psychoanalytiker heute lediglich eine zahlenmäßig eher kleinere Untergruppe in der Gesamtgruppe der Psychotherapeuten dar, doch wenn es in der Öffentlichkeit oder in den Medien um Psychotherapie geht, taucht in der Regel sogleich die Metapher von der »Couch« auf. So ist in Deutschland auch bei Nicht-Psychoanalytikern »die psychoanalytische Orientierung bei Psychotherapeuten mit 57,1% immer noch die praxisleitende Theorie« (Willutzki et al. 2006, S. 29). Von den im Rahmen dieser Studie befragten Psychotherapeuten halten nur 20% die analytische

Theorie für »gar nicht oder wenig wichtig« (ebd., S. 30). Demgegenüber halten 65% der Therapeuten die Psychoanalyse für »ausgeprägt wichtig« und weitere 15% für »in gewissem Maße« praxisleitend (ebd.). Im deutschen Gesundheitssystem ist die Psychoanalyse mit den beiden von ihr abgeleiteten »psychoanalytisch begründeten Verfahren« der »Analytischen Psychotherapie« (AP)[1] und der »Tiefenpsychologisch fundierten Psychotherapie« seit den frühen 1970er Jahren fest verankert. Psychoanalytiker zu sein, ist heute ein anerkannter Beruf und eine etablierte »Profession« (Körner 2000). Das Interesse an einer Ausbildung zum Psychoanalytiker war in Deutschland vor allem in den 1970er und 1980er Jahren sehr groß.

Nach der gesellschaftlichen Etablierung der Psychoanalyse ist in den letzten Jahren jedoch auch eine andere, entgegengesetzte Entwicklung zu beobachten. Die Psychoanalyse gerät zunehmend in die Kritik, sie gilt immer häufiger als unzeitgemäß (vgl. Küchenhoff 2000). Nach vielen Jahren, in denen Psychoanalytiker als Professoren an den deutschen Hochschulen zahlreich vertreten waren, verliert diese Wissenschaft an den Universitäten zunehmend an Bedeutung. Nur noch zwei von 47 Hochschullehrern in Klinischer Psychologie sind Psychoanalytiker. Aber nicht nur, dass immer mehr Lehrstühle nicht mehr mit Psychoanalytikern besetzt werden, die Psychoanalyse gilt an den Universitäten heute oftmals überhaupt als unwissenschaftlich und wird dementsprechend kaum noch in die Curricula der Hochschulen eingebunden (ebd.). Oftmals wird behauptet, die Psychoanalyse sei hoffnungslos veraltet und wissenschaftlich überholt. Es ist ein deutlich zu beobachtender Wandel im Gange, wobei die ehemals sehr geschätzte und anerkannte Psychoanalyse sich vermehrt Angriffen gegenübersieht (vgl. Leuzinger-Bohleber 1997). Jüngstes Beispiel ist das 2011 erschienene Buch von Michel Onfray mit dem Titel *Anti Freud. Die Psychoanalyse wird entzaubert*, das in der langen Liste des »Freud bashing« einen vorläufigen Höhepunkt darstellt (Onfray 2011).

Parallel zu dieser auch in den Medien immer wieder zitierten »Krise der Psychoanalyse« gehen weltweit seit nahezu zwei Jahrzehnten die Bewerbungen um eine Zulassung zur psychoanalytischen Ausbildung in der *International Psychoanalytical Association* (IPA) zurück. Dieser Trend gilt insbesondere für die europäischen Länder und für Nordamerika, wo die Psychoanalyse seit Langem etabliert ist. Ausgenommen von dieser Entwicklung ist aber zum Beispiel China, wo ein wachsendes Interesse an der Psychoanalyse festzustellen ist. Der deutliche Trend des Kandidatenrückganges zeigt sich in Deutschland beispielhaft an der Statistik über die Zulassung zur psychoana-

---

1 In Bezug auf Krankenbehandlung meint der Begriff »Psychoanalyse« in der Regel ein hochfrequentes Setting von 4–5 Wochenstunden im Liegen, während sich »Analytische Psychotherapie« auf ein Setting von 2–3 Wochenstunden im Liegen bezieht und im Gegensatz zur »Psychoanalyse« zum Leistungskatalog der gesetzlichen Krankenkassen gehört.

lytischen Ausbildung bei der *Deutschen Psychoanalytischen Vereinigung* (DPV).[2] Wurden im Jahr 1989 noch 194 Bewerber registriert, von denen 97 zur Ausbildung zugelassen wurden, so verringerten sich die Zahlen in den nachfolgenden Jahren unter Schwankungen immer stärker. Ab dem Jahr 1997 kam es zu einem kontinuierlichen jährlichen Rückgang der Bewerbungen und gleichzeitig sank die Quote der Ablehnungen. Demzufolge wurden bei sinkenden Interessentenzahlen im Verhältnis immer mehr Bewerber zugelassen. Im Jahr 2008 gab es bei 27 Bewerbern erstmals keine einzige Ablehnung mehr, was sich danach aber wieder relativierte.

Als ein weiterer Trend im Rahmen der psychoanalytischen Ausbildung bei der DPV lässt sich eine zunehmende Vereinseitigung der Geschlechterverhältnisse feststellen. War das Verhältnis von Frauen und Männern im Zeitraum von 1980 bis 1990 mit 54% Männern und 46% Frauen noch ausgewogen, so ergab sich im Zeitraum von 1991 bis 1995 ein Frauenanteil von 58% gegenüber einem Anteil von 42% an Männern, im Zeitraum von 2001 bis 2008 veränderte sich das Verhältnis auf 68% Frauen gegenüber 32% Männern. Bei den Bewerbungen des Zeitraumes 2003 bis 2008 ist das Ungleichgewicht der Geschlechter mit einem Anteil von 81% Frauen gegenüber 19% Männern noch markanter.

Jahr	Bewerbungen	Zulassungen
1989	194	97
1990	122	56
1991	139	72
1992	100	49
1993	88	51
1994	85	49
1995	68	44
1996	100	68
1997	62	35
1998	67	44
1999	41	27
2000	41	33
2001	41	33
2002	33	26
2003	37	28
2004	20	17
2005	38	34
2006	33	21
2007	34	29
2008	27	27
2009	25	20

Übersicht 1: Die Entwicklung von Bewerberzahlen und Zulassungen zur psychoanalytischen Ausbildung bei der DPV von 1989–2009 (Daten des zentralen Ausbildungsausschusses der DPV)

Eine weitere stabile Tendenz, die sich bei den Bewerbungen um die psychoanalytische Ausbildung bei der DPV abzeichnet, besteht in der Abnahme von Bewerbern

---

2 Wir danken dem zentralen Ausbildungsausschuss der DPV, dass er uns die entsprechenden Zahlen zur Verfügung gestellt hat.

mit ärztlichem Grundberuf gegenüber solchen mit einem universitärem Abschluss im Fach Psychologie– auch wenn es vereinzelt immer wieder Jahre mit einer etwas höheren Bewerbungs- und Zulassungsrate von Ärzten gegeben hat.

Den Höchststand an Ausbildungsteilnehmern und -kandidaten[3] in der DPV innerhalb der letzten 20 Jahre gab es im Jahr 1996 mit 485 Ausbildungsteilnehmern und -kandidaten. Im Unterschied dazu befanden sich im September 2009 nur noch 258 Teilnehmer und Kandidaten in der DPV-Ausbildung. Verglichen mit 1996 hat sich die Anzahl heute demnach nahezu halbiert.

Jahr	Bewerbungen	Neue Kandidaten
2005		56
2006	33	29
2007	38	41
2008	25	19
2009	29	25

Übersicht 2: Die Entwicklung der Bewerberzahlen und der Anzahl neuer Kandidaten in psychoanalytischer Ausbildung bei der DPG von 2005–2009[4]

Bei der *Deutschen Psychoanalytischen Gesellschaft* (DPG) ergibt sich ein nur geringfügig positiveres Bild. Hier liegen allerdings erst seit dem Jahr 2005 bundesweite Zahlen zur Bewerbersituation vor.

Zur Interpretation der Zahlen ist anzumerken, dass »neue Kandidaten« auch solche sein können, deren Zulassung bereits längere Zeit zurückliegt. Sie werden erst ab dem Jahr als Kandidaten gezählt, in dem sie ihre Ausbildung aktiv aufnehmen. So erklärt es sich, dass die DPG im Jahr 2007 mehr neue Kandidaten als Bewerbungen hatte. Eine Statistik über die Zulassungen eines Jahres bei der DPG, die dann mit den Bewerbungen des betreffenden Jahres in ein Verhältnis gesetzt werden könnte, existiert nicht. Letzteres sowie der Beginn der zentralen Statistik erst ab dem Jahr 2005 hängen mit der föderalen Struktur der DPG zusammen. So ist die psychoanalytische Ausbildung bei der DPG traditionell geprägt durch primär eigenständige, aber miteinander verbundene regionale Institute, die jedoch keine starke Zentralinstanz wie den »zentralen Ausbildungsausschuss« (zAA) der DPV kennen.

Auch wenn man berücksichtigt, dass die sogenannten »freien« psychoanalytischen Institute, die keiner psychoanalytischen Fachgesellschaft wie der DPV und der DPG angehören, sondern lediglich der DGPT als Fach- und Berufsverband, noch einen vergleichsweise höheren Zulauf haben als die Institute von DPV und DPG, so bleibt

---

3 In der Terminologie der DPV werden Personen vor dem Vorkolloquium »Ausbildungsteilnehmer« genannt und alle, die diese Zwischenprüfung bestanden haben, »Kandidaten«. International werden beide Gruppen als »Kandidaten« zusammengefasst. In dieser Arbeit folgen wir dem international gängigen Sprachgebrauch, sofern nichts anderes mitgeteilt wird.

4 Wir danken der DPG für die Überlassung der entsprechenden Daten.

der Rückgang der Kandidatenzahlen aus psychoanalytischer Sicht dennoch insgesamt besorgniserregend.

Diese rückläufige Entwicklung, die sich in den DPV-internen Zahlen zeigt, deckt sich in etwa mit den aktuellen Zahlen, die das vom Bundesgesundheitsministerium in Auftrag gegebene *Forschungsgutachten* (FoGa) (Strauß et al. 2009) erhoben hat, das eine Novellierung des Psychotherapeutengesetzes (PsychThG) vorbereiten sollte.

Das PsychThG trat am 1. Januar 1999 in Kraft. Es schuf mit dem »Psychologischen Psychotherapeuten« und dem »Kinder- und Jugendpsychotherapeuten« zwei neue Heilberufe neben dem des Arztes. Das berufsrechtliche Gesetz regelt sowohl den Zugang zum Beruf als auch die im Rahmen der Ausbildung zu erfüllenden Anforderungen bis zur Approbation. Zur Ausbildung zum Psychologischen Psychotherapeuten werden nach dem Gesetz ausschließlich Diplom-Psychologen zugelassen, zur Ausbildung zum Kinder- und Jugendpsychotherapeuten zusätzlich Pädagogen und Sozialpädagogen. Die dem allgemeinen Teil der Ausbildung sich anschließende vertiefte Ausbildung erfolgt in einem der folgenden »wissenschaftlich« anerkannten Verfahren. Dazu zählen die psychoanalytisch begründeten Verfahren, die Verhaltenstherapie sowie die wissenschaftliche Gesprächspsychotherapie lediglich für den Bereich der Erwachsenenpsychotherapie, und des Weiteren die Systemische Therapie. Über die berufsrechtliche Anerkennung von Psychotherapieverfahren entscheidet nach sorgfältiger Prüfung der »Wissenschaftliche Beirat Psychotherapie«, ein paritätisch besetztes Organ von psychotherapeutischen Vertretern der Bundesärzte- und der Bundespsychotherapeutenkammer, das im Zuge des PsychThG eingeführt wurde. Die berufsrechtliche Anerkennung eines Verfahrens ist jedoch strikt zu unterscheiden von dessen sozialrechtlicher Zulassung, das heißt zur Abrechnung von Krankenbehandlung mit diesem Psychotherapieverfahren zu Lasten der GKV. Über Letzteres wacht der »Gemeinsame Bundesausschuss« (G-BA), das oberste Beschlussgremium der gemeinsamen Selbstverwaltung, paritätisch zusammengesetzt aus Vertretern des GKV-Spitzenverbandes auf Kassenseite sowie aus Vertretern der KBV, KZBV (Kassenzahnärztliche Bundesvereinigung) und der DKG (Deutsche Krankenhausgesellschaft) auf der Seite der Leistungsvertreter. Berufspolitisch ergeben sich strittige Fragen daraus, dass die Verfahren Gesprächspsychotherapie für den Bereich der Erwachsenenpsychotherapie und die Systemische Therapie zwar berufsrechtlich durch den Wissenschaftlichen Beirat für die Ausbildung nach PsychThG anerkannt sind, nicht aber für die Krankenbehandlung zu Lasten der GKV nach Maßgabe des G-BA zugelassen sind.

Die anstehende Novellierung des Gesetzes ist notwendig geworden aufgrund erheblicher Unzulänglichkeiten während des in der Ausbildung vorgeschriebenen psychiatrischen Jahres sowie des psychosomatischen Halbjahres, insbesondere aber aufgrund des Bologna-Prozesses, der anstelle der bisherigen Diplomstudiengänge Bachelor- und Masterstudiengänge einführte, sodass die Zugangsvoraussetzungen zur psychotherapeutischen Ausbildung, die das PsychThG regelt, neu definiert werden müssen. Den Daten des *Forschungsgutachtens* (FoGa) zufolge, das im Jahr 2009 veröffentlicht wurde, gibt es in Deutschland derzeit ca. 11.000 Teilnehmer an einer Ausbildung nach dem PsychThG zum Psychologischen Psychotherapeuten (PP) bzw. zum Kinder- und Jugendpsychotherapeuten (KJP). Diese verteilen sich auf die folgenden Verfahren (gemäß der Terminologie des G-BA[5]):

62,7%	Verhaltenstherapie (VT)
16,5%	Tiefenpsychologisch fundierte Psychotherapie (TP)
4,2%	Analytische Psychotherapie (AP)
13,2%	»Verklammerte Ausbildung« (TP + AP)
0,3%	Gesprächspsychotherapie (GT)

Übersicht 3: Verteilung der Ausbildungsteilnehmer zum PP bzw. KJP laut FoGa (Strauß et al. 2009)

Das FoGa subsumiert »Tiefenpsychologisch fundierte Psychotherapie« (TP), »Analytische Psychotherapie« (AP) und die »verklammerte Ausbildung«, die wie vor dem PsychThG die Ausbildung in analytischer und tiefenpsychologisch fundierter Psychotherapie in einem Ausbildungsgang integriert, unter »psychodynamische Psychotherapien«. Demnach stehen 62,7% angehenden Verhaltenstherapeuten 33,9% angehende »psychodynamische« Psychotherapeuten gegenüber.

Da sich hinter 4,2% Analytische Psychotherapie sicherlich überwiegend Ausbildungsteilnehmer »verstecken« dürften, die bereits eine Fachkunde für Tiefenpsychologisch fundierte Psychotherapie haben, ist es sinnvoll, diese mit den 13,2% »verklammerte Ausbildung« zusammenzufassen. Dass jemand allein die Fachkunde für Analytische Psychotherapie unter Ausschluss der Fachkunde für

---

5 Der »Gemeinsame Bundesausschuss« (G-BA) ist das oberste Beschlussgremium der gemeinsamen Selbstverwaltung der Ärzte, Zahnärzte, Psychotherapeuten, Krankenhäuser und Krankenkassen in Deutschland. Er bestimmt in Form von Richtlinien den Leistungskatalog der Gesetzlichen Krankenversicherung (GKV) für mehr als 70 Millionen Versicherte und legt damit fest, welche Leistungen der medizinischen Versorgung von der GKV erstattet werden. Darüber hinaus beschließt der G-BA Maßnahmen der Qualitätssicherung für den ambulanten und stationären Bereich des Gesundheitswesens (http://www.g-ba.de). Die »gemeinsame Selbstverwaltung« wird im Rahmen der »Kassenärztlichen Bundesvereinigung« (KBV) organisiert.

Tiefenpsychologische Psychotherapie erwirbt, kommt in der Praxis so gut wie nicht vor. Dementsprechend käme man auf 17,4% angehende Psychoanalytiker, wobei zu berücksichtigen ist, dass darin bereits die angehenden Analytiker aller Fachgesellschaften und »Freien« Institute zusammengefasst werden, darunter auch analytische Psychotherapeuten nach PsychThG, die ihre Fachkunde bei einem Institut erwerben, welches nicht der Deutschen Gesellschaft für Psychoanalyse, Psychotherapie, Psychosomatik und Tiefenpsychologie (DGPT) angehört. Die DGPT fungiert in Deutschland als Dachverband für alle psychoanalytischen Fachgesellschaften und Institute.

Unterteilt man die ca. 11.000 Ausbildungsteilnehmer in PP auf der einen und KJP auf der anderen Seite, so stehen sich ca. 7.900 und ca. 3.000 Personen gegenüber. Schaut man sich die Verteilung unter den Verfahrensrichtungen bei den PP als Ausbildungsteilnehmern an, so ergibt sich in absoluten Zahlen das in Übersicht 4 wiedergegebene Bild:

5.700	Verhaltenstherapie (VT)
1.200	Tiefenpsychologisch fundierte Psychotherapie (TP)
230	Analytische Psychotherapie (AP)
750	»Verklammerte Ausbildung« (TP + AP)

Übersicht 4: Verteilung der Ausbildungsteilnehmer zum PP laut FoGa (Strauß et al. 2009)

In Prozenten ausgedrückt stehen sich gegenüber: 72% Verhaltenstherapie (VT) vs. 27% mit »psychodynamischer« Ausrichtung. Nur geringfügig freundlicher sieht das Bild aus analytischer Sicht bei den KJP aus (vgl. Übersicht 5).

1.850	Verhaltenstherapie (VT)
500	Tiefenpsychologisch fundierte Psychotherapie (TP)
50	Analytische Psychotherapie (AP)
600	»Verklammerte Ausbildung« (TP + AP)

Übersicht 5: Verteilung der Ausbildungsteilnehmer zum KJP laut FoGa (Strauß et al. 2009)

Bei den PP- und KJP-Absolventen (Approbation in den Jahren 2002 bis 2007) zeigt sich das in Übersicht 6 wiedergegebene Bild.

78,1%	Verhaltenstherapie (VT)
7,8%	Tiefenpsychologisch fundierte Psychotherapie (TP)
0,6%	Analytische Psychotherapie (AP)
5,1%	»Verklammerte Ausbildung« (TP + AP)

Übersicht 6: Verteilung der Ausbildungsabsolventen zum PP bzw. KJP laut FoGa (Strauß et al. 2009)

Unter den PP-Absolventen sind die Zahlen, wie Übersicht 7 zeigt, noch eindeutiger.

88%	Verhaltenstherapie (VT)
12%	»Psychodynamisch«

Übersicht 7: Verteilung der Ausbildungsabsolventen zum PP laut FoGa (Strauß et al. 2009)

Bei den KJP-Absolventen sieht es, dargestellt in Übersicht 8, für die »psychodynamische« Seite nur wenig besser aus:

75%	Verhaltenstherapie (VT)
25%	»Psychodynamisch«

Übersicht 8: Verteilung der Ausbildungsabsolventen zum KJP laut FoGa (Strauß et al. 2009)

Es ist anzunehmen, dass die bis hierhin referierten und inzwischen zugunsten der Verhaltenstherapie weiter steigenden Zahlen, welche eine eindeutige Dominanz der Verhaltenstherapie in der Ausbildung der PP und der KJP belegen, damit in Verbindung stehen, dass von 47 Lehrstuhlinhabern im Fach »Klinische Psychologie« laut FoGa 41 der Verhaltenstherapie zuzurechnen sind, wobei nach Drucklegung des FoGa weitere vier Lehrstühle zur Verhaltenstherapie übergegangen sind.

Bedeutsam erscheint außerdem der Befund aus dem FoGa, wonach die Ausbildungsteilnehmer zu 80,8% weiblichen und zu 19,1% männlichen Geschlechts sind. Nimmt man den durch die neuen Bachelor- und Masterstudiengänge bewirkten Trend zu einer Verjüngung der Kandidaten und zu einer stärkeren Verschulung der Ausbildung hinzu, so liegt folgender Schluss nahe: Die Zukunft der Psychotherapie ist jung, weiblich und verhaltenstherapeutisch.

2.2 Der Zeitgeisthintergrund

»Die Analyse ist vorbei«, schreibt der italienische Philosoph Benevenuto, bezugnehmend auf den Spielfilm *Das Zimmer meines Sohnes* von Nanni Moretti (2001), in dem ein Psychoanalytiker nach dem traumatischen Verlust seines Sohnes seine Tätigkeit als Analytiker einstellt, und meint dies in einem umfassenden Sinne: »Ich glaube, dass dieser Film auch das Ende der Analyse im allgemeinen, historischen Sinn widerspiegelt: den Sachverhalt, dass die Ära der Psychoanalyse vorbei ist und dass damit auch die Psychoanalyse selber gewissermaßen vorbei ist« (Benevenuto 2001, S. 7).

Insofern Spielfilme als Manifestationen bestimmter kultureller Entwicklungen angesehen werden können, kann man Benevenutos Rezeption von *Das Zimmer meines Sohnes* als typisch für einen Zeitgeist ansehen, der sich von der Psychoanalyse immer weiter zu entfernen scheint. Die beschriebene Entwicklung weg von der psychoanalytischen hin zur verhaltenstherapeutischen Ausbildung wäre dann möglicherweise diesem veränderten Zeitgeisthintergrund zuzuordnen.

Die heutige Zeit scheint vor allem durch einen schnellen Wandel gekennzeichnet zu sein. Wie viele Soziologen, Kulturtheoretiker und auch Psychoanalytiker untersucht Zygmunt Bauman die seit den 1980er Jahren des letzten Jahrhunderts grundlegenden Veränderungen der wirtschaftlichen und gesellschaftlichen Lebensverhältnisse in Westeuropa. Er spricht in Bezug auf die heutige Zeit von einer sich aus der klassischen oder traditionellen Moderne heraus entwickelnden »liquid modernity« (Bauman 2003), das heißt von einer »flüssigen oder flüchtigen Moderne«. Nicht nur die »digitale Revolution« (Rosa 2005), auch der Umbruch der politischen und wirtschaftlichen Verhältnisse in der Zeit des Jahrtausendwechsels bestimmen den aktuellen Zeitgeist. Ein stetiger, schneller Wandel scheint das Kontinuierlichste in unserer heutigen Zeit zu sein. Eine Wissenschaft wie die Psychoanalyse, bei der es um ein tief greifendes Verständnis und um langfristige und nachhaltige Veränderungen geht, könnte daher in der Tat »unzeitgemäß« geworden sein.

Das Unzeitgemäße der Psychoanalyse hebt sich ab von einem Zeitgeist, der nicht nur durch einen sich permanent beschleunigenden Wandel gekennzeichnet ist, sondern auch mit einer Ökonomisierung aller Lebensverhältnisse einhergeht. Wie sich dies innerhalb des Gesundheitswesens widerspiegelt, dessen Teil die Psychotherapie ist, hat Georg Bruns (2007) unter dem Titel *Industrialisierungsprozesse in der Medizin – Auswirkung und Bedeutung für die Psychotherapie* beschrieben. Anknüpfend an Max Weber, der den Prozess der Rationalisierung als zentrales Merkmal der Moderne herausgestellt hat, beschreibt Bruns die »technisch-prozessuale Industrialisierung« (ebd., S. 2) der Medizin. Als ein Moment der Industrialisierung benennt er die Entwicklung des Einheitlichen Bewertungsmaßstabes (EBM) zur Honorierung ärztlicher und psychotherapeutischer Leistungen in der GKV. Mit dem EBM 2000+[6] sei erstmals eine Kalkulation der ärztlichen Leistungen auf der Grundlage des Zeitbedarfs und des technischen Aufwandes für eine Leistung vorgenommen und damit de facto eine zeitliche Normierung eingeführt worden. Die Einführung von »Behandlungspauschalen«, die sich aus der Aufstellung von »Fallpunktzahlen« pro Quartal ergäben, führe ein betriebswirtschaftliches Kalkulationsprinzip ein: »Jeder Patient erhält ein begrenztes Stück des Gesamtgutes »Ärztliche Leistung«, die Krankenkasse entrichtet über die KV zuvor kalkulierte Stückkosten pro Patient« (Bruns 2007, S. 3). Dies führe letztlich dazu, dass der Arzt seine eigenständige Position als »Leistungsanbieter« verliere:

> »Der Arzt hat seine Praxiskosten in der Weise zu kalkulieren, daß ihm pro Stück Patient ein Überschuß verbleibt, zumindest aber die Kosten gedeckt werden. Allerdings ist inzwischen nicht mehr der Arzt ein freier Anbieter von Gesundheitsleistungen, sondern diese werden von der Krankenkasse an die Versicherten verkauft. Der Arzt ist wie das Krankenhaus oder der Physiotherapeut ein Zulieferer für die Krankenkasse. Wegen der monopolartigen Stellung der GKV-Kassen auf dem Gesundheitsmarkt, unterstützt an verschiedenen Stellen durch die Bundesregierung, unterliegen die Ärzte einem Preisdiktat in einer ähnlichen Weise wie die Zulieferindustrie im Automobilsektor. Auch dort ist die Zulieferindustrie auf die wenigen Abnehmer ihrer Produkte, die Automobilfirmen, angewiesen. In der Regel haben sie nicht die Möglichkeit einer freien Aushandlung ihrer Preise, sondern haben die Vorgaben eines Autokonzerns, für den sie produzieren, zu berücksichtigen« (ebd., S. 3f.).

Die Standardisierung ärztlicher Leistungen werde durch Qualitätssicherungsmaßnahmen nach dem Vorbild der Industrienorm DIN/ISO 9000 vorgenommen sowie durch die Festlegung von Leitlinien für die diagnostischen und therapeutischen Abläufe, die insofern eine »normative Potenz« (ebd., S. 4) entfalten, da jede Abweichung zur Vermeidung von Regressforderungen gut begründet sein müsse.

Unter den Leistungsanbietern im Gesundheitswesen – Ärzten, Psychotherapeuten, Krankenhäusern, Rehabilitationseinrichtungen etc. – findet nach Bruns ein Prozess zur Bildung immer größerer Einheiten statt, den er »strukturelle Industrialisierung« (ebd., S. 2) nennt. Es sei das Interesse von Krankenkassen und Bundesregierung, durch die Aufhebung unterschiedlichster »Subsysteme und Kleinstrukturen« (ebd., S. 4) im Gesundheitswesen Kosten einzusparen. Dies sei aber zugleich auch das Interesse von »Investoren und Kapitalgebern« (ebd.). Bruns schildert anhand des Fresenius-Konzerns, wie es gelungen ist, eine große, auf Rationalisierungsgewinn abzielende

---

6 EBM = Einheitlicher Bewertungsmaßstab: »Nach dem Gesetz bestimmt der Einheitliche Bewertungsmaßstab den Inhalt der abrechnungsfähigen Leistungen und ihr wertmäßiges, in Punkten ausgedrücktes Verhältnis zueinander« (http://www.kbv.de/wir_ueber_uns/4621.html).

Struktur zu schaffen, die einen »geschlossenen Versorgungskreislauf« (ebd., S. 5) beinhaltet. Wie »ungewöhnlich lukrativ« (ebd.) der Gesundheitssektor für Groß-konzerne sei, belegt er daran, dass der medizinbezogene Umsatz der Unternehmen Siemens und Bayer für das Jahr 2006 mit 30 Milliarden Euro um fünf Milliarden Euro über dem Betrag gelegen habe, der für ärztliche Leistungen innerhalb des GKV-Systems gezahlt worden sei.

Eine Kombination von ökonomischen und gesetzlichen Einflüssen führe dazu, dass immer mehr finanziell potente Großorganisationen über Ambulanzen und mul-tiprofessionell ausgelegte Medizinische Versorgungszentren (MVZ) in die ambulante Versorgung einsteigen. Insbesondere die gesetzlichen Regelungen zur Gesundheits-reform begünstigen die Bildung größerer Einheiten. Vor diesem Hintergrund droht die klassische psychotherapeutische Einzelpraxis zu einem Auslaufmodell zu werden. Daher argumentiert Bruns, dass dabei auch der Arztberuf als freier Beruf zunehmend infrage gestellt werde:

> »Ohne Zweifel liegt eine solche Entwicklung im Interesse der Großindustrie, zum einen, weil sie dadurch die bisher in den Arztpraxen verbliebenen Gewinne akquiriert, zum andern, weil damit der medizinische Sektor als extraterritoriales Gebiet in den gesellschaftlichen Machtkämpfen verschwindet, bisher geschützt durch Einrichtungen wie die Schweigepflicht, die ärztliche Unabhängigkeit und die freie Arztwahl. Der angestellte Arzt ist natürlich kein unabhängiger Arzt mehr, sondern er unterliegt unter-schiedlichen Einwirkungen und kann kaum noch anders als im Sinne seines Arbeitgebers entscheiden« (ebd., S. 7)

Die »strukturelle Industrialisierung« (ebd., S. 2) geht nach Bruns mit einer »ideologische[n] Industrialisierung« (ebd., S. 8) einher. Er zeigt dabei eindrucks-voll auf, wie das berufsständische Ethos der Medizin unter die Räder des Industria-lisierungsprozesses gerät. Merkmale der »ideologischen Industrialisierung« (ebd.) in der Medizin seien: Orientierung medizinischen Handelns an ökonomischen Zielen, Aufgabe des Ideals der Humanität in der Medizin, das heißt der Erhaltung und Verbesserung menschlichen Lebens ohne Rücksicht auf Kostenerwägungen, ein maschinelles oder technisches Menschenbild, die Berechnung des Wertes menschli-chen Lebens nach einem ökonomischen Wert anstelle der Betonung seines absolu-ten ideellen Wertes, die Rationierung medizinischer Leistungen auf der Grundlage von Wertzumessungen für ein Restleben und die Rechtfertigung einer gezielten Beendigung für »wertlos erachteten Lebens« (ebd.). Mittlerweile sei die Medizin »fast völlig von einem ökonomischen Denken beherrscht« (ebd., S. 9). Demzu-folge hätten sich die Reformdiskussionen der letzten Jahre ausnahmslos um Kos-tensenkung und -begrenzung gedreht: »Auch die Ärzte selbst haben es inzwischen anscheinend aufgegeben, den Gesichtspunkt der Humanität in der öffentlichen Diskussion zu betonen und präsent zu halten« (ebd.).

Bruns hält hier sein eigenes berufliches Selbstverständnis als Psychoanalytiker dagegen:

> »[I]ch verstehe seelische Erkrankungen als Ausdruck eines unbewußten Konfliktes, der in der Biographie des Patienten wurzelt. Um ihm helfen zu können, muß ich den Zusammenhang zwischen der Erkrankung, der Biographie und der aktuellen Lebenssituation verstehen. Es ist also ein ganzheitliches Verständnis des Patienten als Person mit seinen sozialen Beziehungen, seiner persönlichen Geschichte und seinem Unbewußten notwendig. Eine psychische Symptomatik betrachte ich daher nicht isoliert. Ihre Überwindung ist in der Regel nur durch Berücksichtigung und Veränderung weiterer Lebensumstände des Patienten möglich« (ebd., S. 11).

Dies stehe jedoch im Widerspruch zur gesellschaftlich vorherrschenden Tendenz, den Menschen

> »zu instrumentalisieren, zu partikularisieren und zu funktionalisieren. Innerhalb dieser Tendenz ist es nicht das Ziel, Menschen zu einer Selbstverwirklichung kommen zu lassen, sondern sie optimal für Arbeitsabläufe einsetzen zu können. Arbeits- und Produktionsprozesse sowie Gewinnmaximierung stehen im Vordergrund. Bei Erkrankungen soll die ärztliche Behandlung sie wieder für den Arbeits- und Produktionsprozess fit machen, und zwar möglichst schnell« (ebd.).

Als Psychoanalytiker geht Bruns davon aus, »daß die Beschränkung auf die Symptombeseitigung nicht ausreichend ist« (ebd., S. 12), denn solange die strukturellen Ursachen für ein psychisches Symptom unangetastet bleiben, kann das bereits verschwundene Symptom an anderer Stelle wieder auftauchen oder es bildet sich – aus derselben Struktur heraus – an anderer Stelle ein neues Symptom. Es zeichne sich jedoch ab, dass Krankenkassen künftig nur noch bereit sein werden, die Kosten für die Symptombeseitigung zu übernehmen, und dass »ätiologische« Krankheitserklärungen, das heißt solche, die die Krankheitsgeschichte in den Mittelpunkt stellen, immer weniger Anerkennung finden werden. Zusammenfassend erwartet Bruns,

> »daß auch psychotherapeutische Behandlungen einem Prozeß der gesellschaftlichen Rationalisierung unterworfen werden mit verstärkten Forderungen nach Effizienz, Vorhersagbarkeit, quantitativer Erfaßbarkeit und Kontrolle, jetzt nicht durch Technik, sondern durch Modularisierung in Form von psychotherapeutischen Behandlungsmodulen« (ebd., S. 16).

Jürgen Hardt greift die Gedanken von Bruns zu den Auswirkungen der »ideologischen Industrialisierung« (Bruns 2007, S. 8) auf. In seinem Artikel »Das Unwort ›Krankheit‹ in der Gesundheitswirtschaft« führt (Hardt 2007a) aus, wie sich der damit verbundene Wertewandel auf die Tätigkeit von Psychotherapeuten auswirkt:

> »Wenn man die Gesetze des Marktes schleichend und jetzt verbindlich auf die Krankenbehandlung überträgt, richtet man schweren kulturellen Schaden an: Die Beziehung zwischen Partnern in einer Gesundheitsökonomie ist mit der zwischen Patienten und Therapeuten kaum vereinbar. Weil Gesundheit nicht auf jegliche Regulation verzichten kann, wird als Ausgleich der Gesundheitsbereich mit einer feinmaschigen Administration überzogen. In so genannten Qualitätssicherungen und Effizienzkontrollen sowie Normierungen von Arbeitsvorgängen wird aber Mißtrauen in therapeutische Beziehungen implantiert, das die Notwendigkeit des Sich-Anvertrauen-Könnens konterkariert. Zugleich wird zunehmend eine Entmündigung der vormals freiberuflichen Ärzte und Therapeuten betrieben, die ständiger Fortbildungspflicht unterworfen werden, als wäre nicht ohnehin im Ethos einer Profession enthalten, sich nach bestem Können zu informieren und das Bestmögliche zu tun. Die Entäußerung des Ethos ist ein Angriff auf die Profession des Heilens. Therapeuten, die nur noch normgerechte Leistungen erbringen sollen, sind nicht mehr Professionelle, sondern üben einen abhängigen Beruf aus, der Aufträge erfüllt.«

Noch wird die Tätigkeit der Psychotherapeuten durch das Kollektivvertragssystem abgesichert. Dies bedeutet, dass die approbierten und zur vertragsärztlichen Behandlung zugelassenen Psychotherapeuten eine »Facharztgruppe« innerhalb der Kassenärztlichen Vereinigung bilden. Die Kassenärztliche Vereinigung als Körperschaft des öffentlichen Rechtes bildet die »Selbstverwaltung« der sogenannten niedergelassenen »Leistungserbringer«, die dort Zwangsmitglieder sind. Sie gewährleistet durch eigene Honorarverhandlungen für das Kollektiv ihrer Mitglieder, dass die Leistungsanbieter, das heißt die in eigener Praxis niedergelassenen Ärzte und Psychotherapeuten, nicht vereinzelt schutzlos der Marktmacht der Krankenkassen ausgeliefert sind. Innerhalb der gesetzlichen Krankenversicherung (GKV) wird die Tätigkeit der Psychotherapeuten durch die »Psychotherapie-Richtlinien« reguliert, die Qualitätsstandards für die GKV-finanzierte psychotherapeutische Behandlung setzen. Die Ökonomisierung des Gesundheitswesens hat jedoch dazu geführt, dass die Existenz der Kassenärztlichen Vereinigungen und damit des Kollektivvertragssystems zunehmend infrage gestellt wird. Dies geschieht zum Beispiel durch jene Teile der Politik, die gemeinhin »neoliberal« genannt werden und die im Markt die Instanz sehen, nach der sich das Leben zu richten habe. Das Gesundheitswesen würde neoliberalen Vorstellungen zufolge nach einem »Einkaufsmodell« organisiert: Eine Krankenkasse als Einkäufer kauft Gesundheitsleistungen für ihre Mitglieder bei den Leistungsanbietern, bei denen sie diese am günstigsten bekommt. Dies käme den Krankenkassen entgegen, insofern sie auf diese Weise gegenüber den Leistungserbringern ihre Marktmacht besser ausspielen könnten, wenn diese nicht mehr durch das Kollektivsystem geschützt wären. Für die Leistungserbringer bedeutet dies: Wer auf sich selbst gestellt ist, hat wenig Chancen, sich zu behaupten. Hierzu bedarf es größerer Zusammenschlüsse. So wird seitens der Leistungserbringer der Freiberufler vermutlich vom Angestellten abgelöst, da auf Dauer nur größere »Firmen« den Krankenkassen ein Gegenüber auf Augenhöhe wären.

Diese Einleitung abschließend ist festzuhalten, dass die Veränderung der gesellschaftlichen und ökonomischen Rahmenbedingungen sicherlich einen Einfluss darauf haben dürfte, dass die Nachfrage nach der psychoanalytischen Ausbildung bei angehenden Psychotherapeuten zurückgeht, während die Nachfrage nach der verhaltenstherapeutischen Ausbildung zunimmt, ohne dass ein Ende ihrer Beliebtheit abzusehen wäre. Die hier vorliegende Arbeit hat sich zum Ziel gesetzt, herauszufinden, woran dies liegt. Aus Sicht der Autoren wäre es verhängnisvoll, ginge die heute noch gegebene Vielfalt der psychotherapeutischen Ausbildungslandschaft zugunsten einer verhaltenstherapeutischen »Monokultur« verloren, was nicht als Schmähung der Verhaltenstherapie zu verstehen ist, sondern als Problematisierung der Monokultur, die in jedem Fall eine Verarmung bedeutet. Gleichzeitig wollen wir nicht verhehlen, dass den Autoren als Psychoanalytikern die Psychoanalyse und ihre Fortexistenz innerhalb des Kanons der psychotherapeutischen Verfahren besonders am Herzen liegt. Die Ausgangsthese, die sich aus dem bisher Ausgeführten ergibt, und die im Folgenden durch eine empirische Untersuchung überprüft werden soll, besteht darin, dass der Wandel der gesellschaftlichen und ökonomischen Rahmenbedingungen der Nachfrage nach der verhaltenstherapeutischen Ausbildung förderlich ist, während er der Nachfrage nach der psychoanalytischen Ausbildung schadet.

2.3 Die Struktur der psychotherapeutischen Aus- bzw. Weiterbildung

Die folgende Darstellung beschreibt den Status quo des Jahres 2012. Zu berücksichtigen ist jedoch, dass die psychotherapeutische Ausbildung sich in einem Prozess der Veränderung befindet, dessen Richtung derzeit noch nicht klar absehbar ist.

Die psychotherapeutische Ausbildung ist eine postgraduale Aus- bzw. Weiterbildung, die Ärzten und Psychologen mit akademischem Abschluss offensteht. Dies gilt für die Ausbildung zur Behandlung Erwachsener. Für die Ausbildung zum Kinder- und Jugendlichenpsychotherapeuten (KJP) können gemäß Psychotherapeutengesetz

(PsychThG) zudem jedoch auch Pädagogen, Sozialarbeiter und Sozialpädagogen mit akademischem Abschluss zugelassen werden.

Das PsychThG in Verbindung mit der Ausbildungs- und Prüfungsverordnung (PsychTh-APrV) regelt den Zugang zum Beruf des Psychologischen Psychotherapeuten (PP) sowie zum Beruf des Kinder- und Jugendlichenpsychotherapeuten (KJP). Es regelt auch die Ausbildungsbestandteile, deren wichtigste sind:

➤ 1.800 Stunden Praktische Tätigkeit, davon 1.200 in einer psychiatrischen und 600 in einer psychosomatischen Klinik

➤ 600 Stunden Theorie

➤ 600 Behandlungsstunden, verteilt auf mindestens 6 Patienten

➤ 150 Stunden Supervision, davon mindestens 50 Stunden Einzelsupervision

➤ 120 Stunden Selbsterfahrung

Insgesamt umfasst die Ausbildung laut Gesetz mindestens 4.200 Stunden.

Die Ausbildung beginnt mit dem Abschluss eines Ausbildungsvertrages mit einem nach PsychThG anerkannten Institut. Mit Vertragsabschluss ist man »Psychologischer Psychotherapeut in Ausbildung« (PiA) bzw. in psychoanalytischer Terminologie »Kandidat«. Ein Nadelöhr bereits zu Beginn einer psychotherapeutischen Ausbildung nach PsychThG liegt bei der »Praktischen Tätigkeit« von 1.800 Stunden, für die eineinhalb Jahre zu veranschlagen sind, davon ein Jahr in der Psychiatrie und eineinhalb Jahr in der Psychosomatik. Da diese stationären Zeiten im Gesetz als »Praktika« definiert werden, werden sie oft entweder gar nicht oder sehr schlecht bezahlt, während der Druck der täglichen Arbeit von den »Praktikanten« verlangt, selbstständig zu arbeiten – was sie von ihrem Status her eigentlich nicht dürften.

Da die Ausbildung in privater Trägerschaft organisiert ist, müssen die theoretische Ausbildung, die Selbsterfahrung und die Supervision der eigenen Ausbildungsfälle von den PiAs bezahlt werden. Es gibt unter den Instituten unterschiedliche Ausbildungskalkulations- und finanzierungsmodelle. In der Regel erheben die Ausbildungsinstitute Semestergebühren, während Selbsterfahrung und Supervision anfallend in Rechnung gestellt werden. Die Ausbildungsbehandlungen werden über die Ambulanzen der Ausbildungsinstitute zu Lasten der Gesetzlichen Krankenversicherung (GKV) abgerechnet. Psychoanalytische Institute geben die Honorare der Ausbildungsbehandlungen an ihre Kandidaten weiter, abzüglich einer Verwaltungsgebühr, die in der Regel zwischen 5 und 10% beträgt. Bei verhaltenstherapeutischen Ausbildungsbehandlungen verbleibt in der Regel das Honorar beim Institut, dafür erhalten die Kandidaten Selbsterfahrung und Supervision kostenfrei, es muss lediglich eine Semestergebühr entrichtet werden. Wenige Verhaltenstherapie-Institute geben einen kleinen Teil des Honorars an die PiAs weiter.

Am Ende der Ausbildung steht die Approbation als Psychologischer Psychotherapeut (PP) bzw. als Kinder- und Jugendlichenpsychotherapeut (KJP). Bei der Approbation handelt es sich um einen berufsrechtlichen Abschluss, der es erlaubt, psychotherapeutisch zu behandeln. Während Kinder- und Jugendlichenpsychotherapeuten berufsrechtlich auf die Behandlung von Kindern- und Jugendlichen bis 21 Jahre beschränkt sind, dürfen Psychologische Psychotherapeuten Patienten ohne Altersbeschränkung behandeln. Das Sozialrecht gestattet den Psychologischen Psychotherapeuten jedoch nicht, Therapien mit Kindern und Jugendlichen auch zu Lasten der GKV abzurechnen, sofern sie nicht – legitimiert durch eine KJP-Ausbildung – die entsprechenden KV-Abrechnungsziffern erhalten haben. Hinzu kommt mit Abschluss der Ausbildung die Fachkunde in einem Vertiefungsgebiet. Unter »Vertiefungsgebiet« versteht man das wissenschaftlich anerkannte Verfahren, das zum Erwerb der Fachkunde führt, die der PiA anstrebt: Verhaltenstherapie, tiefenpsychologisch fundierte Psychotherapie oder/und analytische Psychotherapie.

Zum Ausbildungsabschluss müssen mindestens sechs Fallberichte mit einem Umfang von jeweils 4–15 Seiten vorgelegt werden. Das staatliche Abschlussexamen unter Aufsicht der jeweiligen Landesprüfungsämter besteht aus einem schriftlichen und einem mündlichen Teil. Beim schriftlichen Teil handelt es sich um eine bundesweit einheitliche Prüfung mit Multiple-Choice-Fragen, die für alle Vertiefungsgebiete gleich sind.

Der zweite Teil des Examens ist eine mündliche Prüfung, die sich aus einer Einzel- und einer Gruppenprüfung zusammensetzt. In der Regel schließen sich Institute eines Vertiefungsgebietes zur Abnahme der mündlichen Prüfung zusammen.

An psychoanalytischen Instituten werden üblicherweise neben der durch das PsychThG am Ende der Ausbildung vorgeschriebenen Prüfung zwei zusätzliche Prüfungen abgelegt. Bei der ersten handelt es sich um eine interne Zwischenprüfung, bei der zweiten um die sogenannte »Institutsprüfung« zum Abschluss der Ausbildung.

Die Ausbildung kann laut PsychThG entweder berufsbegleitend oder in Vollzeit durchgeführt werden. Bei analytischen Instituten wird in der Regel die berufsbegleitende Variante gewählt. Bei den verhaltenstherapeutischen Instituten sind dagegen beide Ausbildungsvarianten verbreitet.

Für die Ausbildung von Ärzten sind die jeweiligen Weiterbildungsordnungen (WBO) der Landesärztekammern verbindlich. Im Gegensatz zu einem Psychologen – früher mit Diplom- heute mit Masterabschluss – ist ein Mediziner bereits mit Abschluss seines Studiums approbiert, das heißt, er hat die berufsrechtliche Erlaubnis, zu behandeln.[7] De facto hilft ihm dies jedoch noch nicht weiter, da er sozialrechtlich einen Facharzttitel braucht, um über seine Assistenzarztzeit hinaus an einer Klinik tätig sein zu können oder um sich niederzulassen. Für die Regelung der Facharztwei-

---

7 Bei Ärzten spricht man daher von Weiterbildung statt von Ausbildung.

terbildungen sind die Landesärztekammern zuständig. Es gibt zwar auf Bundesebene eine Musterweiterbildungsordnung (MBO), doch erfahrungsgemäß verhalten sich die Landesärztekammern sehr autonom und setzen die MBO nicht eins zu eins um. Um sich als ärztlicher Psychotherapeut niederzulassen, braucht der Mediziner heute in der Regel einen Facharzttitel in einem der sogenannten »P-Fächer«, das heißt den »Facharzt für Psychiatrie und Psychotherapie«, den »Facharzt für Psychosomatische Medizin und Psychotherapie« oder den »Facharzt für Kinder- und Jugendlichenpsychiatrie und -psychotherapie«.

Die Weiterbildung zum »Facharzt für Psychosomatische Medizin und Psychotherapie« ist besonders umfangreich und umfasst sowohl Behandlungsstunden in verschiedenen psychotherapeutischen Verfahren unter Supervision, Einzel- und Gruppenselbsterfahrung, Balintgruppenarbeit, Theorie und supervidierte diagnostische Untersuchungen. Dies summiert sich auf knapp 2.000 Stunden.

Die Weiterbildung zum »Facharzt für Psychiatrie und Psychotherapie« ist demgegenüber nicht ganz so umfänglich. Sie umfasst Behandlungsstunden unter Supervision, Einzel- oder Gruppenselbsterfahrung, Theorie, autogenes Training oder progressive Muskelrelaxation und Hypnose, Balintgruppenarbeit, ein Fallseminar, psychiatrisch-psychotherapeutische Konsil- und Liaisonarbeit, insgesamt mehr als 600 Stunden.

Die drei genannten P-Facharzttitel berechtigen alle dazu, tiefenpsychologisch fundierte Psychotherapie oder Verhaltenstherapie, je nach gewähltem Schwerpunkt, abzurechnen. Früher benötigte man als Niederlassungsvoraussetzung und als Abrechnungsberechtigung für tiefenpsychologisch fundierte Psychotherapie oder Verhaltenstherapie den Zusatztitel »Psychotherapie«. Diesen gibt es in dieser Form nicht mehr, da er in den genannten Facharztweiterbildungen aufgegangen ist. Der Zusatztitel »Psychoanalyse« ist hingegen nicht abgeschafft worden, allerdings kann sich ein Arzt heute nicht mehr allein mit diesem Titel psychotherapeutisch niederlassen, sondern nur in Verbindung mit einer entsprechenden und abgeschlossenen P-Facharztweiterbildung.

Für Fachärzte mit Interesse an psychotherapeutischer Arbeit, die keinen P-Fach-Facharzt haben, gibt es heute nur noch die Möglichkeit, die Zusatzbezeichnung »Psychotherapie fachgebunden« zu erwerben und in deren Rahmen zu arbeiten. Hat zum Beispiel ein Gynäkologe den Eindruck, dass bestimmte Unterleibsbeschwerden einer Patientin psychisch bedingt sind, so könnte er sie in Psychotherapie nehmen, sofern er über die Zusatzbezeichnung »Psychotherapie fachgebunden« verfügt. Die Depression ihres Freundes hingegen dürfte er nicht behandeln, da diese das eigene Fachgebiet nicht berührt. Der Umfang der Weiterbildung »Psychotherapie fachgebunden« ist naturgemäß weniger umfangreich als die volle P-Fach-Facharztweiterbildung, jedoch in ihrem Gesamtumfang von Bundesland zu Bundesland sehr verschieden.

Den zur Abrechnung von » analytischer Psychotherapie« zu Lasten der GKV für ärztliche Psychotherapeuten notwendigen Zusatztitel »Psychoanalyse« erwirbt man in der Regel an einem psychoanalytischen Institut – teils auch bei dazu ermächtigten Weiterbildungsgemeinschaften. Viele Ärzte finden allerdings den Weg zu den analytischen Instituten nicht mehr, da die Facharztweiterbildung – die einen tiefenpsychologisch fundierten oder einen verhaltenstherapeutischen Schwerpunkt ausweist – so umfangreich geworden ist, dass ihnen anschließend die »Luft« fehlt, um auch noch den Zusatztitel »Psychoanalyse« zu erwerben. Während früher für den Erwerb dieses Zusatztitels eine Abschlussprüfung am psychoanalytischen Institut maßgeblich war, sind auch hier die Bedingungen angehoben worden: Es findet zusätzlich eine Ärztekammerprüfung statt, zu der das Institut bescheinigt, welche Curricula/Bausteine erfolgreich absolviert worden sind.

Ein neuer Trend sind sogenannte »Akademien«, die in Konkurrenz zu den psychoanalytischen Instituten treten und alle Bausteine der Facharztweiterbildung bis hin zum Psychoanalyse-Zusatztitel anbieten, über deren Ausbildungsstrukturen allerdings an dieser Stelle noch keine Aussagen getroffen werden können.

2.3.1 Die psychoanalytische Aus- bzw. Weiterbildung

Für den Fall, dass ein Arzt die Fachkunde in einem psychoanalytisch begründeten Verfahren anstrebt und damit nicht nur die Absicht verfolgt, sich niederlassen zu können, kommt zum öffentlich-rechtlichen Regelungssystem der WBO der Landesärztekammern für Ärzte noch ein fachgesellschaftliches Regelungssystem hinzu. Analoges gilt für Psychologen: Strebt ein Psychologe die Approbation und die Fachkunde in einem psychoanalytisch begründeten Verfahren an und verfolgt damit nicht nur die Absicht, sich niederlassen zu können, kommt zum öffentlich-rechtlichen Regelungssystem des PsychThG für Psychologen ebenfalls noch ein fachgesellschaftliches Regelungssystem hinzu. Dieses kann – für Ärzte wie für Psychologen – zum Beispiel die Aus- bzw. Weiterbildung zum Psychoanalytiker nach den Richtlinien der DPV, der DPG, der DGIP, der DGAP oder der DGPT sein. Absolviert der angehende Psychoanalytiker seine Aus- bzw. Weiterbildung nicht nur nach den Richtlinien der öffentlich-rechtlichen Regelungssysteme, sondern zugleich zum Beispiel nach den Richtlinien der DPV, so kann er mit Abschluss seiner Ausbildung Mitglied der DPV und der IPA werden. Damit ist er Teil einer deutschen und einer internationalen wissenschaftlichen Fachgesellschaft, was seiner Kompetenz und fachlichen Reputation sehr förderlich ist.

Zunächst bedarf jedoch der Begriff »psychoanalytische Aus- bzw. Weiterbildung« einer näheren Bestimmung. Laut FoGa gibt es in Deutschland derzeit – Stand 2009 – 43 staatlich anerkannte Institute, an denen eine Ausbildung in »Analytischer Psychotherapie« möglich ist, und 76 staatlich anerkannte Institute, an denen man eine »verklammerte

Ausbildung analytische Psychotherapie/tiefenpsychologisch fundierte Psychotherapie« absolvieren kann. »Analytische Psychotherapie« und »Psychoanalyse« sind nicht gleichzusetzen. Im allgemeinen Sprachgebrauch bezeichnet »Psychoanalyse« einerseits die gleichnamige Wissenschaft und andererseits ein hochfrequentes Behandlungssetting von vier bis fünf Wochenstunden im Liegen. Letzteres ist als das klassische psychoanalytische Setting anzusehen, von dem die »Analytische Psychotherapie« abgeleitet ist und unter der man im Rahmen von krankenkassenfinanzierter Krankenbehandlung ein Behandlungssetting von zwei bis drei Wochenstunden im Liegen versteht. Dieses kann bis zu 300 Stunden, in seltenen Fällen auch darüber hinaus finanziert werden.

Im Sprachgebrauch dieser Arbeit wird unter »psychoanalytischer Aus- bzw. Weiterbildung« eine Ausbildung verstanden, wie sie in Deutschland nach den Richtlinien der *Deutschen Gesellschaft für Psychoanalyse, Psychotherapie, Psychosomatik und Tiefenpsychologie e. V.* (DGPT) durchgeführt wird. Die DGPT legt mit ihrer Aus- und Weiterbildungsordnung die Mindestbedingungen für alle deutschen Psychoanalytiker fest. Dabei ist jedoch zu beachten, dass »Psychoanalytiker« kein geschützter Begriff ist, da es kein »Psychoanalytikergesetz« gibt. Insofern ist der Anspruch der DGPT, dass psychoanalytische Ausbildung in Deutschland den Mindestbedingungen der DGPT zu folgen hat, nicht justiziabel. Steht jedoch hinter der Bezeichnung »Psychoanalytiker« das Namenskürzel »DGPT«, so weiß man, dass die betreffende Person eine Ausbildung nach den Richtlinien der DGPT absolviert hat. Es kann auch sein, dass sich hinter der Bezeichnung »Psychoanalytiker« das Kürzel einer Fachgesellschaft wie zum Beispiel »DPV« befindet. Dies sagt aus, dass die betreffende Person eine Ausbildung nach den Richtlinien dieser Fachgesellschaft absolviert hat. »Psychoanalytiker DGPT« oder »Psychoanalytiker DPV« dürfte sich nicht mehr jeder nennen.

Die DGPT ist ein Dachverband, dem die folgenden psychoanalytischen Fachgesellschaften angehören:

➤ *Deutsche Psychoanalytische Vereinigung* (DPV)
➤ *Deutsche Psychoanalytische Gesellschaft* (DPG)
➤ *Deutsche Gesellschaft für Individualpsychologie* (DGIP)
➤ *Deutsche Gesellschaft für Analytische Psychologie* (DGAP)

Die Institute der genannten Fachgesellschaften sind einerseits Institute ihrer jeweiligen Fachgesellschaft, andererseits aber auch Institute der DGPT. Unter dem Dach der DGPT kommen derzeit 17 »freie« Institute hinzu, die keiner dieser Fachgesellschaften, sondern der DGPT »direkt« angehören.[8] Für die »freien« DGPT-

---

8 In der psychoanalytischen Szene werden diese Institute verkürzt »DGPT-Institute« genannt, während ein Institut, das zum Beispiel der Fachgesellschaft DPV angehört, »DPV-Institut« genannt wird, obwohl es sowohl DPV- als auch DGPT-Institut ist.

Institute fungiert die DGPT nicht nur als Berufsverband, sondern zusätzlich auch als Fachgesellschaft. Insgesamt umfasst die DGPT derzeit bundesweit 55 Institute der genannten Fachgesellschaften und der »freien« Institute. »Berufsverband« bedeutet die berufspolitische Vertretung der Verbandsmitglieder, während »Fachgesellschaft« bedeutet, dass die Gesellschaft über Einhaltung und Weiterentwicklung der fachlichen Standards wacht.

Während DPV und DPG der Freud'schen Tradition verpflichtet sind, ordnen sich die DGIP in die adlerianische und die DGAP in die jungianische Tradition der Psychoanalyse ein. Die psychoanalytische Ausbildung im Rahmen der DPV folgt nicht nur den Richtlinien der DGPT, sondern auch denen der *International Psychoanalytic Association* (IPA), deren Zweiggesellschaft sie ist. Die Richtlinien der DPV/IPA gehen über die der DGPT hinaus. Da die DPG inzwischen »component society« der IPA geworden ist, gilt dies zum Teil auch für die psychoanalytische Ausbildung bei der DPG. Darauf gehen wir an derer Stelle noch ausführlich ein.

Die Ausbildung an den DGPT-Instituten ist in der Regel als »verklammerte« Ausbildung organisiert, das heißt, sie führt zum Erwerb der Fachkunde für die beiden »psychoanalytisch begründeten Verfahren« (G-BA-Terminologie) – analytische Psychotherapie und tiefenpsychologisch fundierte Psychotherapie. Psychologen erhalten auf gleichem Wege ihre Approbation, die Ärzte schon mit Studienabschluss erreichen. Außerdem ist es für Ärzte und Psychologen möglich, bei vorhandener Approbation und erster Fachkunde eine zweite Fachkunde zu erwerben – zum Beispiel kann man, wenn man schon für die »tiefenpsychologisch fundierte Psychotherapie« niedergelassen ist, zusätzlich die analytische Fachkunde »draufsatteln«. Damit erfüllt die Aus- bzw. Weiterbildung an einem DGPT-Institut in jedem Fall die Bedingungen der staatlichen Ausbildung zum Psychologischen Psychotherapeuten nach PsychThG bzw. der Weiterbildung für Ärzte gemäß WBO der jeweiligen Landesärztekammer zum Erwerb des »Zusatztitels Psychoanalyse«.

Im Folgenden soll dargestellt werden, was bei der Aus- bzw. Weiterbildung an einem DGPT-Institut über die Anforderungen der staatlichen Aus- bzw. Weiterbildung hinaus gefordert ist.

Die zusätzlichen Anforderungen der psychoanalytischen Ausbildung beginnen mit der Zulassung. Während die Einschreibung zur staatlichen Ausbildung gemäß PsychThG bzw. zur Weiterbildung gemäß WBO der Landesärztekammern zum psychologischen oder ärztlichen Psychotherapeuten ein rein formaler Akt ist, bewirbt man sich für die psychoanalytische Aus- bzw. Weiterbildung. Die Bewerbung geht an das DGPT-Institut, bei dem der Bewerber seine Aus- bzw. Weiterbildung absolvieren möchte. Im Zuge des Bewerbungsverfahrens werden allerdings nicht nur wie bei der »rein« staatlichen Ausbildung bzw. Weiterbildung über die Kammer die formalen Voraussetzungen (akademisches Vorstudium, postgraduale Qualifikationen, bisherige

Berufserfahrung) überprüft, sondern auch die persönliche Eignung des Bewerbers für den Beruf. In der Regel absolviert der Bewerber drei Bewerbungsgespräche bei Lehranalytikern seiner Wahl. Sie sind erfahrene Psychoanalytiker, die von ihrer jeweiligen Fachgesellschaft und/oder der DGPT nach einem internen Qualifikationsverfahren diese Funktion zugewiesen bekommen haben. Abschließend entscheidet der »Unterrichtsausschuss« des betreffenden Instituts über die Bewerbung.

Gehört das Institut, bei dem der Bewerber seine Aus- bzw. Weiterbildung absolvieren möchte, nicht nur der DGPT, sondern auch der DPV an, so ist das Bewerbungsverfahren etwas anders organisiert: Das jeweilige DPV-Institut mit seinem »örtlichen Ausbildungsausschuss« (öAA) führt zwar das Bewerbungsverfahren durch, doch die Bewerbung richtet sich formal an den »zentralen Ausbildungsausschuss« (zAA) der DPV. Dieser fällt auf der Basis der Empfehlung des öAA die letztendliche Entscheidung. Er folgt in der Regel der Empfehlung des öAA.

Für die Ausbildung selbst ist bei den DGPT-Instituten – ob es »freie« oder »fachgesellschaftsgebundene« Institute sind – das in Kontinentaleuropa gültige sogenannte »Eitingon-Modell« maßgeblich. Dieses wurde bereits Anfang der 1920er Jahre entwickelt und beruht auf den folgenden drei einander ergänzenden Säulen: Lehranalyse – Theorie – Supervision der Ausbildungsbehandlungen. Die Aus- und Weiterbildungsrichtlinien der DGPT fordern in Bezug auf diese drei Säulen, dass die angehenden Psychoanalytiker Folgendes vorweisen müssen:

➤ 1.000 Behandlungsstunden, verteilt auf mindestens sechs Patienten, darunter je zwei mit mindestens 250 Stunden Behandlungsdauer;

➤ 200 Stunden Supervision, davon mindestens 50 in Einzelsupervision;

➤ Lehranalyse, dreistündig pro Woche, in der Regel ausbildungsbegleitend.

Im Gegensatz zu den Bestimmungen des PsychThG lassen die Aus- und Weiterbildungsrichtlinien der DGPT offen, wie viele Theoriestunden ein Ausbildungskandidat haben soll. Bei den Behandlungsstunden gehen die Aus- und Weiterbildungsrichtlinien der DGPT über die Forderungen des PsychThG um 400 Stunden hinaus, bei den Supervisionsstunden um 50 Stunden. Die absolute Zahl der Selbsterfahrungsstunden dürfte am Ende der Ausbildung bei einem Institut bzw. einer Fachgesellschaft der DGPT höher liegen als die vom PsychThG geforderten 120 Stunden, da eine Frequenz von drei Stunden pro Woche ausbildungsbegleitend vorgesehen ist. Es hat sich allerdings bei der DGPT eingebürgert, mindestens 250 Stunden Selbsterfahrung als notwendig anzusehen. Dass die DGPT mehr veranschlagt, als das PsychThG verlangt, beruht auf der psychoanalytischen Erfahrung, dass seelische Prozesse in der Regel viel Zeit brauchen, um sich zu entwickeln, zumal die Psyche in sich spannungsvoll konstruiert ist.

Die Ausbildungsrichtlinien der DPV weichen von den Richtlinien der DGPT ab. Als ein Zweig der »International Psychoanalytic Association« (IPA) vertritt die DPV vor allem die »hochfrequente Psychoanalyse« von vier bis fünf Wochenstunden. Dies schlägt sich auch in den Ausbildungsrichtlinien nieder. So wird eine in der Regel die gesamte Ausbildungszeit begleitende »Lehranalyse« vorausgesetzt, deren Frequenz überwiegend mindestens vier Wochenstunden beträgt. Sie wird bei einem »Lehranalytiker« der DPV absolviert. Für den Abschluss der Ausbildung sind zwei psychoanalytische Behandlungen unter Supervision im Verhältnis von einer Supervisionsstunde zu vier Behandlungsstunden nachzuweisen, die zum Zeitpunkt des Abschlusskolloquiums etwa 300 Behandlungsstunden umfassen. Wenn die DPV die hochfrequente Analyse von vier bis fünf Wochenstunden vertritt, so hängt das mit der Auffassung zusammen, dass zwischen drei- und vier- bzw. fünfstündigen Analysen ein qualitativer Unterschied besteht – dahingehend, dass tiefe analytische Prozesse eher im hochfrequenten Setting möglich sind als im dreistündigen Setting. Insofern hat die hochfrequente Lehranalyse einen hohen heuristischen Wert für den Ausbildungskandidaten, selbst wenn er nach dem Kolloquium überwiegend niederfrequent arbeiten sollte, denn nirgendwo sonst lassen sich die Mikroprozesse menschlicher Interaktion so gut studieren wie in hochfrequenten Analysen.

Das Kolloquium bei der DPV wird etwa ein halbes Jahr nach dem sogenannten »Zentralseminar« durchgeführt. Dabei handelt es sich um eine Prüfung vor der Institutsöffentlichkeit des Ausbildungsinstituts des Kandidaten, bei der es um die Zulassung für das Kolloquium bei der DPV geht, das vor der Mitgliederversammlung der DPV, in einem organisatorisch ausgelagerten Teil derselben stattfindet. Im Zentralseminar und im Kolloquium weist der Kandidat durch eine Fallvorstellung nach, dass er in der Lage ist, im Sinne der DPV psychoanalytisch zu arbeiten. Durch das bestandene Kolloquium empfiehlt er sich zur Aufnahme in die DPV. Der zentrale Ausbildungsausschuss empfiehlt der Mitgliederversammlung die Aufnahme des Kandidaten nach Bewertung der Leistung des Kandidaten im Kolloquium sowie der erbrachten Vorleistungen. Von der Mitgliederversammlung wird der Kandidat schließlich zum Mitglied der DPV gewählt.

Die psychoanalytische Ausbildung im Sinne der DPV, in deren Zentrum das Erlernen der hochfrequenten Behandlung bei vier bis fünf Wochenstunden steht, wurde durch eine Entscheidung des G-BA 1993, die bis dahin mögliche »vierte Stunde« aus dem Leistungskatalog der Krankenkassen zu nehmen, empfindlich beeinträchtigt. Eine Zeit lang galt daraufhin die Durchführung von vier Analysestunden pro Woche als nicht zulässig. Nach heutigem Stand können vier Stunden pro Woche zwar nach Ausschöpfung der Finanzierungsmöglichkeiten durch die gesetzlichen Krankenversicherungen wieder durchgeführt werden, wobei die »vierte Stunde« als »individuelle Gesundheitsleistung« (IGeL) der privaten Bezahlung des Patienten übereignet ist, doch auch hier gibt es Bestrebungen, dies als juristisch nicht mehr statthaft zu definieren, was auf die Ausbildungskandidaten der DPV erfahrungsgemäß verunsichernd wirkt.

Für die psychoanalytische Ausbildung bei der DPG gelten, sofern sich der Kandidat für den »IPA-Track«, der den Ausbildungsstandards der IPA entspricht, entschieden hat, analoge Bedingungen wie bei der DPV. Dass ein Kandidat für den »IPA-Track« optieren muss, hat den Hintergrund, dass die DPG erst seit wenigen Jahren Mitglied der IPA ist. Hat der Kandidat nicht für den IPA-Track optiert, so gilt, dass er analog zu den Richtlinien der DGPT eine Lehranalyse mit mindestens drei Wochenstunden absolvieren und zwei überwiegend dreistündige Ausbildungsfälle nachweisen muss. Dies gibt ihm allerdings nicht die Möglichkeit, nach Abschluss seiner Aus- bzw. Weiterbildung als DPG-Mitglied auch Mitglied der IPA zu werden.

Unterschiede zwischen der Ausbildung bei der DPV und der DPG gibt es dahingehend, dass die DPG kein bundesweites Kolloquium wie die DPV kennt und die Abschlussprüfung am regionalen Institut durchgeführt wird. Unsere eigenen Erfahrungen, die sich auf die eigene Anschauung der selbst durchlaufenen DPV-Ausbildung sowie auf viele Gespräche mit Kolleginnen und Kollegen aus der DPG – auch unabhängig von der hier vorgestellten Untersuchung – gründen, gehen in die Richtung, dass im Rahmen der DPV-Ausbildung die Arbeit an Übertragung und Gegenübertragung, zum Teil bis in die Mikrosequenzen der Interaktion zwischen Analytiker und Analysand im Mittelpunkt steht, während im Rahmen der DPG-Ausbildung ein großer Schwerpunkt auf dem Umgang mit psychoanalytischer Theorie liegt. So ist zum Beispiel die Zwischenprüfung bei der DPG vor allem eine Prüfung der Theoriekenntnisse des Kandidaten, während beim Vorkolloquium der DPV eine Fallvignette im Mittelpunkt steht. Allerdings befindet sich die Aus- bzw. Weiterbildung bei der DPG durch Einführung des IPA-Tracks in einem Wandlungsprozess, der die Unterschiede zum Verfahren der DPV geringer werden lässt.

Dass die DPG erst vor wenigen Jahren Mitglied der IPA geworden ist und dass es überhaupt zwei »freudianische« Gesellschaften in Deutschland gibt, hat historische Gründe, die hier nur kurz angerissen werden können. Verwiesen sei daher vor allem auf die wegweisende Forschung von Regine Lockot (1994) zur Geschichte der DPG von 1933 bis 1951, sowie auf eine Dokumentation zur Geschichte der Psychoanalyse in Deutschland, herausgegeben von Karen Brecht, Volker Friedrich, Ludger Hermanns, Isidor J. Kaminer und Dierk H. Juelich (1985). Nachdem das erste psychoanalytische Ausbildungsinstitut in Deutschland, das *Berliner psychoanalytische Institut*, Mitglied der IPA, im Jahre 1925 in *Deutsche Psychoanalytische Gesellschaft* (DPG) umbenannt worden ist, kam es ab 1933 mit der nationalsozialistischen Machtergreifung zu einem Exodus seiner jüdischen Mitglieder, die zum größten Teil ins Ausland emigrierten. Die DPG wurde im Jahr 1938 durch die Nationalsozialisten aufgelöst und ihre Reste ins »Reichsinstitut für Psychotherapie und psychologische Forschung«, das sogenannte

»Göring-Institut«, integriert. Nach der Neugründung der DPG im Jahr 1945 entbrannte schnell ein interner Streit über die künftige fachliche Ausrichtung der DPG und über das Verhalten der deutschen Psychoanalytiker im Nationalsozialismus. Dieser Streit führte dazu, dass eine kleine Gruppe von Psychoanalytikern die DPG verließ und im Jahr 1950 die DPV gründete. Während die DPV von der IPA gleich als Zweiggesellschaft aufgenommen wurde, blieb die DPG außen vor. Gestützt durch die IPA wuchs die DPV sehr schnell, wobei sich das Verhältnis zwischen DPV und DPG wohl am ehesten als innige Feindschaft beschreiben lässt. Mit der Wiederannäherung der DPG an die IPA und ihre Aufnahme hat sich allerdings auch das Verhältnis von DPV und DPG entschieden verbessert. Beide Gesellschaften sind heute einander freundschaftlich verbunden, arbeiten in vielfältigen fachlichen und berufspolitischen Zusammenhängen eng zusammen. Dies hat sich den Autoren dieser Arbeit insbesondere durch ihre Zusammenarbeit mit DPG-Kollegen im Rahmen ihrer Untersuchung erschlossen.

Die Einführung des PsychThG hat die psychoanalytische Ausbildung, so wie sie zum Beispiel bei der DPV durchgeführt wird, stark verändert. Während die Ausbildung zum DPV-Analytiker für Psychologen früher allein von den Regularien der DPV und den im Hinblick auf die Erteilung der Abrechnungsgenehmigung erforderlichen Vorgaben der KBV bestimmt war, sind heute die staatlichen Regularien des PsychThG hinzugetreten. Für eine Gesellschaft wie die DPV – und dies gilt sicherlich auch für die anderen Fachgesellschaften – war und ist es nicht leicht, sich auf die Regularien des PsychThG einzustellen. Dies mag zum einen an der Kompliziertheit der zugrunde liegenden juristischen Regelsysteme liegen, zum anderen aber auch an der mit ihnen schwer zu vereinbarenden anders gearteten Ausbildungstradition der DPV. In der DPV wird von einem anderen Verständnis von Lernen ausgegangen, als es dem PsychThG zugrunde liegt. Das PsychThG basiert auf einem sehr verschulten Lernmodell, nicht unähnlich dem der Verhaltenstherapie: Ein möglichst breites Lehrbuchwissen soll kognitiv erworben und in der Prüfung reproduziert werden. Die staatliche Approbationsprüfung zum Beispiel lässt sich daher als eine klassische »Lern-Prüfung« ansehen, durchgeführt im schriftlichen Teil als Multiple-Choice-Verfahren.

Die psychoanalytische Ausbildungstradition ist dagegen weniger formal. Hier geht es mehr darum, vertiefte Erfahrungen und Einsichten zu erreichen, zuerst einmal bei sich selbst im Rahmen einer eigenen Lehranalyse. Die Ausbildung ruht auf den drei Säulen Lehranalyse – Theorie – Supervision, die als zusammengehörig und miteinander verschränkt betrachtet werden. Ziel der Ausbildung ist das Durchlaufen eines persönlichen Entwicklungsprozesses auf der Grundlage dieser drei Säulen. Dementsprechend steht anders als beim PsychThG nicht das Erbringen formaler Leistungen im Fokus. Allerdings zeigt die Praxis, dass die psychoanalytische Art des »Lernens« durch das staatlicherseits geforderte formale Lernen erheblich beeinträchtigt wird. Die Ausbildung nach PsychThG und die psychoanalytische Ausbildung nach den

Richtlinien der DPV, die in einem absolviert werden, verbinden sich nicht harmonisch. So haben psychoanalytische Ausbildungskandidaten in der schriftlichen staatlichen Abschlussprüfung nach PsychThG weitaus größere Schwierigkeiten als ihre verhaltenstherapeutischen Kollegen. Sie haben gelernt, im direkten Patientenkontakt sensibel mit Prozessen von Übertragung und Gegenübertragung umzugehen, und sind daher weniger auf das konventionelle Fakten-Lernen eingestellt, das Voraussetzung für das Bestehen der staatlichen Abschlussprüfung ist.

Anzunehmen ist, dass die Diskrepanz zwischen psychoanalytischem und staatlich gefordertem Lernen noch weiter zunehmen wird. So verstärkt die Einführung der strengstens reglementierten neuen Bachelor- und Masterstudiengänge im Zuge des »Bologna-Prozesses« eine massive Zunahme der Verschulung. Man kann ohne Übertreibung sagen, dass durch »Bologna« das gesamte kontinentaleuropäische, Humboldt'sche Ideal von Bildung als Universalbildung – im Sinne einer Bildung der ganzen Persönlichkeit und des Denkens über den Tellerrand der eigenen Disziplin hinaus sowie im Sinne des methodischen Denkens, das heißt zu wissen, wie man sich gegebenenfalls in den Besitz benötigter Fakten bringen kann – dem angelsächsischen Modell einer möglichst schnellen und umfassenden Anhäufung unverbundenen Faktenwissens geopfert worden ist.

Neben der Einführung des »Turbo-Abiturs« nach nur zwölf Jahren führt Bologna dazu, dass die Absolventen des Psychologiestudiums immer jünger werden. Da potenzielle Arbeitgeber von Psychologen zunehmend dazu übergegangen sind, bei der Einstellung eine Approbation zu verlangen, wird es immer mehr Absolventen geben, die gleich nach ihrem Studium eine psychotherapeutische Ausbildung anstreben. Dies widerspricht der psychoanalytischen Auffassung, wonach es sinnvoll ist, nach dem Studium zunächst praktische Erfahrungen im Beruf zu sammeln, bevor man eine vertiefende Ausbildung beginnt.

Die tatsächlichen Kosten für die psychoanalytische Ausbildung sind nur sehr schwer zu kalkulieren, da sie von einer Vielzahl komplexer Faktoren beeinflusst werden, die sich im Einzelfall sehr unterschiedlich auswirken können. Im günstigen Fall kann sich jedoch ein Großteil der Ausbildungskosten durch das, was man durch seine Ausbildungsfälle verdient, refinanzieren, da die psychoanalytischen Ausbildungsinstitute die Honorare hierfür abzüglich einer Verwaltungsgebühr an ihre Ausbildungsteilnehmer weitergeben.

2.3.2 Die verhaltenstherapeutische Aus- bzw. Weiterbildung

Die Struktur der verhaltenstherapeutischen Ausbildung wird im Folgenden anhand Regularien des *Deutschen Fachverbands für Verhaltentherapie e. V.* (DVT) und der *Deutschen Gesellschaft für Verhaltenstherapie e. V.* (DGVT) dargestellt. Von seiner Historie her ist der DVT ein Verband, dessen Mitglieder bereits vor Inkrafttreten des PsychThG überwiegend im Rahmen der »Richtlinienpsychotherapie« gearbeitet haben. Die DGVT hingegen ist ein Verband, in deren Mitgliedschaft sich viele Verhaltenstherapeuten finden, die vor dem PsychThG im Rahmen der Kostenerstattung gearbeitet haben.

Die folgenden Informationen wurden der Homepage des DVT (URL: http://www.verhaltenstherapie.de, Stand: 04.10.12) sowie der Homepage der Ausbildungsakademie der DGVT (URL: http://www.pabinfo.de/psychotherapieausbildung.html, Stand: 13.10.12) entnommen. Der DVT unterhält 33 Ausbildungsinstitute für die Ausbildung zum Psychologischen Psychotherapeuten und 15 für die Qualifikation zum Kinder- und Jugendlichenpsychotherapeuten. Die DGVT organisiert diese Ausbildungsgänge in 15 Ausbildungszentren für Psychologische Psychotherapie und zwölf für Kinder- und Jugendlichenpsychotherapie.

Da bei beiden Verbänden so viel von »Psychologischer Psychotherapie« die Rede ist, könnte man meinen, dass ärztliche Interessenten ausgeschlossen seien. Bei beiden findet sich jedoch ein Hinweis im »Kleingedruckten«, dass auch Ärzte gemäß ärztlicher WBO weitergebildet werden können.

Bei der DGVT ist zur Aufnahme in die Ausbildung die Teilnahme an einem »Auswahlverfahren« obligatorisch. Dabei steht im Fokus, dass der Bewerber seine Entscheidung zur Ausbildung noch einmal für sich überprüft. Ein komplexes Bewerbungsverfahren wie bei psychoanalytischen Instituten, in dem über Eignung und Zulassung des Bewerbers entschieden wird, findet in dieser Form nicht statt.

Struktur und Inhalte der Ausbildungen entsprechen bei beiden Verbänden exakt den Vorgaben des PsychThG, bei der theoretischen und bei der vertieften Ausbildung stehen natürlich die verhaltenstherapeutischen Konzepte im Mittelpunkt. Die Psychoanalytischen Fachgesellschaften verlangen, wie in Kapitel 2.3.1. dargelegt worden ist, etwas mehr.

Bei der DGVT ist als Gegenstand der therapeutischen Selbsterfahrung laut einem *Wegweiser für die Ausbildung in Psychologischer Psychotherapie mit Vertiefungsgebiet Verhaltenstherapie*, der zum Download auf der DGVT-Homepage bereitsteht, unter anderem festgelegt:

> »– Reflexion des persönlichen therapeutischen Erlebens und Handelns unter Einbeziehung biographischer Aspekte,
> – Auseinandersetzung mit eigenen Gefühlen und Gefühlslagen der Patienten im therapeutischen Prozess (beispielsweise Sympathie und Erotik, Angst, Aggressionen und Trauer),
> – Analyse eigener Krisen und Problemlösungen sowie deren Einfluss auf die therapeutische Beziehung,
> – Erarbeitung eigener Problemlösungsstrategien unter Verwendung verhaltenstherapeutischer Methodik,
> – Macht und Machtmissbrauch in der Psychotherapie« (S. 6).

An dieser Stelle ist anzumerken, dass die therapeutische Selbsterfahrung im Rahmen der verhaltenstherapeutischen Ausbildung in der Regel in Gruppen stattfindet. Allerdings ist ihre Bedeutung für die verhaltenstherapeutische Ausbildung umstritten. So schreibt Anton-Rupert Laireiter: »Für die Verhaltenstherapie spielt – zumindest traditionell und international – die Säule der Selbsterfahrung/Eigentherapie eine untergeordnete Rolle« (Laireiter 2005, S. 263). Im Rahmen des »Forschungsgutachtens« zur PsychThG -Novellierung tauchte allerdings gerade seitens verhaltenstherapeutischer Ausbildungskandidaten Kritik daran auf: 44,2% der befragten Absolventinnen und Absolventen der verhaltenstherapeutischen Ausbildung erlebten ihre Einzelselbsterfahrung als »nicht ausreichend« (Strauß et al. 2009, S. 213). So hält das FoGa in einem Zwischenfazit fest: »Vielfach wird – vor allem im Bereich Verhaltenstherapie – gewünscht, dass Einzelselbsterfahrung, die nicht im PsychThG vorgeschrieben ist, zum Ausbildungsangebot gehören soll« (ebd., S. 217).

Die Kosten der Ausbildung zum Psychologischen Psychotherapeuten werden durch die DGVT mit 13.860 Euro veranschlagt, wenn man anschließend Mitglied der DGVT werden möchte, und mit 14.610 Euro, wenn man dies nicht möchte. Hinzu kommen 4.250 Euro für 50 Stunden Einzelsupervision. Für 600 geleistete Therapiesitzungen im Rahmen der praktischen Ausbildung könne man mit Einnahmen von 15.000 bis 24.000 Euro rechnen, was einer Vergütung von 25 bis 40 Euro pro Therapiesitzung entspreche. Damit sei die Ausbildung »komplett refinanzierbar«. Sowohl DVT als auch DGVT verweisen auf »gute Berufsaussichten« nach Abschluss der Ausbildung.

2.4 Aktuelle Veränderungen der Aus- bzw. Weiterbildungslandschaft

Obwohl das Forschungsgutachten vorgeschlagen hat, die bewährte postgraduale und verfahrensspezifische Struktur der psychotherapeutischen Ausbildung beizubehalten, entsteht in der aktuellen Diskussion um die Novellierung des PsychThG ein immer größerer Druck hin zur Einführung einer sogenannten »Direktausbildung«, seit bekannt ist, dass das Bundesministerium für Gesundheit (BMG) eine solche Lösung bevorzugt. »Direktausbildung« bedeutet: »direkt vom Bund geregelt«. Dabei würden große Teile der heutigen Ausbildung an die Universitäten vorverlagert. Ein solches »Psychotherapie-Studium« würde analog zum Medizinstudium mit einem Staatsexamen und der Approbation enden. Wie bei den Ärzten würde sich eine Weiterbildung mit verfahrensspezifischer Vertiefung zum Erwerb der Fachkunde anschließen. Diese stünde dann unter der Ägide der Landespsychotherapeutenkammern. Auch wenn die Einführung eine sehr tiefgreifende Veränderung der

Ausbildungslandschaft darstellt, die auch nicht von heute auf morgen umsetzbar ist, präferiert das BMG diese »große Lösung« nicht aus fachlichen, sondern primär aus ordnungspolitischen Gesichtspunkten: Aus Verwaltungssicht hätte es Vorteile, wenn die Ausbildungsgänge der verschiedenen Heilberufe – hier des Arztes und des Psychologischen Psychotherapeuten bzw. Kinder- und Jugendpsychotherapeuten – synchronisiert wären. Eine »kleine Lösung«, das heißt eine Gesetzesnovelle, die den Zugang zur Ausbildung nach dem Wegfall des Diplom-Abschlusses sowie die wichtigsten Probleme der gegenwärtigen Ausbildung regelt, zuvorderst die Bezahlung des »Praktischen psychiatrischen Jahres« bzw. des »Praktischen psychosomatischen Halbjahres«, lehnt das BMG ab.

Einen gewissen Charme hat die Direktausbildung: Psychotherapeuten, die nicht erst am Ende ihrer postgradualen Ausbildung, sondern bereits mit Ende eines Psychotherapiestudiums ihre Approbation erhalten, könnten so früher ihre wirtschaftliche Existenz sichern, da die Approbation nicht nur für die Niederlassung wichtig ist, sondern zunehmend auch von Arbeitgebern, zum Beispiel von Kliniken, als selbstverständlich vorausgesetzt wird. Die frühere Existenzsicherung könnte ihnen die Möglichkeit geben, sich im Rahmen der psychoanalytischen Aus- bzw. Weiterbildung stärker auf die Inhalte zu konzentrieren, unbelastet vom Druck der noch ungesicherten wirtschaftlichen Existenz. Ein Psychotherapiestudium, das nicht an den universitären Lehrstühlen für klinische Psychologie angesiedelt, sondern vielmehr interdisziplinär ausgerichtet wäre und im Hinblick auf das Fach Grundlagen der Psychologie, der Methodenlehre ebenso wie der Pädagogik, der Soziologie, der Kulturwissenschaften, der Physiologie und der Anatomie etc. vermitteln würde, könnte auf die spätere Berufspraxis adäquater vorbereiten als dies derzeit an den klinisch-psychologischen Lehrstühlen möglich ist. Zudem müssten sich Psychologen, die bislang »ausgebildet« werden, gegenüber Ärzten, die »weitergebildet« werden, nicht mehr benachteiligt fühlen. Wer »ausgebildet« wird, steht der Terminologie zufolge noch ganz am Anfang, während derjenige, der »weitergebildet« wird, schon auf etwas aufbauen kann. Die Begründung dafür, dass es sich bei Psychologen im Gegensatz zur »Weiterbildung« bei Ärzten bislang um »Ausbildung« handelt, lautet, dass angehende Ärzte während ihres Medizinstudiums von Anfang an sehr viel Patientenkontakt haben. Letzteres hat sich im Zuge verschiedener Reformen des Medizinstudiums sogar noch intensiviert. Eine Angleichung des Status der psychologisch-psychotherapeutischen an den der ärztlichen Kandidaten würde die erlebte Benachteiligung, die mit dem Ausbildungsbegriff verbunden und die zugleich eine steuerliche Benachteilung ist, aufheben. Während sich »Weiterbildung« steuerlich voll und ganz absetzen lässt, ist dies bei »Ausbildung« nur mit einem sehr geringen Pauschalbetrag möglich.

So sinnvoll eine Direktausbildung aus rechtssystematischen Gründen langfristig sein könnte, so sprechen doch viele fachliche Überlegungen dagegen – und kurz- bis mittelfristig würde ihre Einführung außerdem die psychoanalytischen Institute und Gesellschaften berufspolitisch noch weiter an den Rand drängen. Dies hat unter anderem damit zu tun, dass die Universitäten verhaltenstherapeutisch dominiert sind. Zwar müssten an den Universitäten auch analytische Inhalte vermittelt werden, wenn Teile der bisherigen Ausbildung dorthin übertragen würden, da die analytische Psychotherapie ein zur vertieften Ausbildung zugelassenes wissenschaftlich anerkanntes Verfahren ist. Allerdings wäre nur schwer zu gewährleisten, dass die psychoanalytischen Inhalte an den Universitäten auch durch ausgebildete klinisch erfahrene Psychoanalytiker vermittelt werden würden und nicht durch Lehrkräfte, die zwar über theoretische Kenntnisse der Psychoanalyse verfügen, nicht aber über die erforderliche umfassende klinische Praxis, um ihr Wissen authentisch und überzeugend mit eigenen Fallbeispielen unterfüttert vermitteln zu können. Eine Theorievermittlung ohne Rückgriff auf einen reichhaltigen klinischen Erfahrungsfundus läuft Gefahr, die Psychoanalyse als willkürliches theoretisches Konstrukt erscheinen und damit wissenschaftlich obsolet werden zu lassen. Dass die Psychoanalyse wissenschaftlich obsolet sei, wird derzeit leider an den psychologischen Universitätsinstituten häufig behauptet. Ferner wäre damit zu rechnen, dass durch das größere Gewicht der Hochschulen, die durch die Bachelor- und Masterstudiengänge sehr verschult wurden, auch die Verschulung der psychotherapeutischen Ausbildung noch weiter zunehmen würde. Hinzu kommt, dass die Vertreter der Psychoanalytiker in den Gremien der Landespsychotherapeutenkammern zahlenmäßig immer in der Minderheit und insofern bei Mehrheitsbeschlüssen – wenn die anderen Kollegen sich ihren fachlichen Argumenten zu Fragen der Aus- und Weiterbildung nicht anschließen möchten – jederzeit majorisierbar sind, mit unter Umständen negativen Auswirkungen auf die Festlegung von Weiterbildungsordnungen, zum Beispiel auch zum Erwerb einer Weiterbildung in analytischer Psychotherapie. Ein zeitnaher Wechsel von »Ausbildung« zu »Weiterbildung« hätte für den Ausbildungsalltag der psychoanalytischen Institute und Gesellschaften neben der Umgestaltung von deren jeweiligen Regelwerken die Folge, dass vieles ins Wanken gerät, was bislang in der Ausbildung Sicherheit gab. So wäre zum Beispiel die derzeit gesetzlich abgesicherte komplette Finanzierung der Ausbildungsbehandlungen der psychoanalytischen, letztlich aber aller PsychThG-Kandidaten durch die Krankenkassen äußerst fraglich, da es bisher – außer bei der Weiterbildung zum Facharzt für Allgemeinmedizin – keine verpflichtende Rechtsgrundlage zur kassenseitigen Finanzierung ambulanter ärztlicher bzw. psychotherapeutischer Weiterbildungen gibt. Neben den genannten Gründen bleibt es auch aus fachlicher Sicht äußerst fraglich, ob die Vermittlung von Psychoanalyse in der miteinander verschränkten essenziellen Trias von Selbsterfahrung, Theorie und supervidierter Praxis universitär möglich sein wird. Daran aber ist die Zustimmung der psychoanalytischen Gesellschaften und Verbände zu einer Direktausbildung als Langfristperspektive unauflösbar gebunden.

Die Novellierung des PsychThG ist nicht nur nötig, weil es das »Diplom« in Psychologie infolge der Einführung der Bachelor- und Masterstudiengänge nicht mehr gibt, sondern auch deshalb, weil mit dem Verschwinden des Diploms und der damit verbundenen bundesweiten Rahmenprüfungsordnung auch die Einheitlichkeit des Faches Psychologie aufgehoben ist. Daher besteht im Zuge der Novellierung des PsychThG die Aufgabe auch darin, en detail die Zugangsvoraussetzungen für die psychotherapeutische Ausbildung festzulegen. Hier stehen sich die Vertreter der psychoanalytischen Fachgesellschaften und die der akademischen Psychologie in zwei verschiedenen Lagern gegenüber: Während die Vertreter der akademischen Psychologie, allen voran die *Deutsche Gesellschaft für Psychologie* (DGPs) als inhaltliche Zugangsvoraussetzung einen Studienabschluss mit möglichst vielen Anteilen an »Psychologie« im Sinne von Studienanteilen der akademischen, naturwissenschaftlich-positivistisch ausgerichteten Psychologie verlangen, plädieren die Vertreter der psychoanalytischen Fachgesellschaften und auch der VaKJP für einen breiten Zugang zum Beruf, das heißt für einen Masterabschluss als Zugangsvoraussetzung, der auch umfangreiche Kenntnisse aus den Sozial- und Kulturwissenschaften sowie der Pädagogik einschließt.

Sollten sich die Vorstellungen der akademischen Psychologie hier durchsetzen, würde es noch schwieriger werden, psychoanalytische Inhalte in der universitären Lehre zu verankern. Hinzu käme eine Verschärfung der Nachwuchssituation bei den analytischen Kinder- und Jugendpsychotherapeuten, die bisher vor allem aus dem Bereich pädagogischer Studiengänge, häufig mit psychoanalytischer Ausrichtung, den Zugang zur Ausbildung gefunden haben. Anders als die akademische Psychologie ist sich die Pädagogik der teilweisen Fundierung und Bereicherung ihrer wissenschaftlichen Ansätze durch die Psychoanalyse sehr bewusst. Das bislang gültige PsychThG akzeptiert für die Ausbildung zum Kinder- und Jugendlichen Psychotherapeuten auch ein an einer pädagogischen Hochschule erworbenes Diplom. Zu befürchten ist, dass dieser Zugangsweg im Rahmen einer Novellierung des PsychThG über eine Engfassung der Bestandteile des als Eingangsvoraussetzung geforderten Studienabschlusses im Sinne der akademischen Psychologie verschlossen werden könnte. Denn die pädagogischen Hochschulen werden kaum in der Lage sein, »Psychologie« in dem geforderten Umfang zu lehren, da sie dann ihren Charakter als pädagogische Hochschulen verlieren würden.

Einfluss auf die psychotherapeutische Ausbildung haben aber nicht nur die Veränderungen aufseiten der Psychologen (PsychThG-Novellierung/Direktausbildung), sondern auch die Veränderungen auf ärztlicher Seite. So haben die beschriebenen Veränderungen in der ärztlichen Weiterbildung dazu geführt, dass sich der Zulauf der Interessenten stark verringert hat. Die hohen Anforderungen bei den Facharzt-Weiterbildungsrichtlinien, die meist weggefallenen Abrechnungsmodi für Klinikärzte im »Ermächtigungsverfahren« und das Vorliegen einer »P-Facharzt« Gebietsanerkennung als Voraussetzung für die psychotherapeutische Tätigkeit, die verhindert, dass sich zum Beispiel ein Gynäkologe nach psychoanalytischer Weiterbildung als Psychoanalytiker niederlassen kann, haben die Rahmenbedingungen für Mediziner zu Ungunsten einer psychotherapeutischen Ausbildung verändert. Folgen dieser Entwicklung sind geringe Anteile von ärztlichen gegenüber psychologischen Psychotherapeuten (Zwerenz et al. 2007; Morbitzer et al. 2005). Dass sich die Zahl der Ärzte in psychoanalytischer Weiterbildung im Verhältnis zu der Zahl der Psychologen stark verringert hat, wobei auch die drängenden berufspolitischen Themen der Psychologen immer dominierender werden, hat bei den »grundberufgemischten« Instituten und Fachgesellschaften zu einer Zunahme von Spannungen zwischen Ärzten und Psychologen geführt. Auch der Umstand, dass sich viele ärztliche und psychologische Berufsverbände zunehmend gegeneinander abgrenzen, stellt den Zusammenhalt von Ärzten und Psychologen in den grundberufsgemischten psychoanalytischen Fachgesellschaften immer stärker auf die Probe.

2.5 Sozialrechtliche Regelungen für die Psychotherapie in Deutschland

Seit dem Jahr 1967 gibt es in Deutschland die »Richtlinien-Psychotherapie« als integraler Bestandteil der vertragsärztlichen Versorgung. Wesentlichen Anteil an der Einführung der Richtlinien-Psychotherapie hatten Studien von Annemarie Dührssen (1962) zur Wirksamkeit psychoanalytischer Behandlungen.

Zur Abrechnung zu Lasten der Gesetzlichen Krankenversicherung (GKV) zugelassen wurden zunächst die »psychoanalytisch begründeten Verfahren« »Tiefenpsychologisch fundierte Psychotherapie« und »Analytische Psychotherapie«. Als Unterform der Tiefenpsychologisch fundierten Psychotherapie fungiert die Kurzzeittherapie mit einem Rahmen von insgesamt 25 Stunden, die häufig als Krisenintervention bzw. zur Überprüfung der Indikation für eine »Langzeitpsychotherapie« eingesetzt wird. Als Langzeitpsychotherapie gilt im Rahmen der Psychotherapie-Richtlinien die Analytische Psychotherapie mit maximal 300 Stunden, in Ausnahmefällen auch darüber hinaus, sowie die tiefenpsychologisch fundierte Psychotherapie mit bis zu 100 Stunden. Bezüglich der Stundenfrequenz pro Woche gelten heute drei Stunden pro Woche als Obergrenze, phasenweise kann auch vierstündig behandelt werden. Während Tiefenpsychologisch fundierte Psychotherapie im Sitzen durchgeführt wird, wird Analytische Psychotherapie in der Regel in der Form durchgeführt, dass der Patient auf der Couch liegt und der Analytiker hinter ihm sitzt. Die Abrechenbarkeit von Analytischer oder Tiefenpsychologisch fundierter Psychotherapie setzt ihre Bewilligung im Zuge eines gutachterlichen Genehmigungsverfahrens voraus.

Dieses prüft, ob die Voraussetzungen einer Richtlinienpsychotherapie im gegebenen Fall vorliegen, und hat damit die Funktion einer Qualitätssicherung.

Aufgrund der sozialrechtlichen Zulassung der psychoanalytisch begründeten Verfahren zur Krankenbehandlung und in Verbindung mit der 68er-Bewegung erfuhr die psychoanalytische Ausbildung in den 1970er und 1980er Jahren einen immensen Aufschwung. Die Psychotherapie erfuhr zunehmend gesellschaftliche Beachtung. Sich einer Psychotherapie zu unterziehen wurde gesellschaftlich immer weniger als degoutant empfunden, sondern eher wertgeschätzt. Entsprechend stiegen die Zahlen der Bewerber zur psychoanalytischen Ausbildung rasant an. Dabei wurde meist mindestens die Hälfte der Bewerber abgelehnt und in den 80er Jahren verfügten manche Institute sogar einen »Aufnahmestopp« und führten zeitweilig keine Bewerbungsverfahren mehr durch, da nicht genügend Lehranalytiker für die Lehranalysen, Supervisionen und Theorieseminare zur Verfügung standen. Der Aufschwung der Psychotherapie erfasste allerdings nicht nur die psychoanalytisch begründeten Verfahren. Auch die sozialrechtlich nicht zur Krankenbehandlung zugelassenen Verfahren boomten. Zu nennen sind hier vor allem die dem Kreis der »Humanistischen Psychologie« zugerechneten Verfahren wie zum Beispiel Gesprächspsychotherapie, Gestalttherapie, Psychodrama, Bioenergetik, Urschreitherapie, Hypnose, Katathymes Bilderleben, Systemische Familientherapie etc. Es handelt sich hier um eine Aufzählung, die keinen Anspruch auf Vollständigkeit erhebt. Auch sollen die in dieser Aufzählung genannten Verfahren, die im weiteren Sinne mit den psychoanalytisch begründeten Verfahren verwandt sind, da sie aus diesen ursprünglich hervorgegangen sind, keinesfalls gleichgesetzt werden. An dieser Stelle ist eine differenziertere Betrachtung dieser Verfahren nicht möglich, da lediglich eine Übersichtsdarstellung vorgenommen werden soll. Die genannten Verfahren erreichten eine hohe Bedeutung vor allem innerhalb sozialer Berufsfelder, beispielsweise in der Erziehungsberatung oder in der Drogentherapie. Ihre Nicht-Zulassung zur Krankenbehandlung tat ihrer Popularität zunächst auch wenig Abbruch, da die Bereitschaft, entsprechende Therapien oder Workshops als »Selbsterfahrung« eigenständig zu finanzieren, in der damaligen Zeit recht hoch war.

Parallel dazu vollzog sich der Aufschwung der Verhaltenstherapie, die im Gegensatz zu den Verfahren der Humanistischen Psychotherapie über keine gemeinsamen wissenschaftlichen Wurzeln mit der Psychoanalyse verfügt. Seit der sozialrechtlichen Zulassung für die Krankenbehandlung in den 1980er Jahren hat die Verhaltenstherapie einen bemerkenswerten Aufstieg hinter sich. Die in Kapitel 2.1 zitierten Zahlen des Forschungsgutachtens belegen ihre zwischenzeitliche Dominanz innerhalb der Psychotherapie eindrucksvoll.

Bis zum Inkrafttreten des PsychThG am 1. Januar 1999 konnte Richtlinienpsychotherapie ausschließlich durch ärztliche Psychotherapeuten oder Diplom-Psychologen durchgeführt werden, die im Rahmen des sogenannten »Delegationsverfahrens«

tätig waren. Das bedeutet, dass die Therapie nach Maßgabe der Richtlinien durch entsprechend ausgebildete Diplom-Psychologen durchgeführt wurde, allerdings unter der rechtlichen Verantwortung eines delegierenden Arztes. Dieses Verfahren funktionierte zwar auf kollegialer Ebene in der Regel recht gut, sorgte aber auf der berufspolitischen Ebene immer wieder für »böses Blut« zwischen Ärzten und Diplom-Psychologen, da Letztere gegenüber den Ärzten de facto den Rang von »Heilhilfspersonen« bekleideten. Hinzu kam, dass das Delegationsverfahren unter dem ärztlich-berufsständischem Vorbehalt stand, nur solange praktiziert zu werden, wie nicht genügend ärztliche Psychotherapeuten vorhanden sind, um den Bedarf der Bevölkerung auf Richtlinienpsychotherapie zu decken.

Da der steigende Bedarf an Psychotherapie jedoch trotz Zuhilfenahme des Delegationsverfahrens durch das vertragsärztliche System nicht zu erfüllen war, entstand parallel dazu ein neuer Sektor, der nach seinem Abrechnungsmodus »Kostenerstattung« genannt wurde: Sofern ein Patient bei dringendem Behandlungsbedarf keinen Psychotherapieplatz bei einem sogenannten »Richtlinienpsychotherapeuten« finden konnte, was formal bescheinigt werden musste, hatte er die Möglichkeit, eine Psychotherapie bei einem sogenannten Nicht-Richtlinienpsychotherapeuten zu Lasten der GKV finanziert zu bekommen. Dieser Nicht-Richtlinienpsychotherapeut war häufig ein Diplom-Psychologe und im Rahmen eines humanistischen Verfahrens ausgebildet.

Mit der Einführung des »Psychotherapeutengesetzes« (PsychThG) wurde die Dualität von Richtlinienpsychotherapie vs. Psychotherapie im Rahmen der Kostenerstattung beendet. Das sogenannte »Kostenerstattungsverfahren« hat durch die Aufnahme der Psychologischen Psychotherapeuten sowie der Kinder- und Jugendlichenpsychotherapeuten in die Facharztgruppe der Psychotherapeuten innerhalb der Kassenärztlichen Vereinigung an Bedeutung verloren.

Nachdem der G-BA im Jahr 2008 einen Beschluss gegen die Aufnahme der Gesprächspsychotherapie als weiteres zu Lasten der GKV abrechenbares Psychotherapieverfahren gefasst hat, werden heute auch die bereits anerkannten psychoanalytisch begründeten Verfahren und die Verhaltenstherapie überprüft. Diese Überprüfung erfolgt nach Maßgabe der Kriterien der »Evidenzbasierten Medizin«, welche ursprünglich in der Pharmaforschung entwickelt wurde. Obwohl man an der Übertragbarkeit dieses »evidenzbasierten« Vorgehens auf den Bereich der Psychotherapie erhebliche wissenschaftlich-methodische Zweifel anmelden kann, hat die Evidenzbasierung in Medizin und Psychotherapie aufgrund politischer Entscheidungen, unter anderen denen des G-BA, de facto den Rang einer untergesetzlichen Norm erhalten. Aufgrund der hohen »Kompatibilität« der Verhaltenstherapie mit der Evidenzbasierten Medizin – beide basieren auf einem positivistisch-naturwissenschaftlichen Grundverständnis – bestehen keinerlei Zweifel daran, dass die Überprüfung der Verhaltenstherapie durch den G-BA diese als Richtlinienverfahren bestätigen wird.

Während die Chancen der tiefenpsychologisch-fundierten Psychotherapie vor dem Hintergrund ihrer vielen in der Regel evidenzbasierten Kurzzeittherapie-Studien zum Wirksamkeitsnachweis als gut einzuschätzen sind, ist die Studienlage bei der Analytischen Langzeitpsychotherapie von über 100 Stunden deutlich schwieriger, da eigenfinanzierte Studien hinsichtlich ihrer Dauer und Komplexität ungleich aufwendiger und insofern nicht so zahlreich sind – die vorliegenden Ergebnisse zu ihrer Wirksamkeit sind aber durchaus erfreulich. Das zunehmende und vielfältige Infragestellen der Analytischen Langzeitpsychotherapie ist möglicherweise dennoch ein Faktor, der zum Rückgang der Attraktivität der psychoanalytischen Ausbildung beigetragen hat.

Mit der Einführung des PsychThGs ist auf sozialrechtlicher Ebene die Einführung einer »Bedarfsplanung« zur Steuerung der Niederlassung für ärztliche, psychologische und Kinder- und Jugendlichenpsychotherapeuten erfolgt. Bei der Bedarfsplanung werden die »überwiegend oder ausschließlich psychotherapeutisch« tätigen Ärzte, die Fachärzte für Psychotherapeutische Medizin, die Fachärzte für Psychosomatische Medizin und Psychotherapie, die Psychologischen Psychotherapeuten sowie die Kinder- und Jugendlichenpsychotherapeuten zu einer »Fachgruppe« zusammengefasst. Die »Bedarfsplanung« legt fest, wie viele Angehörige einer Facharztgruppe in einem bestimmten Gebiet niedergelassen sein können, bis dieses als »gesperrt« für weitere Niederlassungen erklärt wird, sobald das Quorum erreicht ist. Im Zuge von Übergangsregelungen des PsychThGs ist eine größere Gruppe solcher Psychotherapeuten, die zuvor im Rahmen der Kostenerstattung gearbeitet haben, »bedarfsunabhängig« in das KV-System eingegliedert worden. Seit diese Übergangsregelungen abgelaufen sind, ist eine Niederlassung nur noch »bedarfsabhängig« möglich. Gegenwärtig ist jedoch im Bereich der Psychotherapie das gesamte Bundesgebiet »gesperrt«.

Für die Bedarfsplanung ist der G-BA zuständig. Er legt für die verschiedenen Arztgruppen und Planungsgebiete prinzipielle »Verhältniszahlen« fest, worunter man die Relation von Arzt/Psychotherapeut zur Einwohnerzahl des jeweiligen Gebietes versteht. Dabei orientiert sich der G-BA an den Daten vom 1. Januar 1999 (Ärztliche Psychotherapeuten) bzw. 31. August 1999 (Psychologische Psychotherapeuten und Kinder- und Jugendlichenpsychotherapeuten). Damals wurde der Ist-Stand der Versorgung erhoben und als »Bedarf« für die künftige Versorgung fortgeschrieben. So wurde zum Beispiel ermittelt, dass auf 100.000 Einwohner ländlicher Gebiete vier Vertragspsychotherapeuten kommen, während auf 100.000 Einwohner in den »Kernstädten« 39 Vertragspsychotherapeuten kommen. Das heißt, dass bis heute gilt: Wenn es in einem ländlichen Planungsbereich vier Vertragspsychotherapeuten gibt, dann gilt diese Region als zu 100% versorgt, wenn es in »Kernstädten« auf 100.000 Einwohner 39 Vertragspsychotherapeuten gibt, dann gelten diese ebenfalls zu 100% als versorgt. Wichtig ist, dass diese Ermittlung des Versorgungsgrades ein rein fiktiv-rechnerisches Geschehen ist, das nicht viel über den realen Bedarf aussagt.

Bis auf eine eingeführte Differenzierung zwischen Psychologischen und Kinder- und Jugendlichenpsychotherapeuten wurden die Verhältniszahlen seit Einführung der Bedarfsplanung nicht angepasst, sodass der von 1999 bis heute gestiegene Bedarf in der Bevölkerung an psychotherapeutischer Versorgung nicht berücksichtigt wird. Dass der tatsächliche Bedarf gestiegen ist, haben diverse Erhebungen zur psychischen Gesundheit, wie zum Beispiel zur Zunahme von betrieblichen Fehlzeiten aufgrund psychischer Erkrankungen (Gesundheitsreport der Techniker Krankenkasse 2011) und zu Wartezeiten in der Psychotherapie (BPtK-Studie zu Wartezeiten in der ambulanten psychotherapeutischen Versorgung 2012), die durch die Medien gegangen sind, immer wieder gezeigt. Außerdem gibt es gute Gründe dafür, anzunehmen, dass die heute gültigen Verhältniszahlen bereits die Versorgungsrealität von 1999 nicht wirklich abbilden konnten. So waren zu den Stichtagen 1. Januar 1999 bzw. 31. August 2011 eine Vielzahl an Zulassungsverfahren nach den Übergangsbestimmungen des PsychThGs noch anhängig, sodass sich hohe Diskrepanzen zwischen den ermittelten Verhältniszahlen und der tatsächlichen Anzahl vertragsärztlich zugelassener Psychologischen Psychotherapeuten und Kinder- und Jugendlichenpsychotherapeuten ergeben haben. Allerdings ist der G-BA durch das seit dem 1. Januar 2012 gültige GKV-Versorgungsstrukturgesetz angewiesen, bis spätestens 2013 eine neue, angepasste Bedarfsplanungsrichtlinie vorzulegen. Es wird damit gerechnet, dass dann – vorübergehend und nur zur Schließung der aufgrund des gestiegenen Bedarfs entstandenen Versorgungslücke – eine bestimmte Anzahl neuer vertragspsychotherapeutischer Sitze eingerichtet werden kann, vorwiegend auf dem Land. Im Gegenzug soll die angenommene »Überversorgung« in den Städten abgebaut werden.

Abgesehen von den im Zuge der neuen Bedarfsplanungsrichtlinie 2013 neu zu besetzenden Vertragspsychotherapeutensitze, kann sich ein Psychologischer Psychotherapeut heute nur noch dann niederlassen, wenn ein anderer seine Zulassung aufgibt. Dies hat dazu geführt, dass, wie im ärztlichen Bereich auch, für die Übergabe von psychotherapeutischen Praxen Übernahmesummen bezahlt werden. Der entscheidende Unterschied ist jedoch, dass bei der Übergabe einer organmedizinischen Praxis der Nachfolger in der Regel die Räumlichkeiten nebst Mobiliar, medizinischem Gerät und dem traditionell an die Praxis gebundenen Patientenstamm dauerhaft übernimmt und vom guten Ruf der Vorgängerpraxis profitiert. Im psychotherapeutischen Bereich spielt dieses real vorhandene »Substrat« der Praxis und ihr nach verschiedenen betriebswirtschaftlichen Modellen errechenbare »Verkehrswert« nur eine nachrangige Rolle. Es ist ein »offenes Geheimnis«, dass die Not, sich anders nicht niederlassen zu können, Psychotherapeuten, die ihre Ausbildung gerade abgeschlossen haben, dazu verleitet, hohe Preise für die Übernahme einer psychotherapeutischen Praxis zu zahlen. In Großstädten wie Köln liegen die Preise, die sich vor dem Hintergrund eines geringen Angebots bei hoher Nachfrage bilden, aktuell zwischen 60.000 und 80.000 Euro.

Generell liegt die Entscheidung über die Weitergabe einer Praxis an einen Nachfolger jedoch bei den Zulassungsausschüssen der Kassenärztlichen Vereinigungen (KVen). Diese entscheiden unter den eingehenden Bewerbungen nach im SGB V §103 festgelegten Kriterien, die jedoch sehr weich und formaljuristisch formuliert sind. Zu diesen Vorgaben gehört die berufliche Eignung des Bewerbers, sein Approbationsalter (die Zeit, die seit dem Erwerb der Approbation vergangen ist), die Dauer seiner bisherigen ärztlichen/psychotherapeutischen Tätigkeit sowie die Dauer seiner Eintragung in die Warteliste für einen Vertragsarztsitz. Ein weiteres Kriterium ist, ob der Bewerber Ehegatte oder Kind des Praxisabgebers, ob er angestellter Arzt/Psychotherapeut des Praxisabgebers oder dessen Partner im Rahmen einer Berufsausübungsgemeinschaft ist. In letzterem Fall spielen auch die Interessen des oder der in der Praxis verbleibenden Berufsausübungsgemeinschaftspartner eine Rolle. Kriterium sind auch die wirtschaftlichen Interessen des ausscheidenden Vertragsarztes/-psychotherapeuten. Allerding nimmt das Gesetz keine Gewichtung dieser Auswahlkriterien vor. Daher nehmen die Zulassungsausschüsse unter Ausübung ihres »pflichtgemäßen Ermessens« (§103 SGB V) eine Abwägung vor, die allerdings zu begründen ist. Hier haben regional die Zulassungsausschüsse Ermessensspielräume, die sie sehr unterschiedlich nutzen. In diesem Rahmen haben die Ausschüsse auch die Möglichkeit, dem Vorschlag des Praxisabgebers für seine Nachfolge nicht zu folgen. In der Regel stimmen sie jedoch der vom Vorgänger vorgeschlagenen Nachfolge zu, sofern keine Formfehler vorliegen und Praxisabgeber und Bewerber sich einig sind. Hinsichtlich der zum Teil exorbitant hohen Abgabesummen verstehen sich die Zulassungsausschüsse allerdings nicht als »soziales Korrektiv« privater zweiseitiger Verträge – sie wären damit juristisch auch überfordert. Dennoch spielt es eine Rolle, wie sich die Zulassungsausschüsse der Kassenärztlichen Vereinigungen (KVen) an diesem Punkt verhalten. Während einige durch einen strikten Kurs der Nichteinmischung bei dem, was Praxiskäufer und -verkäufer miteinander aushandeln, exorbitante Preisentwicklungen indirekt stützen, kann es sich mäßigend auswirken, wenn die Ausschüsse ihre diesbezügliche Rolle aktiver interpretieren. Auch Empfehlungen der Psychotherapeutenkammern zur Höhe der Übernahmepreise und zum Übergabeprozedere können sich mäßigend und für beide Seiten befriedend auf die Übergabeverhandlungen auswirken.

Da gemäß GKV-Versorgungsstrukturgesetz eine nominelle »Überversorgung« in den Städten abgebaut werden soll, kann es sein, dass der Weitergabe einer Praxis an einen Nachfolger ein neues Hindernis im Wege steht. So soll dieser Abbau durch eine Verpflichtung der Zulassungsausschüsse an den Kassenärztlichen Vereinigungen erreicht werden, bei einer geplanten Praxisübergabe in einem »überversorgten« Gebiet ein Veto dagegen einzulegen. Der Praxisübergeber wird dann finanziell entschädigt und sein Vertragsarztsitz eingezogen, sodass er der Versorgung nicht mehr zur Verfügung steht. Ausnahmeregelungen gibt es nur für zwei Fälle: Zum einen, wenn der Arzt/ Psychotherapeut, der die Praxis übernehmen will, ein Ehegatte, Lebenspartner oder Kind des Praxisübergebenden ist, zum anderen, wenn der Übergebende mit seinem Vertragsarztsitz in eine »Berufsausübungsgemeinschaft« (frühere »Gemeinschaftspraxis«) eingebunden ist und der übernehmende Arzt/Psychotherapeut zuvor bei derselben Berufsausübungsgemeinschaft angestellt war. Das bedeutet, wenn ein Psychotherapeut, der in Zukunft seine Praxis weitergeben möchte, diese nicht an einen Familienangehörigen übergeben kann, muss er seinen Vertragsarztsitz zuvor in eine Berufsausübungsgemeinschaft überführen, um dann seinen Wunschnachfolger zwecks späterer Übergabe erst einmal anzustellen.

Heute scheint sich das Problem der Niederlassung durch Übernahme eines Praxissitzes eines älteren Kollegen für Absolventen der psychoanalytischen Ausbildung jedoch verlagert zu haben. So wird es für ältere Psychoanalytiker, die ihre Praxis komplett an einen jüngeren oder aber einen halben Praxissitz weitergeben wollen, offenbar immer schwerer, in den eigenen Reihen einen geeigneten Nachfolger zu finden. Dies hängt unter anderem auch damit zusammen, dass immer weniger junge Psychoanalytiker ausgebildet werden, sodass ältere Kollegen ihre Sitze an Psychotherapeuten anderer Verfahren, in der Regel an einen Verhaltenstherapeuten, weitergeben. Dadurch ergeben sich langfristig Verschiebungen in der Versorgung mit den unterschiedlichen Psychotherapieverfahren für Patienten und Psychotherapeuten und damit zusätzlich reduzierte Möglichkeiten, Praxissitze von Psychoanalytikern zu übernehmen.

Eine weitere gravierende Folge des PsychThG auf sozialrechtlichem Gebiet betrifft die Tiefenpsychologisch fundierte Psychotherapie (TfP). Diese hat sich in zwei Richtungen aufgegliedert: Die eine ist an der Humanistischen Psychologie orientiert und grenzt sich von der anderen Richtung, der von der Analytischen Psychotherapie abgeleiteten Tiefenpsychologisch fundierten Psychotherapie ab. Dabei wird versucht, die Tiefenpsychologisch fundierte Psychotherapie als eigenständiges Psychotherapieverfahren ohne theoretische Rückbindung an die Psychoanalyse zu definieren. Ursprünglich handelte es sich bei der Tiefenpsychologisch fundierten Psychotherapie um eine sozialrechtliche Möglichkeit, psychoanalytisch begründete Therapien »unterhalb« der Analytischen Psychotherapie abzurechnen. Vor Inkrafttreten des PsychThGs konnten ausschließlich Psychoanalytiker eine Tiefenpsychologisch fundierte Psychotherapie abrechnen, da diese als psychoanalytisch begründetes Verfahren ebenso wie die Analytische Psychotherapie galt. Die Abrechnungsziffer für Tiefenpsychologisch fundierte Psychotherapie wird seit Inkrafttreten des PsychThG jedoch vor allem von jenen Psychologischen Psychotherapeuten genutzt, die im Zuge von Übergangsregelungen des PsychThG ihren Weg in das KV-System gefunden haben und zuvor überwiegend im Rahmen der »Kostenerstattung« tätig gewesen sind. Es handelt sich dabei vor allem um Psychologische Psychotherapeuten, die eine Vielzahl psychotherapeutischer Methoden und Verfahren praktizieren, die nicht als eigenständige Psychotherapieverfahren, wohl aber teils als Methoden und Techniken kassenzugelassen sind, wie zum Beispiel Hypnose, Psychodrama, Gestalttherapie etc. Dies hat dazu geführt, dass der Begriff »psychoanalytisch begründete Verfahren« als Klammer für die Analytische und für die Tiefenpsychologisch fundierte Psychotherapie theoretisch und praktisch von vielen Kollegen mehr und mehr infrage gestellt wird. Dies wiederum bringt die psychoanalytische Ausbildung in eine verschärfte Konkurrenzsituation: Mittlerweile haben sich zahlreiche »tiefenpsychologische« Ausbildungsinstitute mit je eigenen Curricula gegründet, die ebenfalls um Kandidaten werben. Bei diesen Instituten, ebenso wie bei vielen psychoanalytischen Instituten, kann man sich heute in Tiefenpsychologisch fundierter Psychotherapie ausbilden lassen, ohne gleichzeitig Psychoanalytiker zu werden.

Resümiert man die beschriebene aktuelle sozialrechtliche Situation, insbesondere die Schwierigkeit, als Berufseinsteiger einen Vertragspsychotherapeutensitz zu erhalten, sowie die beschriebenen Veränderungen der Ausbildungslandschaft, so lassen sich die sinkenden Ausbildungszahlen an den psychoanalytischen Ausbildungsinstituten auch durch die sich zunehmend schwieriger gestaltende Finanz- und Arbeitssituation der Kandidaten und durch die daraus resultierende Tendenz des »Abwanderns« in vermeintlich kostengünstigere Ausbildungsgänge (Morbitzer et al. 2005) erklären.

3 Das Projekt *Developing Psychoanalytic Practice and Training* (DPPT)

Der weltweite Rückgang der Bewerberzahlen für die psychoanalytische Ausbildung hat die *Internationale Psychoanalytische Vereinigung/International Psychoanalytical Assocation* (IPV/IPA) schon seit längerer Zeit alarmiert. Zuvor hatte bereits die abnehmende Zahl von Psychoanalysepatienten für Beunruhigung unter den psychoanalytischen Gesellschaften vieler Länder gesorgt. Vor diesem Hintergrund hat die IPA im Herbst 2004 das Projekt *Developing Psychoanalytic Practice and Training* (DPPT) initiiert, in dessen Rahmen seither zahlreiche Projekte in verschiedenen Ländern gefördert wurden. In Deutschland wurde dabei im Rahmen des DPPT-Projekts untersucht, aus welchen Gründen jemand Psychotherapeut wird und wie er sich für seine psychotherapeutische Schule entscheidet. Das inzwischen abgeschlossene Projekt wurde durch die beiden psychoanalytischen Fachgesellschaften DPV und DPG, beides Zweige der IPA, gefördert. Beteiligt waren verschiedene universitäre und außeruniversitäre Forschungseinrichtungen, so die Universität Leipzig (Prof. R. Schwarz), die Universität Mainz (Prof. M. Beutel), die Universität Heidelberg (Prof. G. Rudolf) und das Sigmund-Freud-Institut in Frankfurt am Main (Prof. M. Leuzinger-Bohleber).

Das DPPT-Projekt brachte das sinkende Interesse an der analytischen Ausbildung mit einer Veränderung des Zeitgeistes in Verbindung. So wurden im Projektantrag folgende Überlegungen angestellt: In der Folge der Studentenrevolte von 1968 sei die Psychoanalyse noch sehr populär gewesen. Sie wurde einerseits als emanzipatorische Theorie, andererseits als außerordentlicher klinischer Ansatz betrachtet. Die psychoanalytischen Gesellschaften erfreuten sich eines regen Zulaufs und in der Psychosomatischen Medizin sowie in der Klinischen Psychologie wurden psychoanalytische Lehrstühle eingerichtet. Seit den 1980er Jahren sei die Psychoanalyse jedoch zunehmend als nicht empirisch fundiert, unwissenschaftlich, ineffizient und ineffektiv betrachtet und durch den Aufstieg der Verhaltenstherapie bedrängt worden. Des Weiteren wurde im DPPT-Projekt auch die Veränderung von Familienstrukturen (Patchworkfamilien, Abnahme der Geburtenrate, Lebensabschnittpartnerschaften etc.) als Hintergrund für das abnehmende Interesse an der Psychoanalyse in Betracht gezogen. Psychoanalyse werde heutzutage nicht mehr als fortschrittlich, herausfordernd, innovativ und kreativ angesehen, sondern als konventionell, konservativ und altmodisch. Der »Stachel Freud« (Lorenzer 1985) sei heute keiner mehr. Die Psychoanalytiker hätten sich dem Medizinbetrieb angepasst und dabei die kulturkritischen Aspekte ihrer psychoanalytischen Identität aufgegeben. Der verloren gegangene Einfluss der Psychoanalytiker in den Medien und an den Universitäten habe zu einer abnehmenden Präsenz der Psychoanalyse in den öffentlichen und erzieherischen Institutionen geführt. Schließlich mögen auch interne Probleme der psychoanalytischen Ausbildung potenzielle Bewerber von einer Bewerbung für die psychoanalytische Ausbildung abgehalten haben.

Solche möglichen gesellschaftlichen Entwicklungen und Zeitgeistfaktoren beanspruchte das DPPT-Projekt in den Blick zu nehmen. Die empirischen Daten sollten die Basis für Überlegungen bilden, wie sich die Psychoanalyse wieder verstärkt in den öffentlichen Diskurs und in universitäre Zusammenhänge einbringen könnte.

Das Projekt unterteilte sich in die *Substudy I* und die *Substudy II*. *Substudy I* untersuchte das Interesse von Studierenden an der psychotherapeutischen Aus- bzw. Weiterbildung. Die Befragten sollten Auskunft geben über ihre Wahrnehmung der kassenärztlich anerkannten Verfahren: der beiden psychoanalytisch begründeten Verfahren, Tiefenpsychologisch fundierte Psychotherapie und Analytische Psychotherapie, sowie der Verhaltenstherapie. Die Befragung drehte sich dabei auch um die Darstellung der verschiedenen Therapierichtungen im jeweiligen Studiengang. Es wurde gefragt, ob sich die Studierenden für den Beruf des Psychotherapeuten interessieren und wenn ja, wie sie sich für bzw. gegen eine psychotherapeutische Schule entscheiden würden. Untersucht wurden diese Fragen bei insgesamt 679 Studierenden der Medizin, der Psychologie und der Pädagogik/Sozialpädagogik. Studierende dieser Fächer wurden befragt, da sich der Kreis der Interessenten für eine psychotherapeutische Aus- bzw. Weiterbildung aus dieser Studierendengruppe speist. Die Methodik der Untersuchung bestand in einer halbstandardisierten Fragebogenerhebung, die in verschiedenen Großstädten des gesamten Bundesgebietes durchgeführt wurde. Ziel dieses Vorgehens war es, die aus den Fragebögen gewonnenen quantitativen Daten in einem hypothesengenerierenden Verfahren zur Illustration der gefundenen Befunde zu spezifizieren und die gefundenen Einflussgrößen auf die Einstellung zur Psychoanalyse genauer herauszuarbeiten.

Den Ergebnissen (Lebiger-Vogel 2011) zufolge ist das Interesse an einer psychotherapeutischen Aus- bzw. Weiterbildung unter den Psychologiestudierenden am größten. Bezüglich der Wahrnehmung verhaltenstherapeutischer vs. psychodynamischer/psychoanalytischer Verfahren verzeichnet die *Substudy I* signifikante Unterschiede. So halten die Studierenden im Mittel die Verhaltenstherapie eher für »wissenschaftlich belegt«, »besser mit dem Patienten umsetzbar« und eher »mit der Karriere vereinbar« als die psychodynamischen/psychoanalytischen Verfahren. Dagegen schätzen die Studierenden die psychodynamischen/psychoanalytischen Verfahren im Schnitt so ein, dass sie eher »die Selbsterkenntnis fördern«, »stärker zum Verständnis seelischer Störungen beitragen«, allerdings sehen sie auch, dass die Ausbildung »aufwändiger und länger« ist.

Befragt, für welche Ausbildung sie sich am meisten interessieren würden, bevorzugt die Mehrheit der Befragten über alle Studienfachrichtungen hinweg eine verhaltenstherapeutische Ausbildung (32,1%). Dabei ist das Interesse für eine solche Ausbildung unter den Psychologiestudierenden am größten (42,5%). Das zweitgrößte Interesse aller Befragten gilt den tiefenpsychologisch fundierten Verfahren (18,7%). Unter den Medizinstudierenden interessierten sich die meisten für eine gesprächspsychotherapeutische Ausbildung (40,4%). Nur bei den Pädagogik- und Sozialpädagogikstudierenden würde sich eine Mehrheit für eine psychoanalytische Ausbildung entscheiden (34,4%).

In Bezug auf die Darstellung der psychotherapeutischen Verfahren im Studium war die große Mehrheit der Studierenden (74,1%) der Auffassung, dass der Gesamtumfang der Darstellung der psychotherapeutischen Verfahren zu gering ist.

Ebenfalls eine Mehrheit der Befragten (61%) sah »Probleme oder Defizite bei der Vermittlung psychotherapeutischer Verfahren« im Studium. Bezüglich der angegebenen Gründe dafür stach heraus, dass 63% der Pädagogik- und Sozialpädagogikstudierenden, sowie 46% der Medizinstudierenden der Meinung waren, dass die psychotherapeutischen Verfahren im Studium »generell zu wenig« (Umfang, Überblick, Zeit) vermittelt würden, dass 27% der Psychologiestudierenden die Vermittlung der psychotherapeutischen Verfahren als »zu einseitig verhaltenstherapielastig« (Informationsmenge und -art) sahen und dass 36% der Psychologiestudierenden, 35% der Medizinstudierenden und 24% der Pädagogik- und Sozialpädagogikstudierenden »zu wenig Praxisbezug« bei der Vermittlung der psychotherapeutischen Verfahren im Studium bemängelten.

Die Frage, welches Verfahren sie wählen würden, wenn sie sich selbst wegen psychischer Probleme in Behandlung begeben müssten, ergab unter den Psychologiestudierenden folgendes Bild: 34,1% Gesprächspsychotherapie, 31,9% Verhaltenstherapie. Unter den Medizinstudierenden sah das Ergebnis wie folgt aus: 63,9% Gesprächspsychotherapie, 12,6% Verhaltenstherapie. Bei den Pädagogik- und Sozialpädagogikstudierenden lauteten die Antworten: 55,1% Gesprächspsychotherapie, 12,2% Psychoanalyse. Hier zeigte sich außerdem ein signifikanter Zusammenhang mit der Frage, welche psychotherapeutische Schule man für seine psychotherapeutische Aus- bzw. Weiterbildung wählen würde.

In Bezug auf die Wahl der Gesprächstherapie für eine eigene Behandlung sowie in Bezug auf die Wahl einer dahingehenden Ausbildung ist jedoch auf die Doppeldeutigkeit des Begriffs »gesprächspsychotherapeutisch« hinzuweisen: Auf der einen Seite handelt es sich bei »Gesprächspsychotherapie« um ein vom »Wissenschaftlichen Beirat Psychotherapie« berufsrechtlich anerkanntes psychotherapeutisches Verfahren, das jedoch nicht über die sozialrechtliche Anerkennung durch den »Gemeinsamen Bundesausschuss« (G-BA) verfügt und daher außerhalb des Leistungskataloges der gesetzlichen Krankenversicherung steht. Auf der anderen Seite wird der Begriff oft auch generisch verwendet im Sinne von Therapie mit Worten, zum Beispiel in Abgrenzung zu einer Therapie mit körperlich invasiven Mitteln. Ob es den hier Befragten jeweils um »Gesprächstherapie« als Synonym für Psychotherapie schlechthin oder im Sinne der spezifischen Psychotherapieform »Gesprächstherapie« ging, muss daher offenbleiben.

Als Einflussgröße für das Interesse an einer psychotherapeutischen Ausbildung hat die *Substudy I* das Geschlecht der Befragten ermittelt. So ist das Interesse von Frauen am Psychotherapeutenberuf im Mittel signifikant höher als das von Männern.

In offener Weise nach den Gründen für ihr Interesse an einer bestimmten Aus- bzw. Weiterbildung befragt, gaben bei den Interessenten an einer tiefenpsychologisch fundierten oder psychoanalytischen Aus- bzw. Weiterbildung an: 30% »konkrete Erfahrungen«, 24% »Neugier oder Interesse« und 13% »Identifikation mit dem Verfahren«.

Bei den an einer verhaltenstherapeutischen Aus- bzw. Weiterbildung Interessierten ergab sich folgendes Bild: 24% »Effektivität, Effizienz« oder »wissenschaftliche Fundierung«, 12% »berufliche Chancen bzw. eine Kassenzulassung« und 11% »Informiertheit über das Verfahren«.

Was ist von diesen Ergebnissen zu halten? Es bestätigt sich offenbar der Trend zur »Verweiblichung« des Psychotherapeutenberufes, der sich bereits in den Zahlen des Forschungsgutachtens abgezeichnet hat. Dass ein Großteil der Psychologiestudierenden eine verhaltenstherapeutische Ausbildung bevorzugt, deckt sich mit dem Rückgang der Bewerberzahlen für die psychoanalytische Ausbildung. Die geringere Attraktivität der psychoanalytischen Ausbildung könnte dabei darin begründet sein, dass ein »eher naturwissenschaftliches Wissenschaftsverständnis sowie die schwerpunktmäßige Vermittlung verhaltenstherapeutischer Inhalte im Studium zum großen Interesse an diesen Verfahren beitragen« (Lebiger-Vogel et al. 2009, S. 294). Lebiger-Vogel et al. (ebd.) beziehen sich dabei auf Eichenberg et al. (2007), die herausgefunden haben, dass Schüler bzw. Studienanfänger größtenteils an psychodynamischen Verfahren interessiert waren, während bei Studierenden höherer Semester ein Interessenswandel in Richtung kognitiv-verhaltenstherapeutischer Ansätze feststellbar gewesen sei. Dass die psychoanalytische Aus- bzw. Weiterbildung auch für Medizinstudierende wenig attraktiv erscheint, könnte laut Lebiger-Vogel et al. darauf zurückzuführen sein, dass »die ›klassische‹ Medizinersozialisation, orientiert an einer naturwissenschaftlich-evidenzbasierten Symptombehandlung, dem gesprächsbasierten, auf Ursachenforschung fokussierten psychoanalytischen Behandeln eher entgegen[steht]« (Lebiger-Vogel et al. 2009, S. 294). Möglicherweise spielt hier auch Statusdenken eine Rolle, insofern das Image der Psychotherapie unterhalb »klassisch« ärztlicher Tätigkeit angesiedelt ist. Dass Pädagogik- und Sozialpädagogikstudierende eher die psychoanalytische Ausbildung bevorzugen und sich auch bei eigenem Behandlungsbedarf eher für eine psychoanalytische Behandlung entscheiden würden, sei als Hinweis darauf zu verstehen, »dass in diesen Studienfächern weniger eine naturwissenschaftlich-pragmatische Tradition als eine humanistisch-geisteswissenschaftliche Orientierung anzutreffen ist (vgl. Küchenhoff 2005), wofür auch die Befunde aus den qualitativen Daten sprechen« (Lebiger-Vogel et al. 2009, S. 295). So werden in der Pädagogik häufig explizit psychodynamische Konzepte rezipiert.

Die an tiefenpsychologisch fundierter/psychoanalytischer Ausbildung interessierten Studierenden geben an erster Stelle »konkrete Erfahrungen« als Grund an. Dies legt die Annahme nahe, dass die »Stärken« der Psychoanalyse vor allem im Kontakt wirksam werden. Vor dem Hintergrund der monierten Defizite in der Darstellung der psychotherapeutischen Verfahren in allen drei Studiengängen, insbesondere der Verhaltenstherapielastigkeit des Psychologiestudiums, scheint es jedoch schwer zu sein, konkrete Erfahrungen mit der Psychoanalyse zu machen. Dass die Psychoanalyse in den universitären Lehrveranstaltungen »totgeschwiegen« oder verzerrt dargestellt wird, dürfte zudem die Kontaktschwelle stark heraufsetzen. Daher könnte es für die Studierenden sogar »grundsätzlich schwierig sein, eine fundierte Entscheidung hinsichtlich einer möglichen Berufswahl Psychotherapeut und bezogen auf eine Richtung zu treffen« (ebd.).

Nimmt man neben den »konkreten Erfahrungen« die weiteren Gründe der Interessenten einer tiefenpsychologisch fundierten/psychoanalytischen Ausbildung, nämlich die »Neugier« und die »Identifikation mit dem Verfahren«, hinzu, so fällt auf, dass diese Begriffe emotional hoch besetzt sind. Vergleicht man, was aus Sicht der Interessierten an einer verhaltenstherapeutischen Ausbildung für dieses Verfahren spricht, nämlich »Effektivität, »Effizienz oder wissenschaftliche Fundierung«, »berufliche Chancen bzw. eine Kassenzulassung«; »Informiertheit über das Verfahren«, so hört sich dies vergleichsweise nüchtern an. Daraus ergibt sich die Überlegung, dass es emotional sehr bedeutsame Gründe sein müssen, eine Art wirklicher »Berufung«, die jemanden dazu bewegen, die psychoanalytische Ausbildung aufzunehmen.

In der *Substudy II* wurden Ärzte und Psychologen, die sich in psychoanalytischer oder verhaltenstherapeutischer Aus- bzw. Weiterbildung befanden, zu folgenden Themen befragt: Wie wirken sich die im Rahmen des Studiums vermittelten Informationen und Kenntnisse auf die Wahl einer Psychotherapieausbildung aus? Welche Einflussfaktoren geben die Aus- bzw. Weiterbildungskandidaten für ihre Entscheidung zur jeweiligen Aus- bzw. Weiterbildung an? Sehen sie dabei ihre persönlichen Erwartungen und Ziele in der Aus- bzw. Weiterbildung verwirklicht?

Die Untersuchung war als eine retrospektive Querschnittstudie konzipiert. Zum Einsatz kam ein von der DPPT-Forschungsgruppe dafür eigens entwickelter »Fragebogen zu Einstellungen zu Psychotherapie und psychotherapeutischer Tätigkeit (Zwerenz et al. 2007)« (Barthel et al. 2010, S. 90). Dieser wurde an alle Kandidaten der DPV und der DPG sowie an Kandidaten verhaltenstherapeutischer Ausbildungen verteilt. Insgesamt nahmen 343 Kandidaten an der Befragung teil. Von diesen befanden sich 210 in psychoanalytischer, 45 in tiefenpsychologisch fundierter und 88 in verhaltenstherapeutischer Ausbildung.

Ein kleiner Teil der Kandidaten aus der *Substudy II*, die schriftlich ihr Einverständnis hierzu gegeben hatten, wurden zusätzlich zum Fragebogen-Interview in einem »frei« geführten, qualitativen Interview befragt. Die Durchführung eines Teiles dieser Interviews wurde von den Autoren der vorliegenden Arbeit übernommen. Daraus haben die Autoren ihre eigene Untersuchung entwickelt, die in den folgenden Kapiteln näher vorgestellt wird.

75% der Befragten der *Substudy II* waren weiblich, was den Zahlen des Forschungsgutachtens für die psychotherapeutische Ausbildung entspricht. Das Durchschnittsalter lag bei 39 Jahren. Von der Gesamtstichprobe waren 71% Diplom-Psychologen und 27% Mediziner, was ebenfalls den Erwartungen entsprach.

Die Stichproben der verschiedenen Ausbildungsgänge wiesen einige interessante signifikante Unterschiede auf. So waren die Kandidaten in analytischer Ausbildung signifikant älter (MW: 41 Jahre) und schon länger beruflich tätig als ihre Kollegen in verhaltenstherapeutischer Ausbildung (MW: 32 Jahre). Zudem waren die Kandidaten in verhaltenstherapeutischer Ausbildung vom Grundberuf her zu 100% Psychologen und überwiegend an Kliniken angestellt bzw. als Psychologen im Praktikum tätig, die Mediziner waren somit ausschließlich in analytischen Ausbildungsgängen vertreten und besaßen zumeist bereits eine abgeschlossene Facharztweiterbildung, ein großer Teil war bereits niedergelassen.

Befragt danach, wie sie Art und Umfang der Kenntnisvermittlung über psychotherapeutische Verfahren in ihrem Studium bewerten, waren sich die Untersuchungsteilnehmer mit großer Mehrheit einig, dass psychotherapeutische Verfahren innerhalb des Studiums »nicht in angemessenem Umfang« dargestellt wurden (85,1%: »eher zu wenig« oder »viel zu wenig«).

Weit mehr als ein Drittel der Befragten (40,8%) fühlte sich durch das Studium auf ihre aktuelle psychotherapeutische Ausbildung »wenig« oder »gar nicht« vorbereitet. Kritisiert wurde mit einer Dreiviertelmehrheit (75,5%) die inhaltliche Unausgewogenheit in der Darstellung der Verfahren im Studium. Besonders Kandidaten in analytischer/tiefenpsychologischer Ausbildung gaben häufiger (28,1%) als ihre verhaltenstherapeutischen Kollegen (8,0%) an, keinerlei Informationen über Psychotherapieverfahren erhalten zu haben. Eine größere Mehrheit (77,8%) sah Probleme oder Defizite bei der Vermittlung psychotherapeutischer Verfahren.

Außerdem schätzten die Kandidaten in analytischer/tiefenpsychologischer Ausbildung die Ausgewogenheit der Darstellung der psychotherapeutischen Verfahren im Studium wesentlich schlechter ein als Kandidaten in verhaltenstherapeutischer Ausbildung. Dementsprechend fühlten sie sich auch wesentlich schlechter als ihre verhaltenstherapeutischen Kollegen durch ihr Studium auf ihre Ausbildung vorbereitet. Hierzu passt auch die Feststellung von Barthel et al. (2010, S. 92), »dass Psychologen in Verhaltenstherapie sich durch das Studium signifikant besser auf die Ausbildung vorbereitet fühlten als die Psychologen in tiefenpsychologischer/analytischer Ausbildung«.

Interessant ist, dass Kandidaten in psychoanalytischer und tiefenpsychologischer Ausbildung zu einem großen Teil eine eigene (64,8%) oder eine Therapie von Freunden oder Verwandten (31,2%) als Informationsquelle über das Verfahren angaben. Kandidaten der Verhaltenstherapie gaben hingegen zu einem geringeren Anteil eine eigene (22,7%) oder eine Therapie von Freunden oder Verwandten (19,3%) an.

Die Befragung zu den Einflussfaktoren auf die Entscheidung zur Ausbildung ergab im Ergebnis sieben Kategorien, die aus Sicht der Untersuchung die wichtigsten Gründe für die Aufnahme einer Ausbildung darstellen:

➢ Kosten und Dauer der Ausbildung,
➢ verfügbare Informationen,
➢ Karrieremöglichkeiten, Akzeptanz bei den Kostenträgern,
➢ Effektivität, Effizienz, wissenschaftliche Fundierung,
➢ Identifikation,
➢ Neugier, Interesse und
➢ persönliche Erfahrung mit dieser Therapie (eigene oder von Bekannten/Familienmitgliedern) (vgl. Barthel et al. 2010, S. 93f.)

Abbildung 1 zeigt eine nach den drei Ausbildungsrichtungen getrennte Häufigkeitsverteilung für diese Kategorien.

Für Ausbildungskandidaten in analytischer Therapie spielt demnach die »persönliche Erfahrung« die größte Rolle. Fast die Hälfte der Befragten dieser Substichprobe (49,5%) machte Angaben in dieser Kategorie, gefolgt von »Neugier/Interesse« (20,2%) und der »Identifikation« mit der analytischen Psychotherapie (15,9%).

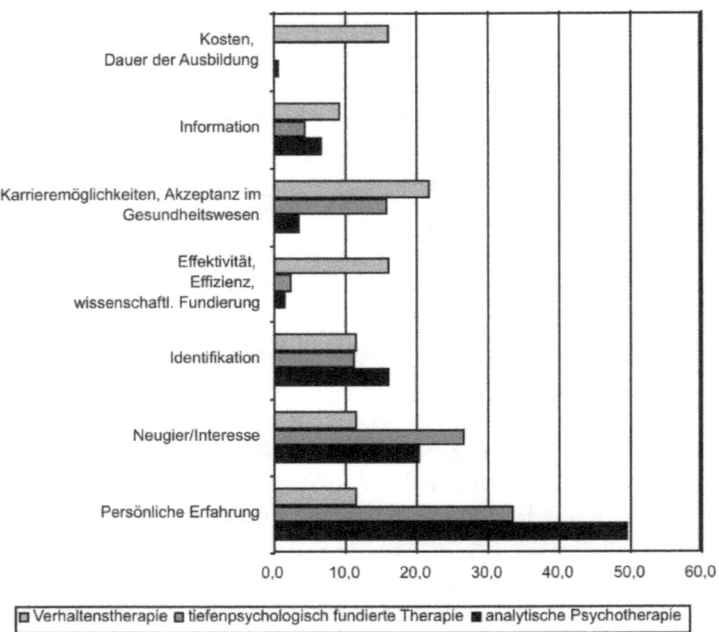

Abbildung 1: Häufigkeitsverteilung der Kategorien zu Gründen der Ausbildungswahl bei den Teilnehmern der unterschiedlichen Ausbildungsgänge in Prozent der Substichproben (Barthel et al. 2010, S. 94)

Ähnlich sah es bei den Ausbildungskandidaten in tiefenpsychologisch fundierter Therapie aus, wenngleich die Ergebnisse nicht ganz so deutlich wie bei den Ausbildungskandidaten in analytischer Psychotherapie ausfielen. Auch hier standen die »persönlichen Erfahrungen« (33,3% dieser Stichprobe) an erster Stelle, gefolgt von »Neugier/Interesse« (26,7%) sowie von »Karrieremöglichkeiten und Akzeptanz im Gesundheitswesen« (15,6%).

Ganz anders sah es bei den Kandidaten in Verhaltenstherapie aus. Sie wählten »ihre Ausbildungsrichtung vor allem wegen der Karrieremöglichkeiten und der Akzeptanz im Gesundheitswesen (21,6% dieser Stichprobe), aufgrund der Kosten und Dauer der Ausbildung (15,9%) sowie im Hinblick auf die Effektivität, Effizienz und wissenschaftliche Fundierung dieses Verfahrens (15,9%)« (ebd., S. 94).

Unterscheidet man zwischen persönlichen und pragmatischen Gründen bei der Wahl einer spezifischen Ausbildungsrichtung, so zeigt sich, dass bei der Entscheidung für die analytische Therapie persönliche Gründe und bei der Wahl der Verhaltenstherapie pragmatische Gründe überwogen. Demnach hatten die verhaltenstherapeutischen Kandidaten bei der Frage, in welchem Ausmaß pragmatische Gründe wie zum Beispiel die Arbeitsmarktsituation, die Dauer und die Kosten der Ausbildung für die Wahl ihrer Ausbildungsrichtung eine Rolle gespielt haben, mit höchster Signifikanz den höchsten Mittelwert.

Es zeigten sich weitere signifikante Unterschiede zwischen den Ausbildungsgängen. So schätzten Kandidaten in analytischer und tiefenpsychologischer Ausbildung die »persönliche Weiterentwicklung«, die »intellektuelle Herausforderung« und die Chance einer »wissenschaftlichen Tätigkeit« durch die Ausbildung höher ein. Auch ging es ihnen mehr darum, einen »Einblick in menschliche Schicksale« zu erhalten. Demgegenüber legten Kandidaten in Verhaltenstherapie mehr Wert darauf, »Menschen helfen« zu können, und sie verbanden häufiger pragmatische Ziele mit ihrer Ausbildung wie die »Vereinbarkeit mit Familie, gutes Einkommen, sicherer Arbeitsplatz und gute Karrierechancen«.

Befragt nach ihrer Zufriedenheit mit der aktuellen Ausbildung, ließen sich »hochsignifikante Unterschiede zwischen den Kandidaten der verschiedenen Ausbildungsrichtungen feststellen: Kandidaten in analytischer Therapie zeigten sich am zufriedensten mit ihrer Ausbildung insgesamt, gefolgt von Kandidaten in Verhaltenstherapie und Kandidaten in tiefenpsychologisch fundierter Therapie« (ebd., S. 96).

Im Hinblick auf ihre Zufriedenheit mit spezifischen Ausbildungsinhalten beschrieben sich Kandidaten in analytischer und tiefenpsychologisch fundierter Ausbildung am zufriedensten mit ihrer »Selbsterfahrung« und am wenigsten zufrieden mit der »theoretischen Ausbildung«, während sich Kandidaten in Verhaltenstherapie am zufriedensten mit ihrer »Supervision« und am wenigsten zufrieden mit den »Selbsterfahrungsanteilen« zeigten.

94,1% der befragten Kandidaten in analytischer Ausbildung halten ihre Entscheidung zu dieser Ausbildung für endgültig, im Gegensatz zu 88,6% der Kandidaten in Verhaltenstherapie und 72,7% der Kandidaten in tiefenpsychologisch fundierter Ausbildung. Während Kandidaten in Verhaltenstherapie (40,6%) und in tiefenpsychologisch fundierter Psychotherapie (40,0%) aktuell noch eine weitere Psychotherapieausbildung absolvierten, gaben dies nur 2,6% der psychoanalytischen Kandidaten an. Lediglich 11,1% der Kandidaten in analytischer Ausbildung konnten sich dies für die Zeit nach Abschluss ihrer Ausbildung überhaupt vorstellen. Im Gegensatz dazu gab etwa ein Drittel der Kandidaten in tiefenpsychologischer (33,3%) und in verhaltenstherapeutischer (26,1%) Ausbildung an, nach Abschluss ihrer aktuellen Ausbildung eine weitere zu planen.

Den zeitlichen Aufwand für ihre Ausbildung schätzten die Kandidaten in tiefenpsychologisch fundierter Ausbildung im Durchschnitt auf monatlich 25,9 Stunden, die Kandidaten in analytischer Ausbildung auf 37,9 Stunden und die Kandidaten in verhaltenstherapeutischer Ausbildung auf 37,4 Stunden. Diese Unterschiede erwiesen sich statistisch als hoch signifikant. Dabei befanden sich die Kandidaten in analyti-scher/tiefenpsychologisch fundierter Ausbildung bereits seit durchschnittlich 57,2 Monaten in ihrer Ausbildung, die Kandidaten in Verhaltenstherapie seit 31,6 Monaten. Ihren finanziellen Aufwand veranschlagten die Kandidaten in analytischer Aus-bildung im Durchschnitt auf monatlich ca. 1.270,51 Euro, die Kandidaten in tie-fenpsychologisch fundierter Ausbildung auf ca. 599,43 Euro und die Kandidaten in verhaltenstherapeutischer Ausbildung auf ca. 541,37 Euro. Auch diese Unterschiede erwiesen sich als hoch signifikant. Allerdings gaben die Kandidaten in analytischer Ausbildung auch ein signifikant höheres Nettoeinkommen als ihre Kollegen in tiefen-psychologisch fundierter und in verhaltenstherapeutischer Ausbildung an. Während sich 78,5% der verhaltenstherapeutischen Kandidaten in die unterste Einkommens-kategorie (weniger als 20.000 Euro Jahreseinkommen) einordneten, taten selbiges nur 36,9% der Kandidaten in analytischer Ausbildung.

Wie sind die Ergebnisse der *Substudy II* zu interpretieren? Yvette Barthel fasst zusammen:

> »Ausgewogene Informationen bilden eine wichtige Entscheidungsgrundlage für eine Ausbildung. Diese Entscheidungsgrundlage wird nach den vorliegenden Ergebnissen nicht durch die Angebote im Studium gewährleistet. Der größte Teil aller Befragten – un-abhängig vom gewählten Ausbildungsgang – kritisierte die Darstellung psychotherapeuti-scher Verfahren während des Studiums als sachlich unausgewogen und nicht ausführlich genug. Dies trifft insbesondere auf die Mediziner unter den Ausbildungskandidaten zu, die sich ausschließlich für eine Ausbildung in tiefenpsychologisch fundierter oder analytischer Therapie entschieden haben, aber auch für Psychologen. Diese Befunde werden durch aktuelle Untersuchungen gestützt, die in eine ähnliche Richtung weisen (Vogel et al. 2009; Zwerenz et al. 2007; Eichenberg et al. 2007; Eichenberg/Brähler 2008)« (Barthel 2010 et al., S. 97f.).

Weiter lässt sich festhalten: Kandidaten in analytischer Ausbildung lassen sich an-scheinend weniger von praktischen Informationen über die Ausbildung als von ihren persönlichen Zielen und Werten leiten. Zudem spielen für sie offenbar persönliche Erfahrungen für die Wahl ihrer Ausbildung eine besondere Rolle: »Diese Kandida-ten scheinen einen stärkeren emotionalen Bezug zum Ausbildungsgang zu haben als Kandidaten in verhaltenstherapeutischer Ausbildung. Dies verweist einerseits auf per-sönliche Motive bei der Entscheidung für ein bestimmtes Verfahren« (ebd., S. 98). Darüber hinaus legt dies wie bei der Studentenbefragung der *Substudy I* den Gedan-ken nahe, dass sich Psychoanalyse am besten im direkten Kontakt vermitteln lässt.

Da analytische Kandidaten ihre Ausbildung im Gegensatz zu verhaltensthera-peutischen Kandidaten in der Regel erst längere Zeit nach Abschluss ihres Studiums beginnen, ist für sie die Schlussfolgerung möglich, »wonach persönliche Zielstellungen mit der Ausbildung vor allem dann angestrebt werden, wenn die finanziellen und zeitlichen Rahmenbedingungen gegeben sind« (ebd.). Denn die (älteren) Kandidaten in analytischer Ausbildung sind häufiger selbstständig tätig, haben häufiger bereits eine abgeschlossene Therapieausbildung und verfügen nach eigenen Angaben über ein höheres durchschnittliches Nettoeinkommen.

Für die Wahl der verhaltenstherapeutischen Ausbildung werden häufiger sachliche Gründe angegeben wie Kosten und Karrieremöglichkeiten. Die Tatsache, dass jüngere Studienabgänger zur verhaltenstherapeutischen Ausbildung tendieren, wird auch mit den Kosten in Verbindung gebracht: »Die schwierigen finanziellen und persönlichen Rahmenbedingungen angehender und niedergelassener Psychotherapeuten sind dokumentiert (Morbitzer et al. 2005; Eichenberg/Brähler 2008). Insbesondere die psychoanalytischen Ausbildungsinstitute haben auf die veränderten Rahmenbedingungen noch nicht ausreichend reagiert (Morbitzer et al. 2005; Wiegand-Grefe 2004)« (ebd.).

Die allgemeine Zufriedenheit mit der Ausbildung ist bei den Kandidaten generell sehr hoch:

> »Kandidaten in analytischer Ausbildung sind am zufriedensten, was darauf hindeutet, dass die ›Passung‹ zwischen persönlichen Wertvorstellungen und Ausbildung am stärksten erfüllt wird (Topolinsky/Hertel 2007). Kandidaten in verhaltenstherapeutischer Ausbildung zeigten sich am unzufriedensten mit dem Teilbereich der Selbsterfahrung, was darauf verweist, dass dieser Aspekt den Teilnehmern wichtig ist und möglicherweise wenig in der Ausbildung verankert ist« (ebd.).

Letzteres deckt sich auch mit den Befunden des Forschungsgutachtens. Am geringsten ausgeprägt ist die Zufriedenheit mit der eigenen Ausbildung bei den Kandidaten in einer tiefenpsychologisch fundierten Ausbildung. Unter anderem mag hier eine Rolle spielen, dass sie häufiger als »Durchgangsstation« betrachtet und ein späteres »Aufsatteln« weiterer Aus- und Weiterbildungen anvisiert wird (ebd.).

4 Theoretische Vorüberlegungen zum Identitätskonzept

4.1 Annäherungen an einen vielschichtigen Begriff

Die Berufswahl ist Teil eines umfassenden Prozesses der Identitätsbildung. Aus diesem Grund soll der Begriff der »Identität« an dieser Stelle näher beleuchtet werden. Verschiedene Wissenschaften gebrauchen den Begriff: von der Philosophie über die Psychologie bis hin zur Soziologie. Er erscheint vertraut und schwer fassbar zugleich: »So vertraut uns der Begriff der Identität, verknüpft mit dem Gefühl, ist, so nahe, wie wir ihn empfinden, so fern, so beliebig wird er, wenn wir seine Komplexität verstehen möchten« (Wiesse 2007, S. 8). Deshalb, so H. Shmuel Erlich, wurde der Identitätsbegriff von der Psychoanalyse »weder besonders rezipiert, noch in ihre Theorien aufgenommen. Psychoanalytiker bevorzugen Begriffe mit einer besser fundierten metapsychologischen Definition und größerer Relevanz für ihre tägliche Arbeit, wie Ich, Selbst und Subjekt« (Erlich 2003, S. 362). So taucht der Begriff »Identität« in den psychoanalytischen Nachschlagewerken (vgl. z.B. Laplanche/Pontalis 1973) nicht auf, obwohl »Identitätsstörungen« in der klinischen Arbeit schon früh Anlass gaben, sich mit der Identität einer Person zu beschäftigen. So taucht die »gespaltene Persönlichkeit« in den Beschreibungen der Psychiatrie schon sehr früh auf; das Erleben jemand Anderer als man selbst zu sein, sich vielleicht für ein Tier oder ein göttliches Wesen zu halten, berührt die Frage der Identität. Der Begriff »Identität« wurde bei der Beschreibung dieser Krankheitsbilder jedoch weder von Psychiatern noch von Psychoanalytikern verwendet. Auch Sigmund Freud hat den Identitätsbegriff selten und nicht systematisch verwendet.

Im *Duden Fremdwörterbuch* (Drosdowski et al. 1982, S. 327) findet sich die folgende Definition von »Identität«:

»a) Vollkommene Gleichheit oder Übereinstimmung (in Bezug auf Dinge oder Personen); Wesensgleichheit; das Existieren von jemandem, etwas als ein Bestimmtes, Unverwechselbares; b) die als >Selbst< erlebte Einheit der Person.«

Bei der »Einheit der Person« geht es darum, dass die Person mit sich selbst identisch ist. Das Erleben von sich selbst als »Einheit« entspräche dem Erleben, ein »Selbst« zu haben. Identitätsbildung hieße demnach Einheitsbildung im Sinne der Herausbildung einer »guten Gestalt« auf möglichst hoher »Gestalthöhe«, wie dies von der klassischen Ganzheitspsychologie und Gestalttheorie postuliert wird (Ehrenfels 1890, S. 249–292). Dem entspricht das Postulat Hegels vom »Zu-sich-selbst-kommen des Menschen« (zit. n. Wiesse 2000, S. 7), als dessen Teil man die »Berufung« unschwer erkennen kann. Oder moderner formuliert: Werde der, der du bist.

Wie eine Gestalt sich vor einem Hintergrund abhebt, so grenzt die Bildung einer einheitlichen Identität die Person von ihren Mitmenschen und ihrem Umfeld ab. Die Individuation stellt aber nur die eine Seite der Medaille bei der Identitätsbildung dar. Die andere Seite besteht darin, dass das Individuum mit seinen Mitmenschen bestimmte Werte, Normen und persönliche Grundhaltungen teilt. Das Individuum bildet einerseits seine eigene Identität heraus und grenzt sich damit von seinen Mitmenschen ab, auf der anderen Seite identifiziert es sich mit bestimmten Werten, Normen und Grundhaltungen, die es mit seinen Mitmenschen teilt und mittels derer es sich mit seinen Mitmenschen bzw. der Gruppe (Familie, Berufsgruppe, Nation etc.), der es angehört, identifiziert. So ist »Identität« für Werner Bohleber (1996, S. 9) ein Schnittstellenbegriff: »Identität stellt die Schnittstelle zwischen gesellschaftlichen Erwartungen an den Einzelnen und dessen psychische Einzigartigkeit dar, sie ist das Produkt der Vermittlung und eine dynamische Balance zwischen beiden Seiten.« Da sich die Berufswahl eben an dieser Schnittstelle zwischen individueller und kultureller Identität abspielt, insofern der Jugendliche sich über die Findung einer beruflichen Identität zugleich in die Gesellschaft eingliedert, ist Identität als Schnittstellenbegriff geeignet, die entsprechenden Vorgänge zu erfassen.

Eingang in die Konzepte der Psychoanalyse hat der Begriff »Identität« nach Akthar (2007) und Lachmann (2004) im Jahr 1919 durch Viktor Tausk gefunden – das psychoanalytische Identitätskonzept ist somit über 90 Jahre alt. Tausk untersuchte, wie das Kind sein Selbst entdeckt und behauptete und stellte fest, dass ein Mensch sich im Laufe seines gesamten Lebens ständig wiederfinden und neu erfahren müsse.

Als »Vater« des psychoanalytischen Identitätsbegriffs gilt jedoch im Allgemeinen nicht Tausk, sondern Erik H. Erikson (1973). Während die Identitätskonzeption Tausks kein großes psychoanalytisches Interesse am Identitätskonzept geweckt zu haben scheint, kommt Erikson der Verdienst zu, den Identitätsbegriff in den 1950er Jahren neu belebt zu haben. Er gebrauchte zunächst den Begriff der »Ich-Identität« zur

Bezeichnung eines andauernden Empfindens des Gleichseins innerhalb des Selbst. Das »Identitätsgefühl«, das heißt das Gefühl, »ich bin ok, so wie ich bin«, ist für Erikson das Regulationsprinzip, das das Streben nach Einheitlichkeit der Person reguliert.

Eine »Ich-Identität« zu bilden, ist nach Erikson die zentrale Aufgabe der Jugend, wobei er die Adoleszenz als »psychosoziales Moratorium« (1973, S. 137) sah. Dabei verstand er die Forderungen der Kultur an den Einzelnen eher als Hilfestellung, im Gegensatz zu Sigmund Freud (1930), der den Konflikt zwischen dem Einzelnen und der Kultur betonte. Erikson grenzte sich damit von Freud ab:

> »Statt zu untersuchen, was die Gesellschaft dem Kinde alles versagt, möchten wir klären, was sie zunächst einmal dem Kinde gibt, wie sie allein dadurch, daß sie es am Leben erhält und durch eine spezifische Form der Fürsorge für seine Bedürfnisse sorgt, zu ihrer besonderen Lebensform verleitet« (Erikson 1973, S. 14).

Die Realität ist demnach für die adoleszente Entwicklung eine unentbehrliche Stütze und hat eine affirmative Funktion. Dies gelte wechselseitig, denn dem jungen Menschen müsse »Funktion und Stand zuerkannt werden als einer Person, deren allmähliches Wachsen und Sich-Wandeln Sinn hat in den Augen derer, die Sinn für ihn zu haben beginnen« (ebd., S. 138).

Für Bohleber (1996) ist dies allerdings eine allzu »harmonisierende Sichtweise«, insofern sie weitgehend unhinterfragt davon ausgehe, dass die Wünsche und Vorstellungen des Jugendlichen nahtlos mit den Angeboten der Gesellschaft zusammenpassten.

Die Kultur spielt auch bei Bohleber eine entscheidende Rolle, wobei er im Gegensatz zu Erikson das Konflikthafte betont: Die Entwicklung strebe nicht nur von innen auf ein »vereinheitlichtes seelisches Ganzes« (Bohleber 1996, S. 9) hin, sondern dieses werde auch gesellschaftlich erzwungen (Rituale, Berufslaufbahnen). Identitätsbildung sei eine kreative Leistung des Einzelnen, die sich an den symbolischen Strukturen einer Gesellschaft orientieren und dabei wandlungsfähig bleiben müsse. Die so erworbene Identität sei immer auch konflikthaft, da sie von einer antagonistischen Gesellschaft erzwungen werde.

Gelegentlich wurde Eriksons Identitätskonzeption allerdings dahingehend missverstanden, als sei »Identität« etwas Substanzielles, das heißt etwas, das man einmal erwerbe und das dann »fertig« sei. Damit gerät außer Acht, dass Erikson von einem lebenslangen, nie abgeschlossenen Prozess der Identitätsbildung ausging. Daher bleibt auch der Identitätsbegriff, wie Erikson selbst feststellte, »einigermaßen mehrdeutig« (Erikson 1973, S. 125).

Werner Bohleber kritisiert die Identitätskonzeption Eriksons dahingehend, dass sie das »Nicht-Identische« zu wenig beachte. Dabei sei die Identität auch vom Unbewussten, das heißt vom im »Identischen« Ausgeschlossenen her determiniert.

Identitätsbildungsprozesse seien daher auch immer als innerer Dialog zwischen Bewusstem, Vorbewusstem und Unbewusstem zu verstehen.

Zu den wenigen Psychoanalytikern, die den Identitätsbegriff explizit verwenden, gehört auch Gerhard Schneider. Für ihn gibt es letztlich nur zwei »theoriesprachliche Möglichkeiten«, »um psychoanalytisch *die ganze Person* oder *die Person als ganzes* zu thematisieren«: Die eine ist der Begriff des »Selbst«. Schneider zitiert dazu eine Definition von Moore und Fine (1990), derzufolge unter dem »Selbst«

> »die ganze (total) Person eines Individuums in der Realität, einschließlich seines Körpers und seiner psychischen Organisation, unsere ›eigene Person‹ im Unterschied zu ›anderen Personen‹ oder Objekten außerhalb unserer selbst verstanden wird (Moore/ Fine 1990, S. 174: Sp. 1; Übers. G.S.)« (Schneider 2005, S. 361).

Die zweite theoriesprachliche Möglichkeit, die Ganzheit der Person zu thematisieren, ist für ihn der Begriff der »Identität«, »womit auf die überdauernde Gleichheit einer Person mit sich in ihrem alltäglich-lebensweltlichen Erfahrungs- und Handlungszusammenhang verwiesen« (ebd.) werde. Schneider zieht den Begriff der Identität dem des Selbst vor, »weil damit unmittelbar das Thema des Sich-Gleichbleibens angesprochen ist, also Stabilität (und implizit Widerstand) im Gegensatz zu Veränderungen, während das beim Begriff des Selbst erst explizit hervorgehoben werden muss« (ebd., S. 361f.). Er entwirft eine »dialektische Konzeption personaler Identität« (ebd., S. 362), wobei er Identität als ein »spannungsvolles« und »dynamisches Gefüge« versteht, dessen Dialektik sich zwischen der »Positivität« und der »Negativität von Identität« (ebd.) abspielt. »Positivität« wird dabei im Sinne einer Setzung verstanden. Gemeint ist die »Leistung« der Herstellung eines »ordnungs- und sinnhaft strukturierten In-der-Welt-Seins«. Es geht darum, sich in den zentralen Bereichen des eigenen Selbst über die Zeit sowie über verschiedene Situationen hinweg als mit sich selbst gleich anzunehmen. Dieser Aspekt entspricht der Selbsterhaltungstendenz (Abwehr) der Identität in ihrem So-Sein und dominiert daher im Alltag. Er entspricht dem klassisch psychoanalytischen, von Erikson geprägten Identitätsbegriff.

Die Negativität der Identität ist im Sinne eines »Potentials des Anders-werden-könnens« (Schneider 2009, S. 62) zu verstehen, als Veränderungspotenzial und »dynamischer Gegenpart« (Schneider 2005, S. 362) zur Positivität, analog zur »Auftriebstendenz des Unbewussten« (ebd.), das in sich eine Tendenz zur Bewusstwerdung trägt.

Schneider bezieht diese Konzeption auch auf die »Negative Capability« (Bion 1970, S. 125), das heißt die Fähigkeit, Zweifel und Unsicherheit auszuhalten, sowie auf die »Oszillationsprozesse« (Schneider 2005, S. 364) zwischen »schizoid-paranoider«

und »depressiver Position« (vgl. Hinshelwood 1993, S. 570). Während es bei der schizoid-paranoiden Position um Zerfallsprozesse geht, geht es bei der depressiven Position um synthetisierende Prozesse. In Bezug auf die psychoanalytische Behandlung besteht das Problem darin, dass das Ich dazu neigt, jedwede Veränderung, auch wenn sie aus therapeutischer Sicht positiv zu bewerten ist, wie eine »katastrophische Veränderung« (Schneider 2005, S. 365) im Sinne Bions zu behandeln. Das Ich mobilisiert dann seine Abwehrmechanismen gegen die Analyse:

> »Die entscheidende Tatsache ist nämlich, dass die Abwehrmechanismen gegen einstige Gefahren in der Kur als Widerstände gegen die Heilung wiederkehren. Es läuft darauf hinaus, daß die Heilung selbst vom Ich wie eine neue Gefahr behandelt wird« (Freud 1937, S. 84).

Insofern das Ich die Heilung als unvereinbar mit der eigenen Identität ansieht, könnte man auch von einem »Identitätswiderstand« (Erikson 1988, S. 170) sprechen.

Es dürfte unschwer zu erkennen sein, dass der generelle Ausschluss jedweder Veränderung ebenso in eine Sackgasse führt, wie der Impetus, das Bisherige zugunsten des Neuen vollständig aufzugeben. Seelisch erträgliches Leben ist nur im Zwischenbereich des Kontinuums – dessen Extrempole durch absolute Verwandlung und feststehende Stabilität gekennzeichnet sind – möglich. In diesem Zwischenbereich kann ein Transformationsprozess stattfinden, der das Bewahrenswerte mit dem Neuen amalgamiert. Dieser Zwischenbereich kann als Übergangsraum im Sinne der »Übergangsobjekte- und Übergangsphänomene« Winnicotts (1985, S. 300) verstanden werden. In einem solchen Übergangsraum bleibt bei aller Veränderung eine »Kern-Positivität« erhalten, was die Veränderung überhaupt erst erträglich macht, da andernfalls Angst psychotischen Ausmaßes freigesetzt wird.

Betrachtet man die dialektische Identitätskonzeption Schneiders vor dem Hintergrund des heutigen Zeitgeistes, so zeigt sich, dass ein Wechsel von der Positivität zur Negativität stattgefunden hat. Was früher »gesetzt« war, ist heute im Wandel begriffen. So bekam man früher seine »Identität« in Gestalt der familiären und gesellschaftlichen Ordnungen, in die man hineingeboren wurde und in die man sich einzufügen hatte, weitgehend zugewiesen. Im beruflichen Bereich war es gang und gäbe, dass Kinder beruflich in die Fußstapfen ihrer Eltern treten. In der heutigen pluralistischen Gesellschaft werden die Familienstrukturen immer lockerer, es dominieren die Lebensabschnittspartnerschaft und die Patchworkfamilie. Unter den gegenwärtigen globalisierten Vorzeichen lösen sich identitätsstiftende Strukturen, getragen durch Institutionen wie die Kirchen, Gewerkschaften, Vereine etc., mehr und mehr auf. Daher taucht auch der Begriff der Identität heute in vielerlei Zusammenhängen auf:

Wir sprechen zum Beispiel von ethnischer Identität in Bezug auf die Zugehörigkeit zu einer bestimmten Gruppe, von der Identität als Farbiger, von Geschlechtsidentität, von religiöser Identität als Moslem oder Jude und bei der Zugehörigkeit zu einer Kultur oder Subkultur oder als Zugehöriger zu einem Volk, zum Beispiel als Kurde oder Palästinenser. Wir sprechen von »Identitätskrisen« und aktuell auch häufig von »Identitätsdiffusion«. Die Ausbildungsrichtlinien der DPV fordern, dass Kandidaten im Verlauf der Ausbildung eine »psychoanalytische Identität« erwerben sollen.

Schneider beschreibt dies, indem er sich auf eine Zeitgeistbetrachtung von Zygmunt Bauman bezieht, nach der wir heute im Zeitalter der »Flüchtigen Moderne« (vgl. Bauman 2003, 2007) leben, welche das Zeitalter »der schweren *Werkzeuge* oder der *schweren* Moderne« (Bauman 2003, S. 136) abgelöst hat. Diese »Feste Moderne«, wie Schneider (2009, S. 57) etwas griffiger formuliert, lässt sich mittels des Bildes einer Fabrik veranschaulichen: »Ihr Sinnbild ist die Fabrik, die durch Routinisierung (Fließband) und ihre feste Lokalisierung im Raum charakterisiert ist. Die zentrale positive Kategorie der Festen Moderne ist die *Ordnung*« (ebd.). Letzteres visualisierte sich bereits in der Anordnung der verschiedenen Gebäude auf einem Fabrikgelände. Das Sinnbild der »Flüchtigen Moderne« (ebd.) hingegen ist für Bauman »das Internet als netzartige, dezentralisierte und nicht lokal gebundene Produktionsstruktur. Ihre zentrale positive Kategorie ist die *Flexibilität*« (ebd.).

Die Flexibilität der »Flüchtigen Moderne« (ebd.) bedeutet für den Einzelnen eine Vergrößerung seiner Freiheitsspielräume, sie geht aber mit einem erhöhten Individualisierungsdruck einher, nach dem Motto: »Mach was du willst – aber mach das Beste!« Es gilt also, mit einem möglichst geringen Einsatz möglichst viel zu erreichen und sich so wenig wie möglich festzulegen, denn jede Festlegung kann zur belastenden Hypothek werden, wenn es neue Ziele zu erreichen gilt. Auf der anderen Seite erwächst gerade daraus wieder ein Bedürfnis nach Halt und Sicherheit, nach »festen« Verhältnissen im Sinne der Positivität der Identität.

Das Gemeinte lässt sich sehr gut anhand des aktuellen Spielfilms *Up in the Air* verdeutlichen (USA 2009, Regie: Jason Reitmann). Der von George Clooney beeindruckend gespielte Protagonist Ryan Bingham fliegt beruflich quer durch die Vereinigten Staaten, um im Auftrag der Geschäftsleitung verschiedenster Firmen Entlassungsgespräche mit deren Angestellten durchzuführen. Bingham versucht den zu Entlassenden ihre Entlassung als Chance zu verkaufen und vertritt dabei das Credo, dass soziale Bindung – sei es die Bindung an einen Arbeitgeber, an einen Ehepartner oder an einen festen Ort – in erster Linie eine Belastung darstelle, so wie ein schwerer Rucksack, dessen Trageriemen sich in das Fleisch seines Trägers schneiden. So lautet Ryan Binghams Standardspruch(hier sinngemäß zitiert): »Wer jemals in der Lage war, ein Imperium aufzubauen, war in der gleichen Lage, wie Sie – deshalb hat er geschafft, was er geschafft hat.« Der Film macht deutlich, wie Unsicherheit und Verunsicherung zum Signum der »Flüchtigen Moderne« (Bauman 2003, 2007) werden. Nichts ist in seinem Bestand mehr sicher, nichts ist mehr sakrosankt. Vielmehr wird permanente Veränderungsbereitschaft verlangt und Entscheidungen zu treffen wird immer schwieriger, da jede Entscheidung bedeutet, eine Option auszuschließen – und vielleicht wäre gerade das Ausgeschlossene das Glückbringende –, während das, für das man sich entschieden hat, im Grunde nur Ballast ist. Interessant ist zu beobachten, wie der Held des Films selbst gegen sein eigenes Credo des Nicht-Festlegens verstößt, indem er sich realiter verliebt und die verschiedenen Welten, in denen er sich bewegt, nicht mehr auseinanderhalten kann.

Die »Flüchtige Moderne« aus der Perspektive seiner dialektischen Identitätskonzeption betrachtend, knüpft Schneider (2009) an die Beobachtung Hartmut Rosas (2005) an, wonach sich »die traditionelle, auf Kontinuität und Kohärenz gründende Identität in der Flüchtigen Moderne hin zu einer *situativen* bis *punktuellen* Identität verändert« (Schneider 2009, S. 52). Dabei geht Rosa von »Beschleunigungsschüben« (2005, S. 461) aus, wie sie vor allem »die Zeit nach der digitalen und politischen Revolution um 1989, deren Folgewirkungen zumeist unter dem Schlagwort ›Globalisierung‹ diskutiert werden« (ebd.), kennzeichneten. In einer beschleunigten Gesellschaft verliert die feste Seite der Identität jedoch immer mehr Gewicht:

> »Wer man ist, hängt davon ab, mit wem man es gerade zu tun hat [...] und in welcher Gesellschaftssphäre man sich gerade engagiert; es wird unklar, welche Identitätsdimensionen (Beruf, Religion, sexuelle und politische Orientierung, Konsumstil, Freizeitaktivitäten etc.) zentral und welche peripher sind. Kohärenz und Kontinuität des Selbst werden somit kontextabhängig, flexibel konstruiert, seine Stabilität ruht nicht mehr auf substanziellen Identifikationen« (ebd., S. 371).

Rosa fasst zusammen, dass es zu Formen »situativer Identität« (ebd., S. 50) kommt. Letzteres steht für Schneider in Verbindung mit der Negativität seiner Identitätskonzeption: »Während die traditionelle Identität der Festen Moderne in ihrer Positivität zentriert ist, ist – von ihr aus gesehen – die situative Identität der Flüssigen Moderne gerade umgekehrt in der Identitätsnegativität zentriert« (Schneider 2009, S. 62). Dass heutzutage nicht die Positivität der Identität, das »Feste« bzw. die »Setzung« im Vordergrund steht, sondern die Negativität bzw. die Veränderung von Ersterem, dürfte der Grund dafür sein, warum Bauman die »Flüchtige Moderne« auch mit »Flüssigkeit« (2003, S. 8) in Verbindung bringt und das Vorwort seines Werkes *Flüchtige Moderne* betitelt: »Vom Leichten und Flüssigen« (ebd., S. 7) – das Feste gerät in Verflüssigung und auch »Identität« hört auf, etwas Festes zu sein.

Dabei geht die zunehmende Situationsgebundenheit von Identität mit einer Verschmälerung der Breite von Kontinuitäten und Kohärenzen einher, »deren Fluchtpunkt die *Punktualisierung* der Erfahrung und der Identität ist« (Schneider 2009, S. 63). Schneider sieht in der Punktualisierung zugleich den »Realisierungsversuch einer Allmachtsphantasie« (ebd.), sich aus der Herrschaft der Zeit zu befreien: »Der Vergangenheit, auf die kein Bezug genommen wird, scheint ihre Macht ebenso genommen wie einer Zukunft, in der man etwas erreichen will und für die man im Jetzt auf etwas, im Sinne eines Triebaufschubs, verzichten müsste« (ebd.).

Im Rahmen unserer Arbeit greifen wir zur Systematisierung des empirischen Materials auf die Identitätskonzeption im Sinne des dialektischen Schnittstellenbegriffs von Werner Bohleber und Gerhard Schneider (2009, S. 61f.) zurück, da sich auf diese Weise die Vielfalt der Phänomene unseres Erachtens am besten abbilden lässt.

4.2   Identitätsentwicklung aus frühen Formen des Selbst

Nach Margaret Mahler (1978) entwickelt sich die Identität eines Menschen aus frühen Formen des Selbst:

> »Wir verwenden den Terminus Identität, um früheste Wahrnehmungen des Daseins-Gefühls, einer Einheit zu beschreiben – ein Gefühl, das unseres Erachtens eine partielle Besetzung des Körpers mit libidinöser Energie umfaßt. Es ist nicht ein Gefühl: Wer bin ich? sondern, daß ich bin – als solches ist es der erste Schritt auf dem Weg zur Entfaltung der Individualität« (Mahler et al. 1978, S. 19).

Die Einheit der Person ist etwas, das einerseits von Geburt an keimförmig angelegt ist, das aber andererseits im Sinne einer lebenslangen Aufgabe erst zu entwickeln ist. Einige Keime der Identitätsentwicklung dürften dabei sogar bis in die Zeit vor der Geburt eines Menschen zurückreichen. Nach neuesten Forschungen sind Föten bereits im Mutterleib empfänglich für Stimmungen von außen, die sie über die Mutter empfangen. Spätestens zum Zeitpunkt seiner Geburt erhält das Kind ein »Marsch-gepäck« für seinen Lebensweg in Gestalt der an das Kind gerichteten unbewussten Wünsche und Erwartungen der Eltern. Diese sind dabei sicherlich auch von der sozialen Situation der Eltern geprägt. Transgenerationale Traumatisierungen dürften die Ausgangslage des Neugeborenen darüber hinaus ebenfalls entscheidend beeinflussen (vgl. Bode 2004).

Nach heutigem Kenntnisstand verfügt der menschliche Säugling von Anfang an über alle Voraussetzungen zur Teilnahme an zwischenmenschlicher Kommunikation. Nach Stern (1998) beginnen Säuglinge »von Geburt an, ein sich herausbildendes oder ›auftauchendes‹ Selbst zu erleben« (ebd., S. 24f.), das heißt, sie kommen mit der Fähigkeit zur Unterscheidung zwischen dem Selbst und dem Anderen zur Welt.

Der Säugling nimmt Blickkontakt auf und hat eine Neigung zu lang anhaltender Aufmerksamkeit auf stimulierende Eigenschaften der menschlichen Stimme und des Gesichts. In der Interaktion mit dem mütterlichen Objekt erlebt der Säugling sich selbst in den Augen der Mutter. Durch ihre »Spiegelung« (ebd., S. 207) seiner Affekte kann er sich selbst erkennen. Das Kind sucht im Anderen sich selbst: »Wenn ich sehe und gesehen werde, so bin ich« (Winnicott 1985, S. 131). Diese Interaktionen, die unzählige Male zwischen Mutter und Kind ablaufen, werden generalisiert, internalisiert und als Interaktionsstrukturen repräsentiert.

Vermittels der Spiegelungsprozesse und der Interaktionen, in denen sich Mutter und Kind gegenseitig beeinflussen und im Sinne einer »Affektabstimmung« (Stern 1998, S. 206f.) aufeinander abstimmen, erwirbt das Kind eine Grundstruktur für die Beziehung zu einem Objekt und für die Erfahrung des Selbst. Die Mutter reguliert das Niveau der lustvollen Erregung des Kindes ebenso wie dessen Sicherheitsgefühl, das Neugierverhalten, die Aufmerksamkeit und die Affektintensität. »Diese innerlich repräsentierten, aber noch nicht objektivierbaren Interaktionserwartungen von Selbst und Objekt bilden die Basis, auf der sich dann Selbst- und Objektrepräsentanzen bilden« (Bohleber 1996, S. 287). Stern geht von Spiegelungsvorgängen und regulierenden Affekten aus, aus denen sich, in Bohlebers Lesart, ein »präpräsentionales Kern-Selbst-Gefühl« (ebd., S. 290) herausbildet, das die regulierende Mutter-Kind-Interaktion enthalte. Dabei wird das Selbstgefühl nach Lichtenberg (1983) und Stern (1998) in »episodic memories« gespeichert: »Gespeichert werden Interaktionen, die mit zunehmender Erfahrung generalisiert werden. Selbst, Objekt, die Art der Interaktion und Situation werden zusammen mit den beteiligten Affekten zu Bestandteilen der Erinnerung« (Stern 1998, S. 53).

Dies bildet »die Basis und die Verankerung unseres Identitätsgefühls« (Bohleber 1996, S. 290) und trägt

> »dazu bei, daß wir uns in aller Veränderung stets als die Gleichen fühlen. Es gründet auch in den triebhaften Beziehungserfahrungen und Verschmelzungserlebnissen mit der Mutter. Man kann hier mit Caldwell (1976), Lichtenstein (1977), Loch (1981) von einer ›primären Identität‹ bzw. einem ›primären Selbst‹ sprechen« (Bohleber 1996, S. 290).

Green (1983) beschreibt, so Bohleber, die vorrepräsentionale Interaktion zwischen Mutter und Kind als »rahmengebende Struktur« (Bohleber 19996, S. 290). Durch sie wird das mütterliche Objekt in seiner Eigenschaft als primäres Objekt der Verschmelzung ausgelöscht. Das Primärobjekt bzw. die Vorstellungen von ihm werden als Objekt-Repräsentanzen in das Innere der Rahmen gebenden Struktur projiziert, ebenso wie andere Objekt- und Selbstrepräsentanzen. Dies gewährleistet die Anwesenheit der Mutter in ihrer Abwesenheit.

Das Bewusstsein des Kindes, ein getrenntes Selbst zu sein, taucht zu Beginn der zweiten Hälfte des zweiten Lebensjahres auf. Mit 18 bis 20 Monaten erkennt das Kind sein eigenes Spiegelbild. Dieses Erkennen beruht auf einem schon existierenden, wenn auch noch rudimentären Identitätsgefühl. Das Kind weiß jetzt, dass es selbst in einer Form repräsentiert werden kann, die außerhalb seines gefühlten Selbst besteht. Die affektive Reaktion der Mutter auf das entstehende Selbstgefühl des Kindes ist von besonderer Bedeutung. Diese Erfahrung hat für das Kind zwei Seiten: Einerseits ist es stolz auf seine Eigenständigkeit, andererseits muss es erfahren, dass es nicht Teil seiner Mutter ist und insofern auch nicht mehr Teil ihrer Kraft und Sicherheit. Margaret Mahler spricht hier von der »Rapprochement-Krise«: »Das Kind kann sich nun als Objekt eigener und fremder Beobachtung erfahren und erlebt sich selbst als ›objektives Selbst‹ und somit von seinem subjektiven Selbstgefühl entfremdet« (Bohleber 1993, S. 57). Ängstigende Gefühle von Kleinheit und Hilflosigkeit sowie der Verlust einer fantasierten Omnipotenz sind die Folge.

4.3 (Spät-)Adoleszenz und Identitätsentwicklung

Da die entscheidenden Weichen für die Berufswahl in der Zeit der Spätadoleszenz getroffen werden, ist diese Phase der Identitätsbildung für die hier vorliegende Untersuchung von besonderem Interesse. Wie der Begriff der Identität selbst, ist auch die Zeit der Adoleszenz in der Psychoanalyse vernachlässigt worden. Dies liegt nach Bohleber (1996) an dem in der Psychoanalyse lange dominierenden Interesse an der Kindheit. Für ihn ist es vor allem dem Siegeszug der Ich-Psychologie in den 1950er Jahren zu verdanken, dass die Beschäftigung mit der Adoleszenz und ihrem Vorläufer, der Latenzzeit, als Entwicklungsphasen für den psychoanalytischen Mainstream interessant wurde.

In der Literatur ist allerdings die Spätadoleszenz nicht immer scharf von der Adoleszenz abgegrenzt. Peter Blos (2001), der in der Tradition der Ich-Psychologie steht, teilt die Adoleszenz in folgende Subphasen:

1. *Präadoleszenz:* Ein Wachstumsschub bereitet die Adoleszenz vor.
2. *Frühadoleszenz:* Die äußere und innere Lösung von den Eltern setzt ein. Es wird ein gleichgeschlechtliches Alter Ego als Spiegel für sich selbst gesucht, um die durch die Lösung von den Eltern geschwächte narzisstische Selbstwertregulation zu stabilisieren.
3. *Eigentliche Adoleszenz:* In dieser Phase wird die eigene Peergroup libidinös besetzt, deren Wertesysteme in der Regel durch ihre archaische, präambivalente Qualität auffallen. Das noch schwache adoleszente Ich erträgt in dieser Zeit keine Grauzone, es wird scharf zwischen Gut und Böse, Schwarz und Weiß unterschie-

den. Mithilfe von Omnipotenzfantasien werden schwere Insuffizienzgefühle abgewehrt. Dies ist jedoch nach Leuzinger-Bohleber und Mahler keineswegs als pathologisch anzusehen, sondern sogar notwendig: »Besteht wenig innerer oder äußerer Spielraum zum Entwickeln solcher Omnipotenzphantasien oder erfolgt eine zu schnelle Desillusionierung, z. B. durch die Erfahrung drohender Arbeitslosigkeit oder Perspektivlosigkeit, fallen die Omnipotenzphantasien abrupt in sich selbst zusammen. Angst, Wut (bis hin zu narzißtischer Wut) und Gewalt können eine mögliche Folge sein« (Leuzinger-Bohleber/Mahler 1993, S. 26). Gefühle von Ohnmacht, Bedeutungslosigkeit und Anonymität setzen in dieser Zeit verstärkt regressive Prozesse bei den Adoleszenten in Gang.

4. *Spätadoleszenz:* Kennzeichnend ist nach Leuzinger-Bohleber und Mahler ein »vertieftes Gefühl der eigenen, unverwechselbaren Identität, der immer wieder Kontinuität mit sich selbst vermittelnden Erfahrung: ›Das bin ich!‹ Dieser Prozess ist sehr schmerzlich, weil er – für die meisten Spätadoleszenten in unserer Kultur – mit irreversiblen Entscheidungsprozessen verbunden ist« (ebd., S. 27). In dieser Zeit werden für den Adoleszenten erstmals Vergangenheit, Gegenwart und Zukunft zu realen Größen. Ein Bewusstsein von der eigenen Lebenszeit und Endlichkeit zeichnet sich ab.

Die Hauptaufgabe der Adoleszenz besteht laut übereinstimmender Auffassung in der Literatur darin, durch Integrationsprozesse zu einem einheitlichen Ganzen der Persönlichkeit zu gelangen. Dies macht diese Entwicklungsphase aber auch zu einer »Zeit der Krise« (Bohleber 1993, S. 49): »Die Adoleszenz spiegelt kaleidoskopartig sämtliche vorangegangenen Entwicklungen in der einen oder anderen Form wieder und stellt den Heranwachsenden vor die gigantische Aufgabe der Konsolidierung und Integration (Blos 1985).«

Freud (1923, S. 274) ging in diesem Zusammenhang davon aus, dass »das Streben des Ichs nach Einheitlichkeit« während der Adoleszenz zur Schaffung einer einheitlichen Sexualorganisation unter dem Primat der Genitalität führe. Dies bedingt für ihn auch die Notwendigkeit der Lösung von den infantilen Objekten. Indem Freud (1905b) die infantile Sexualität von der reifen, unter dem Primat der Genitalität stehenden Sexualität Erwachsener unterschied, verfolgte er einen »zweizeitigen Ansatz der Sexualentwicklung« (ebd., S. 135). Die zweizeitige Sexualentwicklung des Menschen, mit ihrer »verspätet« einsetzenden vollständigen sexuellen Reife erst mit der Adoleszenz, hebt ihn von allen anderen Lebewesen ab und bildet die Voraussetzung für seine Kulturfähigkeit, allerdings mit der Kehrseite einer Disposition des Menschen für die Neurose. Dabei entspricht das abgespaltene Verdrängte dem, was im Vereinheitlichungsprozess nicht untergebracht werden konnte.

An Freuds zweizeitigem Ansatz der Sexualentwicklung anknüpfend, sprach

Blos von einer »zweiten Individuation« (nach Bohleber 1996, S. 15) als Ziel der Spätadoleszenz. Die »zweite Individuation« stellt zugleich eine »zweite Chance« (Bohleber 1996, S. 15) für die Lösung prägenitaler und ödipaler Konflikte dar, wenngleich Freuds zweizeitiger Ansatz der Sexualentwicklung nicht bedeutet, dass es in der Adoleszenz zu einer bloßen Neuauflage der infantilen Konflikte kommt.

Die erste Individuation wurde bereits von Margaret Mahler (1978) beschrieben, die mit ihren Mitarbeitern die Separations- und Individuationsphasen der frühen Kindheit in ihrem bahnbrechenden Werk *Die psychische Geburt des Menschen* untersucht hat. Nach Blos gibt es Ähnlichkeiten zwischen der Wiederannäherungskrise der frühen Kindheit und der frühen Adoleszenz sowie zwischen der Entwicklung von Selbst- und Objektkonstanz der frühen Kindheit und der Identitätsentwicklung des Spätadoleszenten. Die erste Individuation im zweiten Lebensjahr hat die äußere Autonomie des Kindes von seinen Bezugspersonen zustande gebracht, jetzt geht es um die innere Ablösung von den mächtigen infantilen Bezugspersonen.

Bohleber weist darauf hin, dass für das Gelingen der »zweiten Individuation« (1996, S. 15) nach Blos das Vorausgegangene entscheidend ist: Nur wenn das Ich während der Latenzphase genügend gestärkt wurde, kann sich die Adoleszenz als Entwicklungsperiode überhaupt etablieren. Triebfixierungen auf der Ebene des infantilen Narzissmus können bewirken, dass das Kind sich während der Latenzzeit der Beurteilung seines Selbstbildes durch sein soziales Umfeld entziehen möchte. Dann kann das Umfeld allerdings auch nicht ausreichend genutzt werden, um das kindliche Selbst durch Identifizierungen zu bereichern.

Wenn Freud das Synthetisierungsstreben des Ich in die Logik der Ablösung von den infantilen Objekten stellt, so widerspricht ihm hierin Loewald (1986), indem er es auf die Sehnsucht nach der primären narzisstischen Vereinigung mit der Mutter zurückführt (vgl. Bohleber 1993). Unstrittig ist jedoch, dass die infantilen Identifizierungen durchgearbeitet werden müssen, um das Ziel eines einzigartigen, aber einheitlich Ganzen der Person zu erreichen. Der Bewältigung der prägenitalen Strebungen kommt eine entscheidende Bedeutung für den Ausgang des Adoleszenzprozesses zu. Das Ziel der seelischen Integration liegt nach Moses Laufer (1976) in der Verschmelzung der sexuellen Wünsche und ödipalen Identifizierungen zu einer nicht mehr umkehrbaren sexuellen Identität des Menschen. Laufer, der Freuds Aufsatz aufgreift, sieht die Hauptaufgabe der Adoleszenz in der Bildung einer »endgültigen sexuellen Identität« (vgl. Bohleber 1996, S. 18), die eine Kompromisslösung zwischen dem Gewünschten und dem Erlaubten darstellt. Dieser Kompromiss wird dabei durch »Probehandeln« gesucht – Probehandlung par excellence ist die Masturbation. »Das adoleszente sexuelle Probehandeln ist eine aktive Prüfung, welche sexuellen Vorstellungen, Gefühle oder Befriedigungen für das Über-Ich annehmbar sind und welche nicht« (Bohleber 1996, S. 18). Im Rahmen der Kompromisssuche ist das Ich eine Art Verhandlungsführer: »Das Ich des Adoleszenten hat eine aktive aushandelnde Funktion. Solange das Ich diese aktive Funktion erhalten kann, verläuft der Entwicklungsprozess auch in progressiven Bahnen« (Bohleber 1993, S. 55). Für Anna Freud liegt die Hauptgefahr für das Ich als Verhandlungsführer in der Triebstärke des Es sowie letztlich darin, dass das Es das Ich überwältigt. Wird während der Adoleszenz ein schwaches Ich mit einem starken Es konfrontiert, so besteht die Gefahr, dass schließlich kein Kompromiss, bei dem die Genitalität die Oberhand behält, zustande kommt.

> »Obsiegen die prägenitalen Wünsche, dann kann der Jugendliche die Masturbation und die begleitenden Phantasien nicht mehr als aktives Probehandeln einsetzen. Der Körper, der zur sexuellen Reife gelangt, eröffnet nicht die aktive genitale Sexualität, sondern er wird als Quelle regressiver Wünsche erlebt, die das Ich zu überwältigen drohen. Um sich davor zu schützen, weist das Ich den Körper als Organ der sexuellen Befriedigung insgesamt zurück. Denn ihn als Quelle regressiver Wünsche zu akzeptieren, hieße auf der unbewußten Ebene, ihn wieder an die Mutter auszuliefern« (ebd.).

Diese Jugendlichen haben dann keinen Spielraum und keine Wahlmöglichkeiten mehr, was zu schweren Pathologien führen könne:

> »Die Ablehnung des sexuellen Körpers in seiner männlichen oder weiblichen Form kann zu einem Bruch mit der Realität führen. Der männlich oder weiblich funktionierende Körper soll zerstört werden mit der unbewußten Zielsetzung, eine Beziehung zu sich selbst und dem eigenen Körper fortzusetzen, die nicht-inzestuös und nicht-sexuell ist. Damit ist perversen oder psychotischen Entwicklungen der Weg gebahnt [...]. Je früher der Zusammenbruch nach der körperlichen Reifung einsetzt, desto pathologischer wird die Entwicklung« (Bohleber 1996, S. 19).

Die Hauptgefahr, die »zweite Chance« (ebd., S. 15) zu vergeben, liegt demnach in der Stärke des regressiven Sogs. Aufgrund des Triebdrucks sowie traumatischer Vorbelastungen kann es an dieser Stelle zum Ausbruch einer juvenilen Psychose kommen. Bohleber (1993) versteht in diesem Zusammenhang adoleszente Phänomene wie Negativismus, starre Opposition, Rebellion und lähmende Indifferenz als Kampf gegen diesen regressiven Sog.

Es wäre jedoch eine Fehlannahme, anzunehmen, dass alles darauf ankäme, den regressiven Sog zu unterdrücken. Vielmehr bedarf die adoleszente Entwicklung sogar der Konfrontation mit dem regressiven Sog, der die infantilen Bedürfnisse und Beziehungsformen wiederbelebt:

»Nur wenn alte Bedürfnisstrukturen regressiv wiederbelebt werden, ist eine Veränderung der Residuen infantiler Traumata, Konflikte und Fixierungen möglich. Durch die Regression werden diese wieder lebendig, kommen nun aber unter den Einfluß eines gestärkten adoleszenten Ichs, das zudem durch den progressiven Entwicklungsschub der Adoleszenz unterstützt wird. Auf diese Weise kann das gestärkte Ich beim Einbruch triebbedingter unbewußter Vorstellungen in das Bewußtsein auf das Verdrängte direkten Einfluß ausüben und es im Sinne einer ich-syntonen Arbeit verändern« (Bohleber 1993, S. 54).

Das Ich hat demnach die Chance, an seinen Aufgaben zu wachsen. Es ist durch eine gelingende Ablösung von den Eltern in verstärktem Maße in der Lage, seine Umwelt identifikatorisch zu nutzen und erfinderisch eine Umwelt zu suchen oder zu schaffen. Auf diese Weise kann ein progressiver Entwicklungsschub eingeleitet werden, der neuartige Lösungen infantiler Konflikte ermöglicht.

Anders ausgedrückt geht es während der Adoleszenz um die Entwicklung eines »stabilen Identitätsgefühls«. Dieses entsteht durch eine gut »integrierte Selbstrepräsentanz« (Bohleber 1996., S. 23).

»Das Selbst übernimmt die Aufgabe eines übergeordneten Organisators, der die seelischen Integrationsprozesse aktiviert und sich dabei der synthetischen Funktionen des Ichs bedient. Zu ihnen gehört auch das Identitätsgefühl. Der Adoleszente kämpft darum, wer ›Herr im Hause‹ ist« (ebd., S. 52).

Der beschriebene innere Wandel, das heißt das Erstarken des Ich gerade durch die Konfrontation mit dem regressiven Sog, kommt nach Blos, wie Bohleber in Anlehnung an Ernst Kris konstatiert, durch eine »Regression im Dienste der Entwicklung« (Bohleber 1996, S. 16) zustande. Dies erinnert sehr an die auf Ernst Kris zurückgehende Formel von der »Regression im Dienste des Ich«. Kris schrieb, bezogen auf den kreativen Prozess des Künstlers, dass »unter bestimmten Bedingungen das Ich die Regression handhabt, und daß die integrativen Funktionen des Ich eine willentliche und zeitweilige Abziehung der Besetzung aus dem einen oder anderen Gebiet einschließt, um hiernach seine Herrschaft gefestigt wiederzugewinnen« (Kris 1977, S. 187).

Nach Loewald (1986, S. 69) kommt es im Zuge dieses Prozesses zu einer »wiederholende[n] Neuschöpfung aus Altem«. Bohleber formuliert diesen Sachverhalt folgendermaßen: »Die Kindheit wird im Licht der erworbenen Sexualität neu gelesen. Das heißt, ihre eigentliche lebensgeschichtliche Bedeutung erhalten die Kindheitserinnerungen erst durch den Einfluß der Adoleszenz« (1993, S. 56). Dies stützt sich auf das Freud'sche Konzept der »Nachträglichkeit«, das Laplanche und

Pontalis so definieren: »Erfahrungen, Eindrücke, Erinnerungsspuren werden später aufgrund neuer Erfahrungen und mit dem Erreichen einer andere Entwicklungsstufe umgearbeitet. Sie erhalten somit gleichzeitig einen neuen Sinn und eine Wirksamkeit« (Laplanche/Pontalis 1973, S. 313).

Das »neue Lesen« der Kindheit »im Lichte der erworbenen Sexualität« ist nach Bohleber ein aktiver Gestaltungsprozess: »Die Auseinandersetzung resultiert in einer bewußten und auswählenden Aneignung der eigenen Vergangenheit. Die so geformte Vergangenheit wird ein Teil der sich entwickelnden Identität« (Bohleber 1993, S. 56). Bei dieser »wiederholenden Neuschöpfung« hat das an dieser Aufgabe wachsende Ich entscheidenden Einfluss: »Diese Neuinterpretation und ihre Umsetzung in Handlungen wird so zu einer kreativen Wiederholung der Vergangenheit unter dem Einfluß der Organisationstätigkeit des Ichs« (ebd.). Dies ist für die Identitätsbildung ein entscheidender Schritt:

> »Der Adoleszente kann sich mit seiner Vergangenheit selbst zum Objekt machen und darüber in allgemeiner Weise abstrahierend reflektieren, was ihm ermöglicht, seine Selbst-Bilder zu rekonstruieren. Er entwirft seine eigene Lebensphilosophie und ein ganzes System von Werten, Idealen und ethischen Normen. Indem der Adoleszente reflexiv mit seiner eigenen Vergangenheit in Kontakt kommt, erlebt er sich selbst in ganz anderer Weise als Kontinuum. Ebenso kann er sich in die Zukunft entwerfen, sich in die entsprechenden Entwürfe hineinversetzen, probeweise identifizieren und reflexiv auseinandersetzen« (ebd., S. 56).

Auf diese Weise, so Marianne Leuzinger-Bohleber und Egon Mahler, würden

> »neue Identitätssegmente assimiliert, alte ›ausgestoßen‹. Identitätsbildung wird so zu einem Verfertigungsprozeß. Der Jugendliche bleibt durch diesen Prozeß zwar immer der Gleiche, ist aber doch nicht mehr identisch mit dem, der er vorher war. Zudem ist er auch anders als andere – auch dies verbunden mit der Wahrnehmung des Getrenntseins, der Unterschiede«(Leuzinger-Bohleber/Mahler 1993, S. 30).

Gelingt die Neu- bzw. Umkonstruktion der eigenen Identität während der Adoleszenz, so ist dies eine beglückende und die Identität neu fundierende Erfahrung:

> »Sind Identitätselemente, die bisher nicht vereinbar waren, durch innere Umstrukturierungen, neue Erfahrungen und Handlungen plötzlich integrierbar, so hat dies eine tiefe Befriedigung und ein Glücksgefühl zur Folge, weil beide Identitätselemente in einem Handlungszusammenhang gleichzeitig erlebbar geworden sind. Ein Empfinden vertiefter Kontinuität, wachsender Ganzheit und neuer Integrität entsteht« (ebd., S. 53).

Wie heikel diese Prozesse sein können, wird aus einer von Werner Bohleber mitgeteilten Beobachtung deutlich, wonach die Auflösung adoleszenter Omnipotenzfantasien – die zu der Wahrnehmung führen, eine Einzelperson zu sein – schmerzhaft sein könne. Diese Omnipotenzfantasien werden von Adoleszenten als »kosmisches Frieren« und »Weltraumgefühl« beschrieben (Leuzinger-Bohleber/Mahler, S. 57). Dabei verlangen die in dieser Entwicklungsphase fälligen psychosozialen Festlegungen die Anerkennung von realistischen Grenzen des eigenen Selbst: »Voraussetzung dafür ist ein Verblassen grandioser Selbst-Repräsentanzen, deren Haltefunktion für das schwache adoleszente Selbstwertgefühl nun sukzessive durch Gratifikationen abgelöst wird, die aus den tatsächlichen beruflichen und sexuellen Erfahrungen stammen« (Bohleber 1996, S. 24). Eine »schmerzhafte Deidealisierung von Selbst und Objekt« (ebd.) ermöglicht dem Jugendlichen in diesem Sinne nach Blos, eine »reife Ambivalenz« (ebd.) zu verinnerlichen, durch die die Unvollkommenheit von Selbst- und Liebesobjekten erst erträglich wird. Da innere und äußere Probleme eines Menschen zusammenhängen, können mangelnder Außenhalt – wie zum Beispiel Arbeitslosigkeit oder Ehescheidung etc. – eine Regression auf ein archaisches seelisches Funktionsniveau bewirken:

> »Es bedarf realer Gratifikationen und der Einbindung in soziale Strukturen, um ein dauerhaftes reifes seelisches Funktionieren zustande zu bringen. Dahinter verbirgt sich keine unkritische Anpassungsideologie, sondern wir haben es hier mit einem allgemeinen seelischen Sachverhalt zu tun. Beides gilt es nicht zu verwischen, denn für die seelische Stabilisierung durch die eben erwähnten realen Gratifikationen, ist es nicht primär von Bedeutung, ob jemand eine sozial vorgezeichnete und anerkannte Laufbahn einschlägt, oder sich in Opposition zur herrschenden Kultur in einer Subkultur realisiert« (ebd., S. 24f.).

Was Bohleber an dieser Stelle mit Erikson betont, ist die wechselseitige und sinnhafte »Anerkennung« (ebd., S. 25) von Jugendlichen und der Umwelt. Solch eine Anerkennung ist hier im Sinne des biblischen »Erkanntwerdens« (ebd.) gemeint.

Leuzinger-Bohleber und Mahler weisen in diesem Zusammenhang allerdings darauf hin, dass die Größenfantasien des Adoleszenten nicht alleine »zur Abwehr der Insuffizienzgefühle« dienen, »sondern auch als kreative Leistung« anzusehen seien (Leuzinger-Bohleber/Mahler 1993, S. 29). Man müsse auch Illusionen ausbilden können, um ein aktiv gestaltendes Mitglied der Gesellschaft zu werden. Es kommt daher auf eine »adäquate Desillusionierung« (ebd.) an. Man kann dies mit der moderaten Frustrierung vergleichen, welche die Mutter ihrem Kleinkind zumutet, um die Ablösung des Kindes aus dem Einheitserleben mit der Mutter vorzubereiten. Dies geht mit der väterlichen Triangulierung einher, die nach neuesten Erkenntnissen der

Säuglingsforschung schon am ersten Lebenstag des Säuglings beginnt – schon von da an ist der Säugling in der Lage, den Vater anhand seines Geruchs wahrzunehmen. Auf die bislang unterschätzte Rolle des Vaters verweisen vor allem die Untersuchungen von Gaddini (1998), Aigener (2001), Seiffge-Krenker (2001) und Dammasch (2006). Das Scheitern der adoleszenten Identitätsbildungsprozesse kann zu Identitätsstörungen führen. Nach einer Untersuchung von Leuzinger-Bohleber und Mahler über »Psychische Konflikte und Hochschulstruktur, 1968 und heute« (Leuzinger-Bohleber/Mahler 1993, S. 33), wobei mit heute das Jahr 1992 gemeint war, vergrößern die Studienbedingungen an den Universitäten zum Teil die Gefahr, dass dies geschieht. Der Grund hierfür ist die »institutionelle Einschränkung des psychosozialen Moratoriums« (ebd.) durch den Leistungsdruck, der dem Adoleszenten während seines Studiums eine »produktive Krise« (ebd.) nicht mehr erlaubt. Dies wirkt sich für Leuzinger-Bohleber und Mahler umso gravierender aus, als eine andauernde Stresssituation »Reverie« (ebd., S. 34) und damit eine psychische Regeneration verunmöglicht wird. Die Folge kann, so Leuzinger-Bohleber und Mahler, eine verkürzte Identitätsbildung bzw. die Ausbildung einer Pseudoidentität sein: Personen mit Pseudoidentität funktionierten so lange gut, so lange sie sich innerhalb einer bestimmten, gewohnten Ordnung bewegen könnten. Sobald jedoch eine Anpassung an eine neue Rolle verlangt werde, zum Beispiel im Zuge einer beruflichen oder familiären Veränderung, könne es zu schwerer Verunsicherung und einer psychischen Krise kommen.

Eine weitere Form von Identitätsstörung sehen Leuzinger-Bohleber und Mahler in der »Identitätskrise bzw. Identitätsdiffusion« (ebd., S. 35), ausgelöst durch die Erfahrung, die der Einzelne in überfüllten Hörsälen macht, dass es auf ihn nicht ankommt. Dies kann unter Umständen eine radikale Desillusionierungserfahrung bedeuten, welche infantile Traumen wiederbeleben lassen und dazu führen kann, dass ein »circulus vitiosus« entsteht:

> »Der Studierende zieht sich immer mehr auf sich selbst zurück und isoliert sich dadurch mehr und mehr. In der Folge setzt er sich immer weniger realen Situationen (im Studium oder in sozialen Interaktionen) aus. Dadurch verringert sich die Wahrscheinlichkeit, daß er in der Realität irgendwelche Erfolgserlebnisse erzielt, die innerseelisch als Gegengewicht zu den Omnipotenzphantasien zur Stabilisierung des narzißtischen Gleichgewichts eingesetzt werden können. Dies verstärkt noch die psychische Bedürftigkeit und die Verletzbarkeit, was wiederum Rückzug nach sich zieht, etc.« (ebd., S. 35f.).

Dabei werden die Grenzen zwischen Fantasie und Realität, zwischen Innen und Außen, zwischen Selbst und Objekt fließend.

An dieser Stelle ist die Frage unvermeidbar, ob nicht die Kombination der heutigen Massenuniversität mit der straffen und verschulten Organisation ihrer Bachelor- und

Masterstudiengänge, die ein engmaschiges System permanenter Leistungsüberprüfung vorsehen, in das man heutzutage mit »Turbo-Abitur« schon nach zwölf Schuljahren eintreten kann, nicht genau in diese, der seelischen Gesundheit abträgliche Richtung führt, vor der Leuzinger-Bohleber und Mahler schon 1993 gewarnt haben.

4.4 Die berufliche Identität von Psychotherapeuten

Was macht die Identität des Psychotherapeuten aus? Im Fokus scheint der Wunsch zu stehen, anderen »helfen« zu können. Die Thematik des Helfens hat Schmid-bauer (1999, 2003) einer ausführlichen Analyse unterzogen. Er arbeitet die Widersprüche heraus, denen ein professioneller Helfer unterliegt: Einerseits ist er ein intimer Vertrauter seiner Klienten und steht mit ihnen in einer besonderen Gefühlsbeziehung, andererseits ist die persönliche Beziehung dadurch begrenzt, dass der Helfer eine Funktion ausübt, die zweckrationalen Prinzipien unterliegt. Das Helfen, ursprünglich abgeleitet von der Nächstenliebe, wird zur gesellschaftlich reglementierten Ware – letztendlich handelt es sich dann um eine Dienstleistung. Schmid-bauer beschreibt, wie sehr die »Helfer« mit der zweiten, funktionalen Seite ihres Berufes in Schwierigkeiten geraten, da sie dazu neigen, mit ihrer ganzen Person die Beziehung zu ihren Klienten zu führen und sich uneingeschränkt für sie einzusetzen. Solch ein Verhalten, basierend auf einer emotionalen Bindung, birgt die Gefahr, dass die Distanz zum Klienten verloren geht. Diese Dynamik erklärt sich nach Schmid-bauer daraus, dass die Helfer in der Bedürftigkeit ihrer Klienten die eigene Bedürftigkeit gespiegelt sehen, ohne sich darüber bewusst zu sein. Darin liegt die Anziehungskraft helfender Berufe. Dabei kann das Helfen-Wollen für den Helfer zu einer Art Droge werden, wobei, wie bei Drogenkonsum üblich, eine echte Befriedigung nicht erreicht werden kann. Der professionelle Helfer kann weder den durch gesellschaftliche Missstände verursachten Mangel an Nächstenliebe bei seinem Klienten ausgleichen, noch kann er seiner eigenen Hilfsbedürftigkeit, deren Ursachen in der eigenen Biografie liegen, abhelfen. Dies kann den Helfer in einen Circulus vitiosus bringen, in dem er von der »Droge des Helfens« immer intensiveren Gebrauch machen muss, ohne seine eigentlich damit verbundenen Ziele zu erreichen. Das häufig bei professionellen Helfern anzutreffende »Burnout-Syndrom« ist als Folge dieser Dynamik anzusehen. Man könnte sie auch mit dem Abwehrmechanismus der altruistischen Abtretung beschreiben, den Anna Freud (1936) herausgearbeitet hat: Das Helfen wird zur »Droge«, da der Helfer unbewusst eigene Ziele an seinen Klienten »abgetreten« hat und mit der Hilfe für den Klienten primär Hilfe für sich selbst verbindet.

Der Wunsch zu Helfen dürfte sicherlich der Hauptnenner sein, der die Psychotherapeuten der verschiedenen Schulrichtungen in ihrer beruflichen Identität miteinander verbindet. So hört sich bereits der Titel des Buches von Eva Jaeggi *Und wer therapiert die Therapeuten?* (2003) wie eine Weiterführung von Schmidbauers Postulat von den *Hilflosen Helfern* an. Jaeggis Buch basiert auf Interviews mit Psychotherapeuten verschiedener Schulen zu ihrer Berufswahl, durchgeführt im Rahmen von Diplom- und Doktorarbeiten an der TU Berlin. Ausgangspunkt für die Berufswahl des Psychotherapeuten ist den einleitenden theoretischen Überlegungen Jaeggis zufolge eine »Störung des narzißtischen Gleichgewichts« (2003, S. 47). Sie bezieht sich darüber hinaus auf eine Reihe weiterer Autoren, deren Befunde sie wie folgt zusammenfasst:

> »Es sind also sehr persönliche Motive, häufig defizitärer Art, die zur Berufswahl des Psychotherapeuten führen. Die Möglichkeit, diese destruktiven Persönlichkeitseigenschaften durch den Beruf umzugestalten und konstruktiv zu verwenden, mag zwar angestrebt werden, nach Ansicht der Autoren siegen jedoch die Kräfte, die der Berufsausübung nicht unbedingt förderlich sind« (ebd., S. 49).

Die negative Konnotation in Jaeggis Beschreibung der Motive der Berufswahl von Psychotherapeuten ist dabei unüberhörbar:

> »Ich hatte bei vielen Interviews den Eindruck, daß die befragten Therapeuten äußerst vorsichtig in ihren Aussagen waren – vielleicht, so dachte ich mir, haben sie immer das Gefühl, ihre Patienten hören zu? Selten wagte sich einer mal hinaus über das ›Schickliche‹ – das war tatsächlich ganz anders als manche Gespräche mit Kollegen, die man zwischen Tür und Angel ab und zu führt« (ebd., S. 17).

Es scheint, als habe sich Eva Jaeggi in ihrem Buch ihren Ärger über die Zunft der Psychotherapeuten vom Leibe geschrieben, denn stellenweise liest es sich wie ein Psychotherapeuten-Bashing: Trotz der geringen Datenbasis ihrer eigenen Patienten scheuten sich die befragten Therapeuten laut Jaeggi nicht, großzügig zu verallgemeinern, wobei sich Fantasie und Realität mische. »Anstelle eigener reflektierter Erfahrungen werden dann nachgebetete Theorien bemüht« (ebd., S. 20). Jaeggi hat sich dabei auch gefragt, wie manche gehemmt wirkenden Psychotherapeuten in ihrem Berufsleben klarkommen. In diesem Zusammenhang gelte für das »unsichere Gefühl« (ebd.) die eigene berufliche Rolle betreffend: »So lange man mit dem Patienten alleine ist, geht es noch einigermaßen, aber wehe, man muß sich nach außen verteidigen« (ebd.). Dementsprechend hätten viele Gesprächspartner während der Interviews tief in die Klischee-Kiste gegriffen und die dort gelagerten Floskeln »ohne die nötige Distanz« (ebd., S. 24) verwendet. Das Gefühl sei dabei »unabweislich«, »daß hier viel geschönt, verdrängt und sogar gelogen wurde«: »Alles in allem also war ich von vielen Interviews enttäuscht, weil ich das Gefühl hatte, hier würde vor allem das Gesicht gewahrt und nicht die Gelegenheit wahrgenommen, offen über einen schwierigen Beruf zu sprechen« (ebd.). Stattdessen zögen es viele Psychotherapeuten vor, »gegen einen Außenfeind« (ebd., S. 26) zu kämpfen, wovon auch die vielen Spaltungen in der Geschichte der Psychotherapie zeugten. »Vorgespiegelte Sicherheit« (ebd., S. 27) überwiege, wenn man Psychotherapeuten über ihren Beruf befrage, die aus übertriebener Theoriegläubigkeit resultiere. Daher ist »mit beiden Beinen fest in den Wolken« für Jaeggi »ein treffendes Bild für den Beruf des Psychotherapeuten« (ebd., S. 27).

Andreas E. Will, der sich mit diesen Befunden intensiv auseinandergesetzt hat, moniert, dass Jaeggi sich einerseits auf die Psychotherapeutenschaft als Ganzes beziehe, andererseits aber in ihrer kritischen Auseinandersetzung »in unangemessen einseitiger Weise« (Will 2006, S. 16) die analytischen Psychotherapeuten »ins Visier« (ebd.) nehme. Will hält Jaeggis Studie daher für tendenziös, verzerrend und für die Psychoanalytiker pathologisierend. Um die berufliche Identität von Psychotherapeuten angemessen abzubilden, muss für Will auch die psychotherapeutische Schule, der der Betreffende angehört, berücksichtigt werden. »Psychotherapeut« zu sagen und »Psychoanalytiker« zu meinen ist allerdings eine Tendenz, die sich in der Öffentlichkeit immer wieder beobachten lässt. Geht es um Psychotherapie, so wird in der Regel immer auf die »Couch« Bezug genommen, sei es, dass in einem Fernsehbericht über Psychotherapie die Couch erscheint, oder sei es, dass im metaphorischen Sinne davon gesprochen wird, jemand oder eine Sache »auf die Couch zu legen« etc. Ob in Zeitungsberichten oder Spielfilmen – Psychotherapeuten sind in der medialen Darstellung in der Regel Psychoanalytiker. Dies mag zum einen damit zusammenhängen, dass die Psychoanalyse von allen Psychotherapieschulen das wahrscheinlich schillerndste Image hat, sowie damit, dass sie selbst die »Mutter« vieler Psychotherapieschulen ist, die sich historisch aus ihr abgeleitet haben. Da aber die Psychoanalyse heute längst nicht mehr die einzige psychotherapeutische Schule ist, erscheint es umso wichtiger, die Differenzen zwischen den verschiedenen Verfahren nicht zu vernachlässigen.

Als zentraler Befund von Jaeggi, Schmidbauer und anderen lässt sich festhalten: Das »Helfen« wird als Grundmotivation für den Psychotherapeutenberuf angesehen. Dabei geht es den Psychotherapeuten um »Selbstheilung« (Jaeggi 2003, S. 49) qua Beruf. Fraglich bleibt dabei, weshalb dieser Befund in der Literatur, wofür Jaeggi ein eindrucksvolles Beispiel ist, zumeist so negativ konnotiert ist. Geht man davon aus, dass das Seelische nichts Einfaches ist, dass es hoch komplex und in sich widersprüchlich konstruiert ist, dass die Logik des Seelischen eine Psycho-Logik ist, die wenig mit der kausalen Logik zu tun hat, und dass im Seelischen nichts »eineindeutig« ist, sondern alles mindestens zwei, eher mehr Bedeutungen hat und somit überdeterminiert ist, dann dürfte einleuchtend sein, dass es einer starken Motivation bedarf, um sich beruflich mit dem Seelischen zu beschäftigen. Doch welche Motivation könnte stärker sein, als das eigene Leiden? Es wundert daher nicht, dass eigenes Leiden – wie Jaeggi es mit ihrem Hinweis auf den Selbstheilungswunsch der Psychotherapeuten darlegt – *das* Motiv für das Ergreifen des Psychotherapeutenberufes zu sein scheint. Und schließlich: Was ist eigentlich dagegen einzuwenden, wenn das eigene Leiden zum Beruf motiviert? Nicht ohne Grund muss jeder angehende Psychoanalytiker sich selbst »auf die Couch legen« und sich einer Lehranalyse unterziehen, bevor er andere »auf die Couch legt«. Auch das PsychThG trägt diesem Gedanken Rechnung, indem es einen Anteil von Selbsterfahrung im Rahmen der psychotherapeutischen Ausbildung verlangt. Erfahrungsgemäß wird jeder, der sich damit beschäftigt, anderen zu helfen, auch mit eigenen Schwächen konfrontiert, da alles, was man bei anderen beobachtet, zwangsläufig den Gedanken auslöst: Wie ist das eigentlich bei mir? Oder, wissenschaftlicher ausgedrückt: Überall dort, wo man Kontakt zu anderen Menschen hat, finden »Übertragung« und »Gegenübertragung« statt – in alle Richtungen. So ist es kein Zufall, dass viele Psychologiestudenten während ihres Studiums eine Psychotherapie aufnehmen. Die wissenschaftliche Beschäftigung mit dem Seelischen konfrontiert sie immer wieder mit der eigenen Person, sodass es schwieriger wird, sich dem zu entziehen. Gelingt es mittels eigener Selbsterfahrung, die eigenen seelischen Probleme so zu verarbeiten, dass man in der Lage ist, die eigenen Probleme im Kontakt mit anderen nicht mit denen der anderen zu »vermischen«, sondern zu trennen zwischen den Anteilen, die zur eigenen Person gehören, und denjenigen, die zum Gegenüber gehören, so wäre dies eine kunstvolle Lösung. Der Wunsch nach Selbstbehandlung wird über den Umweg eingelöst, andere behandeln zu wollen, da Selbsterfahrung Voraussetzung für die Behandlung anderer ist. Eine gute Selbsterfahrung im Rahmen einer guten psychotherapeutischen Ausbildung ist eine gute Voraussetzung für die Behandlung anderer.

4.4.1 Die psychoanalytische Identität

Will konstatiert eine seit Jahren negative Berichterstattung über Psychoanalytiker in den Medien:

> »Die Person des Psychoanalytikers umhüllt immer ein gewisser Schleier des Unnahbaren; sie löst Ängste, z. B. vor dem berüchtigten Röntgenblick, und Bewunderung, oft auch Idealisierung, gleichermaßen aus. Wenn etwas idealisiert wird, muss man meistens, insbesondere wenn es mit tiefen Ängsten gekoppelt ist, nicht lange nach dem Gegenpol, nach Ablehnung und Entwertung, suchen« (Will 2006, S. 15).

Um das Negativbild des Psychoanalytikers in der Öffentlichkeit zu korrigieren, hat Will eine eigene, quantitativ-empirische Studie über Psychoanalytiker durchgeführt. Diese erfolgte anhand einer Ausgangsstichprobe von 260 Psychoanalytikern der *Akademie für Psychoanalyse und Psychotherapie München e. V.* und der *Münchner Arbeitsgemeinschaft für Psychoanalyse e. V.* (MAP). Der Fragebogen enthielt Fragen zur Person, zur psychoanalytischen Identität, zur psychoanalytischen Ausbildung, zur Berufspolitik, zum Berufs- und Privatleben sowie zum Verhältnis von Berufs- und Privatleben, zur »Déformation professionelle«, zu Ansprüchen und Idealen sowie zur Konflikthaftigkeit des antwortenden Analytikers.

Die Studie war für Will zugleich auch Teil seiner Auseinandersetzung mit den Thesen von Eva Jaeggi (2003), die den Psychoanalytikern unter anderem »Forschungsabstinenz«, »Verbohrtheiten in die eigenen Theorien«, so wie »Unwillen«, »sich von vorgefaßten Meinungen zu trennen« vorgeworfen hat und zu dem Schluss kommt: »[A]ll dies hängt mit der Schwierigkeit, sich von lehranalytischen ›Eltern‹ zu trennen, vermutlich zusammen« (Jaeggi 2003, S. 8).

Was die Bedeutung des Helfens als Grundmotivation für den Psychotherapeutenberuf angeht, stimmten die Ergebnisse Wills mit denen Jaeggis überein. Zwei Drittel der Befragten Wills fühlen sich durch eine stark ausgeprägte soziale und empathische Veranlagung zum Psychotherapeuten berufen. »Besonders beeindruckend ist, dass 99% ihre psychoanalytische Ausbildung und Berufspraxis als intensiven persönlichen Gewinn erleben« (Will 2006., S. 64). 67% seiner Befragten gaben an, dass ein persönliches Leiden mit dem eigenen Berufswunsch verknüpft gewesen sei. Gerade aus dieser Verbundenheit von Persönlichem und Beruflichem werde dem Analytiker »in der öffentlichen Darstellung ein Strick gedreht« (ebd.). Ein weiterer Befund sei, dass Intervisionsarbeit für die meisten Analytiker Bestandteil ihres beruflichen Selbstverständnisses darstelle. Dabei ginge es nicht nur um Qualitätssicherung: »Die Analytiker wissen sich also offensichtlich auf professionelle Art zu helfen, um Zweifeln und Unsicherheiten zu begegnen« (ebd., S. 65), die sie in ihrer beruflichen Identität infrage stellen könnten.

Insgesamt widersprechen die empirischen Befunde Wills jedoch denen von Jaeggi. Dies beginnt bereits damit, dass die an der Untersuchung teilnehmenden Psychoanalytiker die zum Teil »sehr persönlichen, intimen Fragen« mit »bemerkenswerter Offenheit« (Will 2006, S. 29f.) beantwortet hätten. Bei Jaeggi erschienen die Psychoanalytiker im Gespräch gehemmt, distanziert und kalt und suchten in Floskeln Zuflucht. Die Darstellung der weiteren abweichenden Befunde Wills, gemäß den verschiedenen Kapiteln seines Fragebogens, muss an dieser Stelle aus Platzgründen unterbleiben.

Des Weiteren scheinen auch die Interpretationen der Befunde bei Will und Jaeggi in diametral entgegengesetzte Richtungen zu gehen. Dafür nur ein Beispiel: Während Will denjenigen Analytikern, die sich durch die öffentlichen Angriffe auf die Psychoanalyse nicht verunsichert zeigen, eine positiv gefestigte Identität zuschreibt, sich gut distanzieren zu können, sieht Jaeggi darin eher im negativen Sinne eine Reaktionsbildung auf die Angriffe gegen die Psychoanalyse. So stellt Will fest: »[E]ine gefestigte Psychoanalytische Identität sollte nicht sofort mit einer rigiden Abwehrhaltung gegen Kritik und Zweifel in Verbindung gebracht werden, wozu Jaeggi neigt« (ebd., S. 63). Auch könnten die Unsicherheiten dafür stehen, »dass Psychoanalytiker hohe Ansprüche an ihre persönlichen und beruflichen Fähigkeiten stellen« (ebd.).

Methodenkritisch könnte man hinsichtlich Wills Untersuchung einwenden, dass das Ausfüllen eines Fragebogens kein übertragungsfreies Geschehen darstellt. So manche Antwort der Befragten mag daher von einer Identifikation mit der Intention von Wills Untersuchung abhängig gewesen sein, die Psychoanalytiker öffentlich in einem besseren Licht erscheinen zu lassen.

Insgesamt kann man der Kontroverse zwischen Jaeggi und Will Folgendes abgewinnen: Die Kritik von Eva Jaeggi an den Psychoanalytikern trifft wahrscheinlich manche empfindliche Punkte. Allein die negative Konnotation in der Darstellung ihrer Befunde und Interpretationen, insbesondere was die Psychoanalytiker angeht, erschwert eine differenzierte Auseinandersetzung. Insofern ist Wills Versuch, die Diskussion zu versachlichen, begrüßenswert. Will interpretiert seine Befunde selbst dahingehend, »dass heute angesichts der Krise der Psychoanalyse in der Analytikergemeinde etwas in Bewegung ist, dass man die eigene Sache zum Thema machen will« (Will 2006, S. 199f.). Dieser Ansicht ist wohl auch Micha Hilgers, der schreibt: »Wissenschaftliche Psychoanalyse ist unter den gegenwärtigen Verhältnissen existenziell bedroht. Unsere Identität müssen wir also tatsächlich verteidigen« (2000, S. 407). Daher ist für Hilgers die professionelle Selbstdarstellung und Öffentlichkeitsarbeit ein selbstverständlicher Teil des Berufs – eine Position, die gegenwärtig sicherlich nicht von der Mehrheit der Psychoanalytiker geteilt wird.

Vor diesem Hintergrund hat die Zeitschrift *Forum der Psychoanalyse* ein Diskussionsforum gestaltet, in dem sich internationale Psychoanalytiker zu der Frage äußern: »Was ist psychoanalytische Identität?« Michael Ermann, Mitherausgeber der Zeitschrift, eröffnet dieses Forum in einer »Vorbemerkung der Schriftleitung« mit dem Paukenschlag, »dass die gegenwärtige so oft diskutierte Krise der Psychoanalyse im Kern eine der psychoanalytischen Identität ist« (2003, S. 362). Bereits früher hatte Ermann seine Sorge zum Ausdruck gebracht, dass »die psychoanalytische Methode verflacht« (1996, S. 138), da sich viele Psychoanalytiker in ihrem Denken – mehr oder weniger unbewusst – stark an die Kategorien des Versorgungssystems angepasst hätten, sodass ihre Berufsidentität – angesichts der gefährdeten Stellung der Psychoanalyse im Versorgungssystem – stark vom Gedanken an Sicherheit und Selbsterhalt geprägt sei. Dabei sieht Ermann in der postmodernen Identität, die er als »multipel, heteronom und omnipotent« (ebd., S. 135) beschreibt, eine Ursache für die Krise der Psychoanalyse: »Ich halte die postmoderne Identifikation, die heute immer deutlicher spürbar wird, für ein zeitgemäßes Motiv für die Geringschätzung, die die Psychoanalyse gegenwärtig als Wissenschaft und als Behandlungsverfahren in der Öffentlichkeit, d. h. in der Bewertung des Zeitgeistes erfährt« (ebd.).

Thomas Pollak (1999) bezieht sich mit seiner Arbeit »Über die berufliche Identität des Psychoanalytikers – Versuch einer professionstheoretischen Perspektive« darauf, dass die Psychoanalyse vor dem Hintergrund ihrer Einbindung in das Gesundheitswesen westlicher Industriestaaten nach Meinung von Autoren wie Bruns (1994) und Körner (1995) ihr »zivilisationskritisches Potential« (Pollak 1999, S. 1266) verloren habe, dass eine vierstündige psychoanalytische Krankenbehandlung zu Lasten der GKV seit 1992 nur noch für einen begrenzten Zeitraum möglich ist und dass die Psychoanalyse von Grawe (1994) und anderem in ihrem Anspruch auf Wissenschaftlichkeit angegriffen worden ist. Seit den 1990er Jahren, auf die sich Pollak bezieht, hat sich die Krisensituation der Psychoanalyse weiter verschärft (siehe Kapitel 1). Körner (2003, S. 367) sieht die Psychoanalytiker heute in dem Dilemma, sich entweder zu Lasten ihrer Identität zu sehr dem gegenwärtigen »Rationalisierungsdruck«, »diesem Windkanal von Ziel-Mittel-Rationalität« zu beugen oder aber, sofern sie an ihrem »Verfahren der Wahrheitssuche« festhalten, jegliche Anerkennung im gesellschaftlichen Kontext zu verlieren.

In Krisensituationen trete laut Pollak üblicherweise »die Frage nach der *wahren* psychoanalytischen Identität auf den Plan« (1999, S. 1267). Man könnte dies als ein regressives Phänomen verstehen: In Krisensituationen kommt es zu einer Rückbesinnung auf die Essentials, wovon man sich eine Festigung seiner Situation erhofft. In diesem Zusammenhang betont Körner (2003, S. 366), dass Identität in der Konfrontation mit der eigenen oder mit anderen Gruppen »aufrechterhalten« bzw. »behauptet« werde, womit sich ein kämpferischer Aspekt verbindet. Auch Pollak sieht diesen, von ihm als »normativ« bezeichneten Aspekt der psychoanalytischen Identität: »Der Begriff wird oft verwendet, um jemanden bestimmte Eigenschaften oder Voraussetzungen für die Zugehörigkeit zur Berufsgruppe zu- oder abzusprechen« (1999, S. 1268). Daher frage man, so Körner, »in unsicheren Zeiten« (2003, S. 366) oft, ob das, was der andere mache, »noch Psychoanalyse« (ebd.) sei bzw. ob er genügend mit den Auffassungen der Gründergeneration bzw. der heutigen psychoanalytischen Lehrmeinung übereinstimme. Will man den genannten Krisensymptomen der Psychoanalyse und ihren Hintergründen Rechnung tragen, so erweist sich das Thema der beruflichen Identität des Psychoanalytikers nach Pollak jedoch als »unerschöpflich« (1999, S. 1267).

Alle Psychoanalytiker, die sich am erwähnten Diskussionsforum beteiligten – H. Shmuel Erlich, Jürgen Körner, Michele Minolli, Carl Nedelmann und Anne-Marie

Sandler – beziehen sich auf den Identitätsbegriff als Schnittstellenkonzept im Sinne Bohlebers. Psychoanalytiker arbeiten demnach »an der Schnittstelle zwischen dem Bewussten und dem Unbewussten, zwischen innerer und äußerer Welt«, schreibt Ermann in seiner Vorbemerkung (2003, S. 362). Pollak geht von folgender Schnittstelle aus:

> »Auf der einen Seite trachtet er (der Psychoanalytiker) nach einer ganz persönlichen Qualität seiner Arbeit, nach Unverwechselbarkeit und Originalität; auf der anderen Seite braucht und sucht er die Zugehörigkeit zur Berufsgruppe bzw. zu einer Gruppe von Kollegen, mit denen er im Austausch steht oder mit deren Auffassungen er sich identifiziert« (1999, S. 1270).

Nach Ermann benötigen Psychoanalytiker »eine gut entwickelte Fähigkeit, Gegensätze, Widersprüche und daraus entstehende Spannungen auszuhalten, zu verstehen und bedeutungsvoll damit umzugehen. Der Beruf verlangt es, diese Funktion mit dem Selbstkonzept zu verbinden. Auf diese Weise entsteht psychoanalytische Identität« (Ermann 2003, S. 362).

Für Pollak ist die Art und Weise entscheidend, mit der die beiden Seiten integriert werden – genau dies beschreibe der Begriff der »psychoanalytischen Identität«: »Der Begriff der psychoanalytischen Identität bezeichnet eine besondere Verknüpfung der Person und Berufstätigkeit des Analytikers« (Pollak 1999, S. 1270f.).

Freud hielt das Geforderte für eine »unmögliche« Aufgabe und mithin auch den Beruf des Psychoanalytikers für »unmöglich«:

> »Machen wir einen Moment halt, um den Analytiker unserer aufrichtigen Anteilnahme zu versichern, daß er bei der Ausübung seiner Tätigkeit so schwere Anforderungen erfüllen soll. Es hat doch beinahe den Anschein, als wäre das Analysieren der dritte jener ›unmöglichen‹ Berufe, in denen man des ungenügenden Erfolgs von vornherein sicher sein kann. Die beiden anderen, weit länger bekannten, sind das Erziehen und das Regieren« (Freud 1937, S. 94).

Mithin scheint die gegenwärtige Krise der Psychoanalyse mehr eine Zuspitzung dieser in Permanenz gegebenen »Krise« analytischer Tätigkeit zu sein, wenn man »Krise« hier auf die von Freud angesprochene Grunderfahrung des Scheiterns bezieht.

Für Erlich scheint es gerade diese »Unmöglichkeit« zu sein, welche den Reiz für künftige Psychoanalytiker darstellt, diesen Beruf zu ergreifen. So vermutet er,

> »dass Psychoanalytiker ihren Beruf ergreifen, weil sie ein ausgeprägteres Gespür und eine ausgeprägtere Aufmerksamkeit für die Schwierigkeiten haben, die mit dieser Integration

verbunden sind, und dass ihnen die Psychoanalyse eine soziale Rolle ermöglicht – ein Psychoanalytiker zu *sein* und Psychoanalyse *auszuüben* – die es ihnen erlaubt, diese besondere Sensibilität zu nutzen« (Erlich 2003, S. 364).

Erlich glaubt anscheinend, dass man eine gewisse Hybris haben muss, um Psychoanalytiker zu werden, um sich an dieser »unmöglichen« Aufgabe zu versuchen. Kehrseite der Hybris wäre ein Leiden an der selbstgewählten, »unmöglichen« Aufgabe:

> »Dass sie diesen Beruf ausüben, bedeutet jedoch keinesfalls, dass sie selbst diese Aufgabe gelöst haben. Es ist sogar gut möglich, dass sie immer noch darunter leiden. Anderen zu helfen, Schwierigkeiten bei der Integration ihrer inneren und äußeren subjektiven Wirklichkeit zu bewältigen, verschafft Psychoanalytikern – ich verallgemeinere – eine sublimierte, dringend benötigte Selbstheilung für eigenes Unbehagen« (ebd.).

Für Erlich versetzt die psychoanalytische Identität den Psychoanalytiker mehr als andere an die Grenze zwischen »innerer Welt und äußerer Realität« (ebd.). So pendelt er beständig hin und her zwischen Realitäten und Fantasien über Realitäten. Allerdings seien sich die Psychoanalytiker »der horrenden Implikationen, die mit Grenzpositionen einhergehen, meist nicht bewusst« (ebd.). So nähmen sie die innere Welt viel bereitwilliger wahr als die äußere Realität und »verzerren« ihre eigene Identität, »indem sie die innere Welt viel stärker gewichten als die äußere oder viel stärker als ihre Position an der Grenze zwischen Innen- und Außenwelt« (ebd.). Ihre »Vorliebe für die Intimität und die Abgeschlossenheit des Behandlungszimmers, für den reflektierten Austausch mit gedämpfter Stimme ist tief verwurzelt« (ebd., S. 365). Ihre Bezogenheit auf ein solches Milieu ist für Erlich der Grund dafür, warum das Leben eines Analytikers »mehr auf die einsiedlerische, zurückgezogene und unauffälligere Seite« (ebd.) neige. Daher scheuen Analytiker »immer noch das Rampenlicht der Öffentlichkeit und hegen einen tiefen Argwohn gegenüber jenen Kollegen, die diese Haltung offenbar nicht teilen« (ebd.). Vor diesem Hintergrund vermutet Erlich, dass gerade solche Personen den Weg in die psychoanalytische Ausbildung finden, »deren Persönlichkeitsstruktur und Identität eine derartige zurückgezogene und exklusive Lebensweise favorisieren« (ebd.). Er betont, dies nicht »geringschätzig« zu meinen, sondern beeindruckt davon zu sein, wie die »psychoanalytische Identität von einer persönlichen Deformität Gebrauch« mache, »indem sie den Betreffenden dazu bringt und befähigt, ein guter Analytiker zu werden« (ebd.).

Dennoch, so Erlich, solle man auch die negativen Auswirkungen dieser Deformität nicht außer Acht lassen:

»Diese Entwicklungslinien der psychoanalytischen Identität spiegeln sich im offenen oder verborgenen Argwohn, in der Verunglimpfung oder Ablehnung von Ansätzen, Fachgebieten oder Vorgängen, die zu der anderen, ›realen‹ oder äußeren Welt gehören. Die ›psychische Realität‹ als die einzige Wahrheit zu betrachten, führt zu einer ambivalenten Haltung gegenüber Engagement für Aktivitäten, die jenseits davon oder an der Schnittstelle zu anderen Wissenschaften stattfinden, wie z. B. Medienpräsenz, das Lehren an Universitäten oder die Arbeit mit oder in psychotherapeutischen Projekten« (ebd.).

Dies beeinflusse insbesondere die Haltung der Psychoanalytiker gegenüber der Forschung. Hier befinde sich die psychoanalytische Identität in einer »abgeschotteten, prekären Situation«, da sie jene »Beweise«, wie sie in den Diskursen der »äußeren«, objektivierenden Welt gälten, ablehne und abwerte. Anstelle dieser abgewehrten Art der Beweisführung müsse etwas anderes treten, um die »Wahrheit« bzw. »Gültigkeit« (ebd.) einer Aussage zu belegen:

»Sehr häufig berufen sich Analytiker auf Autoritäten, um etwas für gültig zu erklären oder berufliche, klinische oder wissenschaftliche Standards zu begründen. Diese häufig zu beobachtende Berufung auf bestimmte Autoritäten oder charismatische Figuren sitzt bei Analytikern tief, denn sie berührt den Kern ihrer Identität: Sie basiert mehr auf einer idealisierenden oder idolisierenden als auf einer objektivierenden und kritisch-distanzierten Überprüfung« (ebd.).

Das Ergebnis sei bekannt:

»Ausgiebige Berufungen auf einige persönlich erwählte, berufene Kollegen, die wiederholt zitiert werden, und dies auf eine Weise, die die eigene Identität puscht, indem sich der Betreffende zu ihnen zugehörig und als Teil von ihnen fühlt. Falls dies unweigerlich an religiöse Haltungen erinnert, so nur deswegen, weil es tatsächlich etwas Ähnliches ist« (ebd., S. 365f.).

Dabei kämen die »religiösen Untertöne« auch in einem »Streben nach Reinheit« zum Ausdruck: »Die psychoanalytische Identität neigt infolge ihrer Überbesetzung der inneren Welt und der Subjektivität dazu, nach Reinheit zu suchen und alles abzulehnen, was diese kontaminieren könnte« (ebd., S. 366). Erlich glaube nicht, dass sich dies grundsätzlich ändern ließe. Dennoch sei viel gewonnen, »wenn wir mehr auf die Position des Analytikers an der Grenze *zwischen* innerer und äußerer Welt und weniger auf seine Position *in* der einen oder anderen *Welt* acht geben würden« (ebd.). Er plädiert in diesem Zusammenhang für eine »Entmystifizierung der analytischen Haltung und Identität« (ebd.), die vor allem durch den Austausch mit den Nachbarwissenschaften vorangetrieben werden könne.

Körner spricht sicherlich auch Erlich und Pollak aus dem Herzen, wenn er feststellt, dass die Frage nach der »psychoanalytischen Identität« nicht auf »bleibende Wahrheiten« ziele, in denen wiederum die von Erlich angesprochenen »religiösen Untertöne« durchscheinen, sondern darauf, »ob wir, die Psychoanalytiker, in der Vielfalt psychoanalytischer Methoden und Theorien ausreichend viel Gemeinsames (gemeinsame Vorstellungen, Ziele, Erwartungen an die soziale Umwelt) entdecken können, das uns den Eindruck von Identität« (Körner 2003, S. 366) vermittelt. Dass sich die Frage nach dem Gemeinsamen stelle, sieht Körner bereits als Symptom dafür, dass Gemeinsames verloren gegangen sei: »Die Frage nach der eigenen Identität schweigt, so lange man sich ihrer gewiss ist« (ebd., S. 368).

Die Frage, was die Psychoanalytiker eint, hatte Freud 1922 wie folgt beantwortet:

> »Die Annahme unbewußter seelischer Vorgänge, die Anerkennung der Lehre vom Widerstand und der Verdrängung, die Einschätzung der Sexualität und des Ödipus-Komplexes sind die Hauptinhalte der Psychoanalyse und die Grundlagen ihrer Theorie, und wer sie nicht alle gutzuheißen vermag, sollte sich nicht zu den Psychoanalytikern zählen« (Freud 1922, S. 223).

Heute, über 90 Jahre später, angesichts der Ausdifferenzierung einer Vielzahl von »Schulen« psychoanalytischer Theoriebildung und Behandlungstechnik – Triebtheorie, Ich-Psychologie, Selbst-Psychologie, Objektbeziehungstheorie, kleinianische Psychologie etc., nebst diverser Mischformen und Untergruppen – scheint ein so klares Statement kaum noch möglich. Dies habe Wallerstein 1988 laut Carl Nedelmann zu der Frage veranlasst: »One psychoanalysis or many?« (Nedelmann 2003, S. 372). Nedelmann selbst rekurriert auf die psychoanalytische Methode und deren Elemente: gleichschwebende Aufmerksamkeit und Abstinenz. Des Weiteren gehört für ihn aber auch das »jüdische Erbe der Psychoanalyse, angesichts der Shoah« (ebd.), mit dazu, dessen Verständnis ein großes Anliegen für Nedelmann ist.

Angesichts des Pluralismus verschiedener psychoanalytischer Theorien betont Anne-Marie Sandler die Notwendigkeit einer gemeinsamen Erdung: »Die Gefahr, die ich sehe, liegt darin, dass unser fundamentales Theoriegebäude die Erdung verliert und unser Pluralismus zu Entfremdungen, Missverständnissen und Auseinandersetzungen führt, wenn er nicht in einer gemeinsamen psychoanalytischen Identität wurzelt« (Sandler 2003, S. 375). Daher unternimmt sie den Versuch, einen »common ground« herauszuarbeiten, der von allen Analytikern geteilt wird, unabhängig davon, ob man zum Beispiel in der britischen oder in der französischen Psychoanalyse beheimatet ist. Sandler ist der Überzeugung, dass das, was geteilt wird, die »psychoanalytische Erfahrung« ist, das heißt »eine Erfahrung, die jeder Psychoanalytiker im Laufe seiner eigenen Analyse und der darauf folgenden Arbeit mit Patienten für sich selber machen muss« (ebd., S. 374). Psychoanalytische Erfahrung meint, dass sich jeder Psychoanalytiker die Psychoanalyse auf seine je individuelle Art aneignen bzw. seine eigene Version von Psychoanalyse entwickeln muss. Man könnte auch sagen: In der »psychoanalytischen Erfahrung« erfährt man seine psychoanalytische Identität.

Sandler beschreibt die »psychoanalytische Erfahrung« als auf dem »common ground« der psychoanalytischen Situation beruhend. Darin stimmt sie auch mit Michele Minolli überein, die davon überzeugt ist, dass »die Achtung vor dem, was in der Sitzung geschieht, und die angedeutete Art der gemeinsamen Bearbeitung mit dem Ziel, den analytischen Prozess zu verfolgen« das ist, »was einen Psychoanalytiker ausmacht« (2003, S. 370). Gerhard Schneider (2005) würde die »psychoanalytische Erfahrung« sicherlich dem festen Pol seiner Identitätskonzeption zuordnen. Sandler fügt nun noch etwas zur Beschreibung von »psychoanalytischer Erfahrung« hinzu, was dem beweglichen Pol von Schneiders Identitätskonzept (siehe Kapitel 4.1) entspricht:

> »Dass die eigentliche Grundlage der psychoanalytischen Identität für mich auf der Erfahrung einer Art Wandlung [im englischen Original: conversion] beruht – nicht in einem religiösen oder intellektuellen Sinne, sondern als mentaler, gefühlsgeleiteter Prozess, einer tiefgreifenden inneren Veränderung. Diese ereignet sich für gewöhnlich im Laufe der eigenen Analyse mit dem Vertraut-werden mit einer neuen Welt persönlicher Werte und Wahrheiten. Das führt zu einer Erweiterung und Intensivierung des bewussten und unbewussten Denkens. Dieser Wandel ist es, der sich fortan auf jegliche psychoanalytische Arbeit auswirkt« (Sandler 2003, S. 374).

Als Basis dafür, dass eine »psychoanalytische Erfahrung« gemacht werden kann, und als »ersten Grundpfeiler« (ebd., S. 375) einer psychoanalytischen Identität sieht Sandler die psychoanalytische Ausbildung. Dabei gehe es nicht darum, den Kandidaten an den Lehranalytiker, an einen bestimmten Lehrer oder eine bestimmte Richtung zu binden, sondern ihm eine »Identifikation mit dem ›analytischen Prozess‹ zu ermöglichen« (ebd.). Dies sei allerdings ein schwieriger Schritt, der Jahre brauche, um vollzogen zu werden:

> »Es bedarf vieler weiterer Jahre an eigener Arbeit mit unterschiedlichen Patienten und erfordert einen regelmäßigen klinischen Austausch mit Kollegen, bis sich eine ›wahre‹ [Hervorh. i. Orig. – »wahr« ist hier unseres Erachtens nicht im Sinne ontologischer Wahrheit zu verstehen, sondern im Sinne von »authentisch«] psychoanalytische Identität herausbildet, die über Gruppenmeinungen und die Identifikation mit verehrten

Lehrern hinausreicht. Nur wenn ein Analytiker eigenständiges Sein, Fühlen und Denken erworben hat, wird seine psychoanalytische Identität in Krisenzeiten nicht bedroht sein« (ebd.).

In diesem Sinne redet Sandler den Analytikern ins Gewissen:

>»Nur wenn wir wirklich bemüht sind, die Arbeit anderer zu verstehen und wenn wir wissen, warum wir zustimmen oder anderer Meinung sind, können wir unsere eigene Sichtweise in Frage stellen und unser Verständnis dafür, was es bedeutet, Psychoanalytiker zu sein, erweitern« (ebd., S. 376).

Dazu brauche der Analytiker eine »gefestigte, aber nicht rigide psychoanalytische Identität« (ebd.). Dann könne er sich

>»bereit und in der Lage fühlen, die Herausforderung des Pluralismus anzunehmen. Eben diese Herausforderung ist es jedoch, die bei einigen Psychoanalytikern die psychoanalytische Identität unterminieren, ihre Enttäuschung an der Psychoanalyse stärken und sie dazu bringen kann, woanders nach rascheren und allgemein anerkannteren Lösungen Ausschau zu halten« (ebd.).

Sandler schließt ihre Überlegungen mit dem Gedanken ab, dass die gegenwärtige Krise der Psychoanalyse »eine Chance bietet, unser Fragen und Denken, unsere Weiterentwicklungen und unser Wachstum auch weiterhin voranzubringen – vorausgesetzt, wir fühlen uns in unserer psychoanalytischen Identität sicher« (ebd.).

Pollak sieht allerdings weniger in theoretischer Uneinigkeit und mangelnder Fundierung der analytischen Identität im analytischen Prozess das Hauptproblem für die Psychoanalyse, sondern vielmehr in der »Irrealisierung« (1999, S. 1286) – er zitiert diesen Begriff nach Lüders (1984) – der äußeren Realität durch Psychoanalytiker, was für ihn eine Gefahr für die analytische Berufstätigkeit darstellt: »Die intensiven Beziehungserfahrungen« und »die Konzentration auf die Innenwelt des menschlichen Erlebens« im geschützten Raum des Behandlungszimmers trügen dazu bei,

>»dass sich Analytiker gelegentlich schwer tun mit der äußeren Realität: dies kann das private Leben betreffen, vielfach betrifft es die Haltung zur Gesellschaft, die Berufspolitik und das Verhältnis zur Wissenschaft. Die Behandlung von Fragen des Gesundheitswesens, der Ausbildung, der Beurteilung psychoanalytischer Arbeit, der psychoanalytischen Theorie selbst ist unter Psychoanalytikern zuweilen von einer Irrealisierung überschattet, die eine rationale Verständigung erschwert. Der deutende Zugang zur Welt, das berufliche Signum des Analytikers, kann zum Hindernis einer Realitätsbewältigung

werden, wenn er außerhalb eines angemessenen methodischen Rahmens fortdauert«
(Pollak 1999, S. 1287).

Insbesondere das Verhältnis zur Wissenschaft werde so zum Problem, da die psychoanalytische Praxis der wissenschaftlichen Begründung bedürfe, die zu erbringen
dadurch erschwert werde, dass sich die Psychoanalytiker »überwiegend« als »Aus-
übende einer Profession« (ebd.) und nicht als Wissenschaftler verstünden.

Pollak geht den Hindernissen für die Entwicklung eines »professionellen Habitus«
(ebd., S. 1291) nach, die für ihn auf der institutionellen Ebene der Psychoanalyse bestehen: Schwierigkeiten der Lehranalyse, die damit zusammenhängen, dass aufgrund
des gemeinsamen Berufes die Übertragungsprozesse zwischen Lehranalytiker und
Kandidat mit dem Ende der Lehranalyse nicht aufgelöst werden. Dies hängt damit
zusammen, dass der frühere Kandidat, wenn er sich nach seiner Ausbildung am Institut
engagiert, zum Beispiel indem er dort Dozent wird oder die Lehranalytikerlaufbahn
anstrebt, häufig weiter mit seinem Lehranalytiker zu tun hat und mit ihm möglicherweise gemeinsam in Gremien sitzt. Das bedeutet, dass die Auflösung der Übertragung
am Ende der Lehranalyse und eine wirkliche Trennung vom Lehranalytiker, die dem
ehemaligen Kandidaten helfen würde, seinen eigenen Weg zu gehen, stark erschwert ist.

Unaufgelöste Übertragungen aus Lehranalysen können nach Pollak zu Problemen
führen, die sich im Gruppenzusammenhang – Beland (1983) hat gezeigt, dass die
Entstehung psychoanalytischer Identität auch ein Gruppenprozess ist – potenzie-
ren können: »Die Fortdauer unaufgelöster Übertragungen bewirkt in der Gruppe
unbewusste familiäre Strukturen mit Loyalitätsbindungen, Familienfehden, Generationskonflikten, Geschwisterrivalitäten etc.« (Pollak 1999, S. 1285). Dies gelte
natürlich auch für andere Berufsgruppen und Institutionen, doch angesichts der
Übertragungsentfaltung in den Lehranalysen und deren unvollständiger Auflösung
sei es bei den Psychoanalytikern paradoxerweise so, dass sie als Spezialisten für das
Unbewusste »in ihren Gruppenprozessen regressiven Phänomenen mitunter stärker
unterliegen als andere Berufsgruppen« (ebd.). In den Kontext dieser regressiven
Gruppenphänomene dürfte auch die von Pollak angesprochene Tendenz von Analytikern einzuordnen sein, sich in übertriebenem Maße auf »Urvater Freud« zu
beziehen. Hans-Jürgen Wirth sieht in der Bezugnahme auf Freud »einen zentralen
Kristallisationskern der psychoanalytischen Identität« (2007, S. 178).

Bereits im Jahr 1976 wurde auf einem ausschließlich dem Thema der Identität
von Psychoanalytikern gewidmeten Symposium der IPA festgestellt, dass man sich
als Psychoanalytiker durch den Bezug auf Freud nicht mehr ausreichend definieren
könne, zumal Freud inzwischen auch von anderen Wissenschaften stark rezipiert
worden sei, wie Pollak mit Bezug auf Widlöcher (1983) feststellt. Für Pollak werden
die Schwierigkeiten der beruflichen Identitätsbildung der Analytiker »am signifi-

kantesten in der Urvater-Funktion Sigmund Freuds« (1999, S. 1285). Vielfach gelte »der Beleg, dass Freud etwas behauptete, befürwortete oder ablehnte, als Nachweis bzw. Argument für die Triftigkeit oder Wahrheit entsprechender Auffassungen eines Autors« (ebd.). Es dürfte nur wenige wissenschaftliche Berufsvereinigungen geben, die so stark auf eine Person zentriert seien. Freud sei auch »zum Ahnherr in der familiären Struktur des psychoanalytischen Ausbildungssystems geworden«, denn »über die »Generationenfolge« der Lehranalyse kann eine »Abstammung« vom Urvater abgeleitet und eine entsprechend atavistische Stammes-Identität erworben werden« (ebd., S. 1286). Für Wirth (2007) wäre eine wohldosierte, selbstreflexive Orthodoxie eine mögliche Haltung, weder in eine starre und wissenschaftlichkeits- feindliche Position zu verfallen, noch seine Position in der Beliebigkeit vielfältiger neuer Theorien zu verlieren.

Vor diesem Hintergrund hat Johannes Cremerius bereits 1994 scharfe Kritik am Ausbildungssystem der DPV geübt:

> »Die Lehranalyse verfehlt ihr Ziel, die Auflösung infantiler Bindungen. An die Stelle der Elternbindung tritt die Bindung an den Lehranalytiker – in Liebe oder Hass; die Lehranalyse dient zum Teil noch heute der Indoktrination. Sie soll aus Schülern Proselyten machen; viele Analysanden, die als ›Brandstifter‹ begannen, enden als ›Feuerwehrleute‹. Sie garantieren die Machtpolitik der psychoanalytischen ›Internationale‹« (Cremerius 1994, S. 117).

Scharfe Kritik an der psychoanalytischen Ausbildung der DPV äußert 1996 auch Rieber-Hunscha. Durch das Bestehen der DPV auf eine vierstündige Lehranalyse und der Verpflichtung, mit Patienten im vierstündigen Setting zu arbeiten, würden die Ausbildungskandidaten unter einen Zwang gesetzt, der einen kreativen Ausbil- dungsprozess behindere. Von sich selbst spricht Rieber-Hunscha als einer, die so gerade eben der »inneren Verführung« entgangen sei, »frommes« Mitglied einer analytischen »Glaubenssekte« (Rieber-Hunscha 1996, S. 62) zu werden: »Erst nach dem Ende der Ausbildung wurde mir klar, ein wie hohes Maß an sinnloser Selbstaufgabe und masochistischer Unterwerfung vom Anfang bis zum Ende von jedem Kandidaten abverlangt wird« (ebd., S. 36f.). Die rigiden Ausbildungsstruktu- ren und das Macht- und Hierarchiedenken entmündige die Kandidaten:

> »Die Angst der Psychoanalyse vor der Veränderung ihrer Ausbildung oder vor der ›Ver- wässerung‹ des psychoanalytischen Gedankengutes durch andere psychotherapeutische Richtungen kann ich inzwischen nur noch als Angst vor der Anpassung an die Realität einer im ›Elfenbeinturm‹ erstarrten leblosen Psychoanalyse verstehen. Diese Angst lässt es nicht zu, Korrekturen in Theorie, Technik und Ausbildung als positiven Ausdruck von lebendigen Entwicklungsprozessen anzusehen« (ebd., S. 120f.).

An der Kritik, wie sie Cremerius und Rieber-Hunscha am Ausbildungssystem der DPV äußern, beeindruckt vor allem der zwischen den Zeilen mitschwingende negative Affekt gegenüber der DPV. Bemerkenswert ist aber auch, dass es sich bei Rieber-Hunscha, die mit ihrem Buch über ihre Kandidatenzeit bei der DPV berichtet, so wie bei Cremerius, einem Lehranalytiker der DPV, um Kritik aus den eigenen Reihen handelt – allerdings eine Kritik, die in zeitlich länger zurückliegenden Erfahrungen wurzelt. Dies gilt sowohl für Johannes Cremerius, der im Jahr 1993 an der Psychosomatischen Universitätsklinik in Freiburg im Breisgau emeritiert wurde und im Jahr 2002 verstarb, als auch für Rieber-Hunscha, die ihre Ausbildung im Jahr 1979 abschloss und heute nicht mehr Mitglied der DPV ist. Damit soll jedoch nicht der Eindruck erweckt werden, die DPV von heute brauche sich mit dieser Kritik von gestern nicht mehr zu beschäftigen, sondern vielmehr eine Einordnung in den zeitlichen Entwicklungskontext erfolgen. Die Schärfe gerade solcher »interner« Äußerungen zur DPV-Ausbildung wie jene von Cremerius und Rieber-Hunscha sind wahrscheinlich als Produkt bestimmter DPV-interner Konflikte aus der Zeit zwischen den 1970er und 1990er Jahren zu sehen.

Doch auch heute gibt es Kritik am Ausbildungssystem der DPV. Der wahrscheinlich prominenteste »interne« Kritiker ihres Ausbildungssystems ist Helmut Thomä. Er wandte sich im Rahmen der Diskussion um die »Minimal Standards« dagegen, dass der Erwerb »psychoanalytischer Kompetenz« durch die DPV »vorwiegend abhängig gemacht« wird »von der höchstmöglichen Frequenz (vier bis fünf Sitzungen wöchentlich) für die Lehr- und Kontrollanalysen als Grundlage psychoanalytischer Haltung oder Identität« (Thomä 2005, S. 18). Seine Argumentation beruht darauf, dass die DPV zum einen die Ausbildungsstandards der IPA idealisiere und zum anderen die Rolle der Lehranalyse »hinsichtlich der Entwicklung einer umfassenden psychoanalytischen Kompetenz« (ebd.) überschätze. Vernachlässigt werde hingegen die Rolle der Supervision für die psychoanalytische Kompetenz. Während Thomä die Supervision als »Teil der beruflichen Öffentlichkeit« (ebd., S. 19) sieht, gehört für ihn die Lehranalyse in den Privatbereich des Analytikers. Abgeleitet aus seiner persönlichen Erfahrung konstatiert er, es lägen »Welten zwischen der Lehranalyse und der analytischen Kompetenz« (ebd., S. 20). Beides habe weniger miteinander zu tun, als man glaube. Auch berücksichtige die starre Festlegung der Lehranalyse auf vier bis fünf Wochenstunden ausbildungsbegleitend nicht hinreichend »klinische und wissenschaftliche Beobachtungen bezüglich Frequenz und Dauer von Analysen« (ebd.). Daher plädiert er für eine »vollständige Privatisierung der Lehranalyse außerhalb jeglichen institutionellen Einflusses und Wissens« (ebd.).

Eine ähnliche Meinung wie Cremerius oder Thomä bei der DPV vertritt Michael Ermann, Lehranalytiker und langjähriger Vorsitzender der anderen großen deutschen Fachgesellschaft, der DPG: »Da die Lehranalyse unaufgelöste Bindungen an den

Lehranalytiker hinterlässt, schafft sie nicht jene kritische, offene Haltung, die alleine den Zugang zu den Wissenschaften eröffnet. Die persönliche Analyse ist eher dazu in der Lage« (Ermann 1996, S. 126). Ermann möchte eine »persönliche Analyse« (ebd.) obligatorisch machen, die bei einem erfahrenen Analytiker stattfinden soll. Wie Cremerius fordert er eine Abschaffung des Lehranalytikerstatus und wie Thomä die Ausgliederung der Lehranalyse aus ihrer institutionellen Gebundenheit, so wie es beispielsweise auch in Frankreich gängige Praxis ist. Damit wäre auch der Begriff der »Lehranalyse« obsolet – es ginge dann um eine »private Analyse« (Thomä 2005) bzw. um eine »persönliche Analyse« (Ermann 1996) jenseits der Institution.

Eine Gegenposition zu Thomä bezieht Schneider (2007), der damit auch aus der Perspektive der Institution spricht, da die Zeit seiner Kontroverse mit Thomä in die Zeit fällt, in der er Vorsitzender der DPV ist. So bemerkt Schneider zunächst, dass Thomä eingangs von »psychoanalytischer Kompetenz und Haltung« spreche, dabei diese aber mit »psychoanalytischer Identität« gleichsetze, um im Fortgang seines Textes nur noch, die anderen Begriffe darunter subsumierend, von »psychoanalytischer Kompetenz« (Schneider 2007, S. 4) zu sprechen. »Kompetenz«, »Haltung« und »Identität« (ebd., S. 4f.), so Schneider, seien jedoch nicht dasselbe. Er definiert »psychoanalytische Kompetenz« als

> »die Fähigkeit des Analytikers, mit Hilfe seines Repertoires an psychoanalytischen Konzeptionen und Theorien und ihrer Verwendungsweise in analytisch-therapeutischen Situationen potenziell unendlich viele, auch neue und zuvor noch nicht bekannte einsichts- und veränderungsrelevante interpersonelle und intrapsychische Sachverhalte in sich zu artikulieren und in einer dem jeweiligen Patienten/Analysanden angemessenen Weise zu formulieren« (ebd., S. 5).

Was »psychoanalytische Haltung« ausmacht, leitet Schneider her von der »gleichschwebenden Aufmerksamkeit« (Freud 1912) bzw. der »Reverie« (Bion 1992) und »Negative Capability« (Bion 1970) oder in Schneiders eigenen Worten, dem »zielunbestimmt-afokalen oder Losigkeits-Moment« (Schneider 2007, S. 5) der Psychoanalyse: »Dieses nicht aktiv-herstellende Moment der Analyse, das mit Rezeptivität, Zu- und Gewährenlassen, Warten verbunden ist, ist die Bedingung der Möglichkeit dafür, dass sich ein analytischer Prozess entwickeln und entfalten kann« (ebd.). Die Identifikation mit diesem »afokalen Moment der Analyse« macht für Schneider die »psychoanalytische Haltung« (ebd.) aus. Dies werde besonders deutlich

> »in Krisensituationen, in denen durch die Angriffe des Analysanden/Patienten das Verstehen und die analytische Methode selbst massiv angegriffen werden – ja zerstört

werden sollen – und der Rekurs auf die dritte Position und die Arbeitsbeziehung nicht mehr möglich ist. Die Re-Konstitution des analytischen Raums im Analytiker wie auch in der Analytiker-Analysand-Beziehung kann dann nicht methodengeleitet *wieder hergestellt werden,* [Hervorh. i. Orig.] dafür fehlt die Voraussetzung der reflexiven dritten Position, sondern sie muss *sich* wieder *einstellen* [Hervorh. i. Orig.] (vgl. Schneider 2006b, 2007). Dazu muss aber der Analytiker den Angriff auf sich, auf sein Verstehen und seine Methode, als Analytiker überleben, diese also nicht in ihrem Kern aufgeben, und das Fundament dieses Überlebens ist seine analytische *Haltung* [Hervorh. i. Orig.]« (ebd.).

Bezüglich der Lehranalyse resümiert Schneider:

»Mir scheint, dass in der Ausbildung der primäre Erfahrungsort für die Entwicklung dieser Haltung die möglichst intensive eigene Analyse ist. Was dieses Ziel bedeutet, kann der Kandidat erst im Laufe seiner analytischen Entwicklung in der Ausbildung konkret für sich mit Erfahrungen füllen. Das aber heißt doch auch, dass dieses zu Ausbildungsbeginn höchstens implizit-eigene Ziel nicht ein privates, sondern von der Ausbildungsinstitution repräsentiertes und bei ihr quasi untergebrachtes Ziel ist, das für den Kandidaten im Laufe seiner analytischen Entwicklung in der Ausbildung expliziter und von ihm angeeignet wird – und die Lehranalyse ist dafür der zentrale Ort. Die Lehranalyse ist also in diesem Sinne zentral nicht einfach nur eine private Angelegenheit, vielmehr hat die Institution dafür Sorge zu tragen, wenn sie dieses Ziel ernst nimmt, dass die Bedingungen für die Entwicklung der analytischen Haltung gemäß ihrem Verständnis von Psychoanalyse möglichst gut sind, d. h. die Lehranalyse den geschichtlich in der Institution gesammelten Erfahrungen nach eine genügend große Wahrscheinlichkeit dafür bietet, dass der Kandidat diese Entwicklung machen kann« (ebd.).

Für Schneider ist damit

»klar, dass die Minimal Standards kein Willkürinstrument der normierenden Einpassung oder gar Unterwerfung, sondern Ausdruck der Sorge-Pflicht der Institution dafür sind, dass der Kandidat in seiner Lehranalyse einen möglichst guten Raum für die Entwicklung der analytischen Haltung findet. Natürlich bietet das keine Gewähr dafür, dass das in einem konkreten Fall gelingt« (ebd., S. 5f.).

Resümiert man die Literatur zur psychoanalytischen Identität, so ist festzustellen, dass es sich um ein weites Feld handelt, das hier keineswegs erschöpfend dargestellt werden konnte. Zu zahlreich, vielfältig und heterogen sind die Auffassungen darüber, was »psychoanalytische Identität« ist, woran sie sich festmacht, wie sie entsteht, was sie ein- und was sie ausschließt. Dabei hat es den Anschein, als kreise das Thema um die »Schnittstelle« von innerer und äußerer Welt, um deren Integration der Analytiker qua Beruf in höherem Maße bemüht sein dürfte, als irgendein anderer. Gefahren für die analytische Identität scheinen darin zu bestehen, dass die konfliktreiche Balance zwischen diesen beiden Seiten in eine zu große Schieflage gerät: Wenn der Analytiker die Innenwelt zu sehr fokussiert, entsteht die Gefahr quasi-religiöser Abschottung, die in der Außenwelt lediglich eine Projektion der Innenwelt zu erkennen vermag. Dies würde bedeuten, dass es im Grunde kein »Außen« mehr gibt, was ebenso bedeuten würde, dass es auch kein »Innen« mehr gibt. Vernachlässigt der Analytiker die Innenwelt als seine analytische Domäne, so hört er auf, ein Analytiker zu sein. Auch diese Gefahr besteht gerade heute, angesichts des großen Druckes unter dem der Analytiker zum Beispiel im Versorgungssystem oder im Wissenschaftsbetrieb steht.

4.4.2 Die verhaltenstherapeutische Identität

Literatur zur beruflichen Identität des Verhaltenstherapeuten existiert nur in sehr rudimentärer Form. So findet sich zum Beispiel im Lehrbuch *Ausbildung in Verhaltenstherapie* von Laireiter und Willutzki (2005) der Begriff »Identität« nicht im Sachwortregister. Dies mag damit zusammenhängen, dass dieser Begriff in der Verhaltenstherapie nicht gebräuchlich ist. Setzt man sich jedoch mit der vorhandenen verhaltenstherapeutischen Literatur auseinander und beschäftigt man sich dabei mit der Frage, was die Identität eines Verhaltenstherapeuten ausmacht, lässt sich dennoch Interessantes finden, was Rückschlüsse auf die Identität von Verhaltenstherapeuten zulässt.

Sehr aufschlussreich ist in diesem Sinne das Buch mit dem programmatischen Titel *Verhaltenstherapie mon amour* von Peter Fiedler (2010), Verhaltenstherapeut und Supervisor, seit 1980 Professor für Klinische Psychologie und Psychotherapie an der Universität Heidelberg. Da das Werk Fiedlers nicht nur ein Fachbuch ist, sondern zugleich auch ein subjektiver Rückblick auf sein ganzes Berufsleben und sein Lebenswerk, lässt sich hier einiges finden, was Aufschluss über die Identität eines Verhaltenstherapeuten gibt.

Das Buch beginnt mit einem Rückblick auf die Geschichte der Verhaltenstherapie:

> »Sucht man nach den historischen Wurzeln und Vorläufern der Verhaltenstherapie, wird man am ehesten fündig, wenn man sich zunächst – wohl fast beliebig – eine psychische Störung auswählt und sich dann auf eine Zeitreise zurück mit folgender Frage begibt: Welche Versuche wurden seitens der Wissenschaft über die letzten, eventuell mehreren Jahrhunderte unternommen, um genau jene psychische Störung erfolgreich zu behandeln?« (Fiedler 2010, S. 16)

Hier werden bereits zwei identitätsstiftende Merkmale der Verhaltenstherapie deutlich: Der Bezug zur Wissenschaft als Ganzes und zur Störungsspezifität. Letzteres könnte man auch als Ausdruck der pragmatischen und lösungsorientierten Grundeinstellung der Verhaltenstherapie verstehen. In Bezug auf die Wissenschaft besteht keinerlei Scheu, sich auf die unterschiedlichsten Gewährsleute und historischen Ereignisse zu beziehen. So zeigt der Verhaltenstherapeut Fiedler auch keinerlei Scheu, sich auf die Psychoanalyse und sogar auf inneranalytische Konflikte zu beziehen und dies in die Geschichte der Verhaltenstherapie einzuordnen. Dies steht im eigentümlichen Kontrast zu der Einstellung, die bei Psychoanalytikern anzutreffen ist: Hier würde man sich eher auf andere Psychoanalytiker beziehen, und wenn man über die Psychoanalyse hinausgeht, würde man sich wohl noch auf Philosophen, Literaten oder andere Angehörige von Nachbarwissenschaften beziehen. Aber man würde nicht Ereignisse aus der Geschichte der Verhaltenstherapie zur Darstellung der Geschichte der Psychoanalyse in Anspruch nehmen und sich auch nicht global auf die gesamte Wissenschaft beziehen.

Ein weiteres identitätsstiftendes Merkmal der Verhaltenstherapie dürfte in der Auffassung gründen, dass sie »wie keine andere Form der Psychotherapie« von ihrem Ursprung her »ein originär psychologisches Behandlungsverfahren« (ebd., S. 51) sei. Dabei sind für Fiedler die »Grenzgänger« zwischen Medizin und Psychologie als diejenigen, »die für die Klinische Psychologie und für die psychologisch begründete Psychotherapie erste Grundsteine legen sollten« (ebd., S. 51f.). Er beschreibt den Konflikt einer Medizin, die von den 1920er Jahren an zunehmend psychoanalytisch beeinflusst wurde und sich zugleich nach außen hin abschottete. So schloss die *American Psychoanalytic Society* alle Nicht-Mediziner aus ihren Reihen aus: »Innerhalb kurzer Zeit und für viele Jahre wurde die Psychotherapie zum exklusiven Tätigkeitsfeld einer einzigen Berufsgruppe erklärt, nämlich der Mediziner. Zugleich wurde vor jeglicher ›Laienanalyse‹ gewarnt und öffentlich eine Gleichsetzung von Psychotherapie und Psychoanalyse vertreten« (ebd., S. 89). Der Ausschluss der Laien geschah aber bekanntlich gegen den erbitterten Widerstand von Sigmund Freud. Erst mit seinem Tod 1939 war der Kampf für die Laienanalyse verloren. Fiedler folgert:

>»Vielleicht liegt auch in dieser Entwicklung begründet, dass der Behaviorismus an den psychologischen Instituten erneut Zustimmung und Befürworter fand. Und aus heutiger Sicht ist nicht verwunderlich, dass sich die klinischen Psychologen mit ihren Kliniken [...] auf die entwicklungspsychologische Erforschung von Störungen des Kindes- und Jugendalters konzentrierten. Bis Ende der 1940er Jahre jedenfalls sollten die wichtigsten Grundbausteine der Verhaltenstherapie im Bereich kindlicher Verhaltensstörungen gelegt werden. Zugleich war dies ein Arbeitsfeld, mit dem man medienwirksam an die Öffentlichkeit gehen konnte, ohne unmittelbar den Zorn der vorrangig für die

Behandlung erwachsener Patienten ausgebildeten medizinischen Psychoanalytiker auf sich zu ziehen« (ebd.).

Geht man mit Foulkes (1986), einem der Begründer der Gruppenanalyse, davon aus, dass Gruppen eine zum Teil unbewusste »Matrix« haben, welche die Mitglieder einer Gruppe miteinander teilen, so kann man davon ausgehen, dass sich der Konflikt zwischen medizinischen Psychoanalytikern und klinischen Psychologen als Vorläufer der späteren Verhaltenstherapeuten in der Matrix der Verhaltenstherapie als Gruppe festgesetzt hat (natürlich analog auch in der Gruppe der Psychoanalytiker und in der Gruppe der Mediziner). Dies macht die Schärfe der Kontroverse von Psychoanalyse und Verhaltenstherapie, die mit der Etablierung der Verhaltenstherapie in den 1950er Jahren einsetzte, verständlich. Hier zeigt sich auch, welche Wurzeln die Affinität der akademischen Psychologie zur Verhaltenstherapie hat. Zudem ist dies eine mögliche Erklärung für die deutliche Präferenz von Psychologen und angehenden Psychotherapeuten für die Verhaltenstherapie, die sich in den Zahlen des Forschungsgutachtens widerspiegelt.

Die von der Psychoanalyse ausgegrenzten klinischen Psychologen wandten sich, so die Darstellung von Fiedler, verstärkt lerntheoretischen Modellen zu:

> »Der vielleicht auffälligste Grund für die Attraktivität des lerntheoretischen Modells ist die Tatsache, dass behavioristische Theorien und Therapien im Experiment überprüft werden konnten, was in der Psychoanalyse nicht so leicht möglich ist – nicht zuletzt auch, weil eine Objektivierung ihrer Therapietätigkeit von den Psychodynamikern lange Zeit als völlig indiskutabel abgelehnt wurde« (2010, S. 97).

Auch hier wieder der Rekurs auf die Zugehörigkeit zur Wissenschaft als für Verhaltenstherapeuten identitätsstiftendes Moment – wobei »Wissenschaft« konsensuell zu verstehen ist: Das, was wissenschaftlicher Common Sense ist, das heißt der wissenschaftliche Mainstream. Konsens hätten die Lerntheoretiker der damaligen Zeit laut Fiedler sogar mit den Psychoanalytikern gesucht:

> »Angesichts der Akzeptanz der Psychoanalyse als Psychotherapieverfahren unter Wissenschaftlern wie Praktikern und angesichts der zunehmenden Attraktivität der Klientenzentrierten Gesprächspsychotherapie vermied man zunächst die direkte Konfrontation, suchte vielmehr nach Möglichkeiten, die unterschiedlichen Ansätze metatheoretisch zu integrieren« (ebd., S. 103).

Doch seitens der Psychoanalyse »folgte eine totale Verweigerung, sich mit Bemühungen um Integration auseinanderzusetzen – eine Ignoranz, die in der Psychoanalyse Freudscher Prägung bis in die Gegenwart hinein zu beobachten ist« (ebd.). Man könne dies

> »aber auch positiv wenden: In der Rückschau liegt wohl einer der wichtigsten Meilensteine im Bereich der Fortentwicklung psychotherapeutischer Verfahren darin begründet, dass sich aus einer kritischen Auseinandersetzung mit der Psychoanalyse Freuds verschiedenste Alternativen, ja zum Teil gegensätzliche Ansichten zur Entstehung und Behandlung psychischer Störungen herausgebildet haben« (ebd., S. 105).

Auch der Begriff »Behavior Therapy« bzw. »Verhaltenstherapie«, der Ende der 1950er Jahre zeitgleich von Arnold Lazarus und Hans-Jürgen Eysenck erstmalig verwendet worden sei, habe sich wegen seiner Eignung zur Abgrenzung von der Psychoanalyse durchgesetzt. Eysenck weitete kurz darauf seinen »Konfrontationskurs« gegen die Psychoanalyse aus, indem er ebenso gegen die damals noch gegebene »Dominanz der geisteswissenschaftlich-hermeneutischen Tradition in Psychologie und Psychiatrie« (ebd., S. 111) zu Felde zog. Eysenck und seine Anhänger hatten Erfolg: Ein zunehmend naturwissenschaftliches Verständnis setzte sich in der Psychologie durch, die sich fortan »empirisch« und »experimentell« verstand.

An der Stelle knüpft eine Arbeit von Christine Daiminger, selbst Verhaltenstherapeutin und Mitglied der DGVT, an. Sie hat im Jahr 2004 eine Dissertation mit dem Titel *Eine Erfolgsgeschichte mit Differenzen. Ein Beitrag zur Geschichte der Professionalisierung der Verhaltenstherapie und der DGVT in der BRD* vorgelegt. In 31 »Oral-History-Interviews« mit bedeutenden Persönlichkeiten aus dem Bereich der Verhaltenstherapie hat sie die Formierung der Verhaltenstherapie und der DGVT mit ihren Vorläuferorganisationen aus sozialhistorischer Perspektive rekonstruiert. Unter dem Aspekt der Identität von Verhaltenstherapeuten ist vor allem das Kapitel ihrer Arbeit über »Subjektive Attraktivität der Verhaltenstherapie und Gründe für ihre Etablierung und Durchsetzung« von Interesse. Darin entwickelt sie sechs miteinander verbundene Kategorien zur »subjektiven Attraktivität« und zu den »Gründen der Etablierung« aus Sicht der Zeitzeugen. Man könnte diese sechs Kategorien auch als identitätsstiftende Merkmale des verhaltenstherapeutischen Selbstverständnisses verstehen.

Die erste Kategorie Daimingers lautet: »Anschlussfähigkeit – Passung« (Daiminger 2004, S. 227f.). Dies bezieht sich vor allem auf die neu aufgestellte Psychologie: »Die VT mit ihrer wissenschaftlichen Programmatik passte zu einer Psychologie, die sich zunehmend mehr empirisch und positivistisch orientierte« (ebd., S. 227). Mit ihrer »einleuchtenden Symptomorientierung« (ebd.) habe sie sich auch als »anschlussfähig an das medizinische Denken mit seinen entsprechenden Handlungslogiken und an die kassenärztliche Versorgung« (ebd.) erwiesen. Die Verhaltenstherapie habe versprochen, so Peter Gottwald, einer von Daimingers Zeitzeugen, »die drei großen W's zu realisieren: Wissenschaftlichkeit, Wirtschaftlichkeit und Wirksamkeit« (ebd., S. 228). Dies habe sich eingepasst in den Nachkriegszeitgeist von »Modernisierung und Enttraditionalisierung« (ebd.). Die VT habe auch deshalb zum gesellschaftlichen Bedarf gepasst, »weil ihre Konzepte für verschiedenste KlientInnen und Probleme anwendbar erschienen und sie für ein breiteres Spektrum an KlientInnen und Problemen als die Psychoanalyse angewandt wurde, zumal sie weniger ›Introspektionsfähigkeit‹ verlangte« (ebd.). »Verbunden mit der Verhaltenstherapie war der Anspruch, Patienten behandeln zu können, die von der Psychoanalyse nicht erreichbar und/oder sozial benachteiligt waren« (ebd.). Über die Analyse von Lernbedingungen sei die VT in der Lage gewesen, die »Dimension des Psychischen« (ebd., S. 229) mit der des »Sozialen« (ebd.) zu verbinden: »Über diesen Strang eröffnete sich ein Bezug zu emanzipatorischen Idealen und Gleichheitsvorstellungen der sozialen Bewegungen der 60er und 70er Jahre« (ebd.). Skinners *Walden II* habe dabei in der damaligen Auseinandersetzung mit alternativen Gesellschaftsentwürfen einen besonderen Stellenwert erhalten.

Im Zuge der Verbindung mit den emanzipatorischen Idealen dieser Zeit sei auch der Anschluss an die Psychiatrie-Reform-Bewegung und zu den Zielen der Veränderung der psychosozialen Versorgung bzw. der Gesundheitsversorgung geglückt. In diesem Zusammenhang habe die VT den Anspruch vertreten, »für alle Störungen effektive Lösungen zu haben« (ebd., S. 230). Veränderung sei demnach möglich, »ohne die gesamte Vergangenheit aufzuarbeiten« (ebd., S. 231).

> »Eine Passung zeigte sich schließlich weiterhin durch politisches Geschick, gute Politik und die Besetzung von Schlüsselpositionen. Gemeint ist damit erstens, dass die VertreterInnen der VT und ihre Organisationen eine profilierte, erfolgreiche, gute und insofern passende Politik zur Anerkennung der VT gemacht haben. Als zweites fällt unter diese Kategorie, dass VT-orientierte Personen z.B. durch ihre Berufung auf Lehrstühle für Klinische Psychologie oder in Fachgremien wichtige Schlüsselpositionen einnehmen konnten« (ebd., S. 232).

Auch bei diesem Aspekt lässt sich ein wesentlicher Unterschied zur Psychoanalyse aufzeigen: Während Psychoanalytiker sich im Allgemeinen politisch – und oft sogar berufspolitisch, das heißt in eigener Sache – abstinent verhalten, was auf ihr ambivalentes Verhältnis zur äußeren Realität zurückzuführen sein dürfte, scheint es in der Verhaltenstherapie selbstverständlich zu sein, Politik zu machen.

Ihre zweite Kategorie nennt Daiminger »Identifikationspotenzial« (ebd., S. 234f.). »Identifikationsmöglichkeiten« (ebd., S. 234) habe die Verhaltenstherapie in mehrerlei Richtungen gezeigt: So zum Beispiel als am stärksten in der Wissenschaft verankerte

Therapieschule, die im Vergleich mit allen anderen Therapieschulen empirisch die größte Wirksamkeit belegen könne. Sie sei aber aufgrund vergleichsweise kleiner Stundenkontingente in der Patientenbehandlung auch die Therapieschule mit der größten Wirtschaftlichkeit. Außerdem habe die Verhaltenstherapie gegenüber den Therapieverfahren, die ihre Wurzeln in der Psychoanalyse haben, sich als »originär psychologisches Verfahren« (ebd.) verstanden und somit »das Selbstbewusstsein der Psychologie bzw. der PsychologInnen« (ebd.) gestärkt. In der Zeit des Wachstums der Verhaltenstherapie in den 1970er Jahren sei sie »mit Fortschrittlichkeit assoziiert« (ebd., S. 235) gewesen, aufgrund ihrer Wissenschaftlichkeit, des Renommees der sie fördernden Institutionen und wegen des Anspruchs, ökonomisch und erfolgreich zu sein. »Faszination und Fortschrittsdenken« seien damals »identitätsstiftende Momente« (ebd.) gewesen.

Zum »Identifikationspotential« hat sicherlich auch die »kognitive Wende« (Fiedler 2010, S. 341) beigetragen, die Daiminger nur indirekt anspricht, indem sie das gewandelte Selbstverständnis der Verhaltenstherapie beschreibt, sich nicht als reine »Sozialtechnologie« (ebd., S. 326) zu verstehen. Fiedler würde es für viel passender halten, von einer »psychosozialen Wende« (2010, S. 147) in der Verhaltenstherapie, statt von einer »kognitiven Wende« (ebd.) zu sprechen. Er selbst scheint stolz auf die »psychosoziale Wende« (ebd.) zu sein und darauf, dass sie in seiner Fachgesellschaft, der DGVT, »zum grundlegenden Manifest« (ebd., S. 152) erhoben worden ist:

> »Noch heute gibt es neben dem Verbandsorgan, das seither unter dem programmatischen Titel ›Verhaltenstherapie und psychosoziale Praxis‹ erscheint, kaum eine Fachzeitschrift auf der Welt, in der die Bedeutung psychosozialer Faktoren für Entstehung, Aufrechterhaltung und Behandlung psychischer Störungen derart gründlich analysiert und bewertet wird« (ebd.).

Die dritte Kategorie Daimingers heißt »Innovationspotential« (2004, S. 237f.). Dieses habe die Verhaltenstherapie in vielen Praxisbereichen entfaltet, beginnend mit »den vielseitigen Anwendungsmöglichkeiten der Systematischen Desensibilisierung« (ebd., S. 238). Fiedler diskutiert hierzu passend »5 Wellen« verhaltenstherapeutischer Konzepte. In den Jahren der »ersten Welle« sei ein Patient noch als »Black Box« betrachtet worden, dessen Störung durch Veränderung äußerer Bedingungen zu behandeln war. In der »zweiten« bzw. »kongnitiven Welle« sei der Patient als »mitdenkender Partner der Behandlung« (Fiedler 2010, S. 341) entdeckt worden, ebenso wie neue Therapieziele: »von »Selbstkontrolle« über »Selbstmanagement« bis hin zu den Psychotherapiezielen »Selbstbehandlung« und »selbst kontrollierte Rückfallprophylaxe« (ebd.). Die »dritte Welle« sei durch den Fokus auf psychosoziale Einflüsse eingeläutet worden, die Bedeutung der Familie für schwere Störungen sei erkannt und verhaltenstherapeutische Gruppentherapie modern geworden, vor allem als Selbsterfahrung in der Ausbildung. Die »vierte Welle« sei in Richtung »Neurobiologie, Emotionsregulierung und Neuropsychotherapie« (ebd., S. 342) gegangen, mit besonderer Aufmerksamkeit für den Körper. Die »fünfte«, aktuelle »Welle« beziehe sich auf »Achtsamkeit und Akzeptanz« (ebd., S. 343) und sei vor allem von Marsha Linehan im Rahmen der »Dialektisch Behavioralen Therapie« ausgearbeitet worden, mit der endlich auch die Verhaltenstherapie Erfolge bei der Borderline-Behandlung habe nachweisen können. Die »Achtsamkeit« bzw. »Mindfulness« gehe auf meditative Techniken des Zen-Buddhismus zurück und habe zum Ziel, Akzeptanz von Unabänderlichem zu schaffen. Auch die »Acceptance and Commitment Therapy« basiere auf diesem Ansatz. Protagonist der aktuellen Welle sei ebenfalls der Gestalttherapie-Forscher Leslie Greenberg mit seiner »Emotionsfokussierten Psychotherapie«. Anhänger dieser Richtung hätten sich mittlerweile unter dem von Jeffrey Young bereits 1990 eingeführten Begriff »Schematherapie« gesammelt. Diese gehe, anknüpfend an die Erkenntnisse der Bindungsforschung, von »Schemata« als grundlegenden Beziehungserfahrungen der ersten beiden Lebensjahre aus, die sich in die »neuronale Struktur des Kindes einprägen und als wichtige Bewältigungsprozesse (oder Copingstile) unterbewusst wirksam bleiben« (ebd., S. 347). Die neuropsychologische Begründung der Schematherapie schlage eine Brücke zur »Neuropsychotherapie«, für die Klaus Grawe stehe. Der Fortschritt der Schemabehandlung liegt nach Fiedler im Folgenden: »Mittels therapeutischer Übungen sollen unterbewusst ablaufende emotionale Prozesse einer bewussten Verarbeitung zugänglich gemacht werden – und zwar über den Umweg der Aktivierung und Veränderung implizit gelernter und noch vorhandener dysfunktionaler Coping- bzw. Bewältigungsstile« (ebd., S. 352).

Betrachtet man die von Fiedler beschriebenen »Wellen«, so fällt auf, dass sie zum jeweiligen Zeitpunkt anscheinend so dahergekommen sind, als brächten sie bis dato völlig unbekannte Ansätze mit sich. Dem ist jedoch nicht so, wie sich bei einer näheren Untersuchung zeigen ließe. So verbergen sich zum Beispiel hinter der »Schematherapie« auch die Konzepte der klassischen Gestaltpsychologie, zum Beispiel die »Feldtheorie« von Kurt Lewin, die bereits vor der Bindungstheorie in den 1950er Jahren entstanden ist. Aber auch die Verwandtschaft zur Entwicklungstheorie Piagets (1984), derzufolge das Kind Schemata entwickelt, die auf immer höherer Stufe integriert werden, ist unverkennbar. Diese Konzepte wurden seitens der Psychoanalyse ebenfalls weiterentwickelt (vgl. z. B. Antonino Ferro: *Das bi-personale Feld*).

Unter Identitätsgesichtspunkten wäre festzuhalten, dass die von Fiedler geschilderten Innovationen der Verhaltenstherapie den Stolz der Verhaltenstherapeuten auf die eigene Schule wesentlich festigen. Dabei liest man bei Daiminger zwischen den Zeilen, dass der Psychoanalyse zugeschrieben wird, sich ausschließlich mit Intrapsychischem bzw. einer »endogenen Verursachung psychischer Störungen« (Daiminger 2004, S. 238) zu befassen. Während für die Verhaltenstherapie zu gelten scheint »Veränderung ist machbar!«, womit Optimismus und Fortschrittsgeist reklamiert werden. Hingegen wird der Psychoanalyse generell eine Resistenz gegenüber Veränderungen zugeschrieben: Weder glaube sie an die Veränderbarkeit des Menschen, noch verändere sie sich selbst und verharre »geheimnisumwoben« (ebd., S. 242) in der Abgeschottetheit ihres »engen Settings« (ebd.) und ihrer Institutionen. Demgegenüber wird die Verhaltenstherapie als »weniger autoritär und manipulativ als die Psychoanalyse« (ebd., S. 241) dargestellt, was sich auch aus der Nachvollziehbarkeit ihrer Konzepte ableite. Die Verhaltenstherapie sei im Gegensatz zur Psychoanalyse »transparent«, »demokratisch« und »emanzipatorisch«, was bereits darin zum Ausdruck komme, dass sie keinen »Übervater« (ebd.) habe. Nach Fiedler unterscheide die »Transparenz therapeutischer Arbeitsweisen« (2010, S. 253), die es zu maximieren gelte, die Verhaltenstherapie »grundlegend« (ebd.) von der Psychoanalyse, die den Patienten deutend auf seine Biografie zurückverweise, wenn dieser zum Beispiel kritische Fragen zur Person des Therapeuten oder seines Therapiekonzepts stelle.

Daiminger bezeichnet ihre vierte Kategorie als »Wissenschaftlichkeit – empirische Orientierung« (2004, S. 243f.). Diese wird als das Erfolgsgeheimnis der Verhaltenstherapie dargestellt. »Attraktiv« an ihr sei für die Gesprächspartner »die Vorstellung, dass es grundsätzlich eine Wissenschaft des menschlichen Verhaltens orientiert am Experiment und den naturwissenschaftlichen Begriffen der Vorhersage und Kontrolle geben könne« (ebd., S. 243). Daiminger zitiert Eva Jaeggi dahingehend, dass andere Therapieverfahren ihrer Ansicht nach genauso erfolgreich wie die Verhaltenstherapie seien, da Jaeggi dies jedoch nicht durch Studien nachgewiesen hätte, sei ihre Argumentationsbasis im Zusammenhang mit dem PsychThG für deren wissenschaftliche Anerkennung nicht ausreichend gewesen (ebd., S. 244). Fiedler vertritt die gleiche Meinung, wenn er von harscher Kritik am Therapieziel »Selbstbehandlung« (2010, S. 175) berichtet, die von Psychoanalytikern geübt worden sei. Dieser Kritik sei er begegnet, indem er zur Klärung der Streitfragen eine empirische Untersuchung initiiert habe: »Nur – wie dies leider oft der Fall ist – blieb auch hier die kritische Kontrolle dieses von theoretisierenden Analytikern aufgeworfenen Problems wieder einmal an uns empirischen Verhaltenstherapeuten hängen« (ebd.).

Die fünfte Kategorie Daimingers trägt die Überschrift »Effektivität, Machbarkeit, Handlungs- und Problemorientierung« (2004, S. 245f.). »Eysencks sprichwörtlich gewordenes Postulat ›Cure the symptom and you cure the neurosis‹ scheint in der Problemorientierung der Verhaltenstherapie weiter durch (vgl. Eysenck und Rachman 1968)« (Daiminger 2004, S. 245).

»Vergangenheit lässt sich nicht ändern, Verhaltenstherapeuten arbeiten in der Gegenwart und mit Blick auf die Zukunft! Das kann man in vielen Lehrbüchern der Verhaltenstherapeuten nachlesen, beginnend mit Eysenck und Rachmann, die mit diesem Argument die Verhaltenstherapie in ihrer Gründungszeit provokant von der Biographiearbeit in der Psychoanalyse abzugrenzen versuchten« (Fiedler 2010, S. 235).

Fiedler widerspricht zwar der Auffassung mancher Verhaltenstherapeuten, dass die Bedingungen zur Aufrechterhaltung der Störung und das ätiologische Modell ihrer Entstehung nichts miteinander zu tun hätten. Doch auch er ist der Meinung, »wir Verhaltenstherapeuten benötigen das Wissen um die Entstehungsbedingungen vielleicht gar nicht, um die Panikanfälle der Angstpatienten mit Expositionstherapie in der Gegenwart erfolgreich zu behandeln« (ebd., S. 237). Insgesamt scheint ihm dieser Streit aber eher wie ein Streit um des Kaisers Bart vorzukommen. Was aber laut Fiedler keinesfalls zur Disposition gestellt werden dürfe, sei die »Störungsspezifität« als »zentrales Merkmal der Verhaltenstherapie« (ebd., S. 215).

Die sechste Kategorie Daimingers trägt folgerichtig die Überschrift »ökonomische Gründe« (2004, S. 249f.). Als Kurzzeittherapie sei die Verhaltenstherapie kostengünstiger als die Psychoanalyse, was nicht zuletzt auch für die Ausbildung gelte. Angesichts abnehmender finanzieller Kapazitäten im Gesundheitswesen könne es demnach mit der Verhaltenstherapie besser kooperieren.

Zusammenfassend lässt sich sagen: Die verhaltenstherapeutische Identität scheint wenig »schulenspezifisch« zu sein. Alles, was »wissenschaftlich«, »wirksam« und »wirtschaftlich« ist, wäre demnach »verhaltenstherapeutisch«. Hierzu passt die von Fiedler eindrucksvoll belegte Kraft der Verhaltenstherapie, die verschiedensten theoretischen Ansätze zu integrieren. Die Basis der Integration sind Wissenschaftlichkeit, Wirksamkeit und Wirtschaftlichkeit. Was diesen drei Kriterien gerecht wird – worüber der allgemeine Konsens entscheidet – kann integriert werden. Voraussetzung für die Integration wäre demnach die Akzeptanz des positivistisch-naturwissenschaftlichen Wissenschaftsparadigmas, das von einem mehrheitlichen Konsens der Forscher getragen wird. Die Verhaltenstherapie, so wie sie sich selbst sieht, wäre ein Synonym für Psychotherapie schlechthin, ganz im Sinne der Vision von Klaus Grawe (vgl. z. B. Grawe et al. 1994). Seine Vorstellung von der Verhaltenstherapie als wissenschaftlich abgesicherter Basis einer »allgemeinen Psychotherapie«, in die sich die anderen Schulen einordnen können, könnte in Zukunft Wirklichkeit werden. Auf dieser Linie liegt auch das Engagement von Fiedler (2010), dem das Schulendenken unnötig erscheint. Fiedler bedauert, dass man sich in Deutschland per Gesetz (PsychThG) vorab auf eine Therapieschule festlegen müsse, bei der man seine Ausbildung mache. Dies führe dazu, »dass innerhalb der Therapieschulen zwecks Reinhaltung der Lehre eine grundlegende Ablehnung und Ignoranz gegenüber Alternativen vorherrscht«

(Fiedler 2010, S. 433). Die Psychoanalyse ist demnach aus verhaltenstherapeutischer Sicht das Lager derjenigen, die sich dem allgemeinen Konsens entziehen. Eine Herausforderung wird daher anscheinend darin gesehen, die »Verweigerer« doch noch unter das Dach des allgemeinen Konsenses zu ziehen. Zugleich scheint es aber auch das Bedürfnis zu geben, die Psychoanalytiker nicht einzubeziehen, insofern es die Identität der eigenen Gruppe schärft, einen »äußeren« Gegner zu haben. Dies kommt bei Fiedler zum Ausdruck, der der angeblichen Gesprächsverweigerung der Psychoanalytiker auch positive Aspekte abgewinnen kann.

5 Das Methodische Vorgehen

5.1 Die Psychoanalyse als wissenschaftlicher Bezugsrahmen der Untersuchung

Die Psychoanalyse ist mehr als ein therapeutisches Verfahren zur Behandlung von psychischen Krankheiten. Sie war von Anfang an Therapieverfahren und Wissenschaft, was sich in dem Freud'schen Junktim vom »Heilen *und* Forschen« ausdrückt. Der theoretische Bezugsrahmen dieser qualitativen Untersuchung, die eigenständiger Teil von *Substudy II* des DPPT-Projekts ist, verweist auf die Psychoanalyse als Wissenschaft. Die Stellung der Psychoanalyse im Kanon der Wissenschaften wird bis heute kontrovers diskutiert. Die forschende Community der Psychoanalytiker sieht sich nicht erst seit den Veröffentlichungen von Grawe (vgl. Grawe et al. 1994) der Behauptung ausgesetzt, die Psychoanalyse erfülle nicht die Anforderungen an eine Wissenschaft. Sogar innerhalb der psychoanalytischen Gemeinschaft gibt es Stimmen, die der Psychoanalyse nicht den Rang einer Wissenschaft zuerkennen wollen, sondern sie eher mit der Kunst verwandt sehen, so zum Beispiel der namenhafte englische Psychoanalytiker Fonagy, der einem positivistisch-naturwissenschaftlichem Wissenschaftsverständnis verpflichtet ist. Er problematisiert die »mangelnde Wissenschaftlichkeit der Psychoanalyse« (zit. n. Leuzinger-Bohleber et al. 2002, S. 23). Die zunehmende Ausgrenzung der Psychoanalyse aus der institutionalisierten Wissenschaft, insbesondere aus der Medizin und der akademischen Psychologie, hatte eine Isolation zur Folge, die für die Positionierung der Psychoanalyse unter den Wissenschaften lange Zeit bestimmend war.

Die in dieser Arbeit vertretene Auffassung sieht zwar die Verwandtschaft der Psychoanalyse mit der Kunst, versteht die Psychoanalyse aber dennoch als Wissenschaft. Sie geht davon aus, dass der Kern jeden wissenschaftlichen Tätigseins darin besteht, zu wissen, was man tut, das heißt ein System von Ableitungsprinzipien zu haben, bei dem eines aus dem anderen erklärbar wird (vgl. Salber 1982) und aus dem heraus eine gegenstandsadäquate Methodik systematisiert zum Einsatz kommt.

»Nicht gerecht« wird die Psychoanalyse allerdings dem naturwissenschaftlichen Forschungsparadigma mit seinen Gütekriterien »Objektivität«, »Reliabilität« und »Validität«. Diese Kriterien stehen dafür, dass jeder Wissenschaftler an jedem Ort der Welt auf der Grundlage der gleichen Versuchsanordnung ein gefundenes Ergebnis »zuverlässig« reproduzieren können soll, damit es als »valide« gelten und »objektive« Gültigkeit beanspruchen kann. Bei diesen Kriterien handelt es sich nach unserer Auffassung allerdings nicht um Kriterien von Wissenschaftlichkeit an sich, sondern um Forderungen der wissenschaftlichen »Gemeinde«, die mithilfe dieser Standardisierung leichter untereinander in Austausch treten kann. An dieser Stelle ist unseres Erachtens Paul Feyerabend (1976) zuzustimmen, der sich in seinem Werk *Wider den Methodenzwang* dagegen wehrt, aus Gründen der Erleichterung des Forschens eine ungeheure Vielfalt an Phänomenen allein deshalb unbeforscht zu lassen, weil sie sich gegenüber dem naturwissenschaftlichen Forschungsparadigma so sperrig verhalten.

Die Nicht-Übereinstimmung der Psychoanalyse mit dem naturwissenschaftlichen Paradigma ist nach Leuzinger-Bohleber (2007) jedoch kein Mangel, zumal dieses Paradigma in den letzten 50 Jahren selbst seine integrative Kraft verloren habe. So führt Leuzinger-Bohleber aus, dass hinter dem naturwissenschaftlichen Paradigma – dessen Prototyp das physikalische Experiment darstellt – »die Idee der Einheit aller Wissenschaften« (2007, S. 971) stehe, die heute nicht mehr aufrechtzuerhalten sei. Auch Warsitz (1997) betont, dass in den heutigen Zeiten des »wissenschaftlichen Pluralismus« nicht von einem einheitswissenschaftlichen Verständnis von Forschung und Wahrheit ausgegangen werden könne. Es werde immer offensichtlicher, dass es heute keine einheitliche Theorie und Methodik für alle Wissenschaften geben könne. Jede wissenschaftliche Disziplin habe heute ihre eigenen Forschungsmethoden entwickelt, die ihrem spezifischen Forschungsgegenstand mehr oder weniger angemessen seien. Schließlich proklamiert auch Wurmser eine »eigene Form der Wissenschaftlichkeit« (1989, S. 28) für die Psychoanalyse, die weder der Natur- noch der Geisteswissenschaft unterworfen sei.

Die Geschichte der Psychoanalyse kennt diverse Versuche, sie entweder der geistes- oder der naturwissenschaftlichen Seite zuordnen zu wollen. Vertreter, die die Psychoanalyse als Geisteswissenschaft verstehen, berufen sich zum Beispiel auf die Tradition von Wilhelm Dilthey – »die Natur erklären wir, das Seelenleben verstehen wir« (Dilthey 1957, S. 144) – und verstehen die Psychoanalyse als »Tiefenhermeneutik«. Vertreter einer naturwissenschaftlich orientierten Psychoanalyse können sich zum Beispiel auf die Tradition der amerikanischen Ich-Psychologie und Autoren wie Heinz Hartmann oder David Rappaport berufen oder in neuerer Zeit auf Target und Fonagy.

Zwar ist die Unterscheidung von Geistes- und Naturwissenschaften, wie sie Ende des 19. Jahrhunderts von Dilthey postuliert wurde, heute noch immer gebräuchlich, jedoch kann sie nach Leuzinger-Bohleber »die Vielfalt der wissenschaftlichen Disziplinen, mit denen wir es heute zu tun haben, nicht mehr abbilden« (2007, S. 971).

Vor diesem Hintergrund postuliert Green (1996) drei mögliche Positionen zur wissenschaftlichen Einordnung der Psychoanalyse: Psychoanalyse als Naturwissenschaft, als Hermeneutik und als eine psychoanalytische Wissenschaft, die weder Teil der Naturwissenschaften noch der Hermeneutik ist. Warsitz (1997) betont, die Psychoanalyse sei eine Grenz- oder Zwischenwissenschaft, jenseits von Naturwissenschaft oder Hermeneutik. In diesem Sinne nimmt auch Leuzinger-Bohleber (2010) eine dritte Position ein: »Angesichts dieser Pluralität der Wissenschaften scheint die Psychoanalyse gut beraten, wenn sie auf der Eigenständigkeit ihrer spezifischen Forschungsmethode besteht.« Diese dritte Position ist allerdings keine, die eine Sonderstellung als »Wissenschaft zwischen den Wissenschaften« beansprucht, sondern eine Position, die ohne den »negativen Narzissmus der Besonderheit« auskommt. So sei die Psychoanalyse eine »normale, spezifische Wissenschaft« (ebd., S. 116) geworden:

> »Sie hat ihre charakteristischen Forschungsmethoden und ihre spezifischen Prüf- und Wahrheitskriterien zur Untersuchung ihres spezifischen Forschungsgegenstandes – unbewusste Phantasien und Konflikte – entwickelt, die sie im Kanon anderer Wissenschaften offensiv vertreten kann und muss. Angesichts des Pluralismus der Wissenschaften, der sich aus den unterschiedlichen Erfahrungsbegriffen ergibt, steht die Psychoanalyse bei dieser Positionierung keineswegs isoliert, sondern mitten im Strom der heutigen Wissenschaften in ihrem Versuch, untereinander die Spezifität ihrer Disziplin transparent zu machen, darüber in einen Austausch zu treten und im besten Falle aus den unterschiedlichen Zugangsweisen zum gleichen Forschungsgegenstand eine interdisziplinäre Zusammenarbeit zu begründen« (ebd., S. 117)

Dabei sei es die »forschende Grundhaltung«, »die sich Forscher unterschiedlichster Disziplinen teilen, und die, so vermute ich, auch Psychoanalytiker verbindet, wenn sie sich mit Freuds Auffassung der Psychoanalyse als Forschung identifizieren (vgl. Freud 1926e, S. 283f.)« (Leuzinger-Bohleber 2007, S. 972).

5.1.1 Psychoanalytische Forschung

Der Forschungsgegenstand der Psychoanalyse ist das Seelische. Zu seiner »Natur« gehört auch, dass man es nicht anfassen oder gar unter ein Mikroskop legen kann, um es zu untersuchen. Insofern muss »der psychische Gegenstand«, wie der Psychologe Wilhelm Salber herausgearbeitet hat, erst »gebildet« werden (vgl. Salber 1969). Wissenschaft ist in diesem Sinne »Handlung«, wie auch Klaus Holzkamp (1968) betonte. Sie lauscht nicht der Natur ihre Gesetze ab, so wie es das heute naiv anmutende Selbstverständnis der Naturwissenschaften des 19. Jahrhunderts bis in die ersten Jahrzehnte des 20. Jahrhunderts war, sondern sie »bildet« ihren Gegenstand aufgrund der spezifischen Prinzipien der Gegenstandsbildung. Dabei liegt auf der Hand, dass es sich beim Seelischen als dem Gegenstand der Psychoanalyse um keine »data bruta« (Green 1996, S. 12) handelt, sondern dass wir es mit einer »Hyperkomplexität« (ebd.) zu tun haben, die sich einem bloßen statistischen Abfragen entzieht. Diese gilt es durch den systematischen Einsatz von Methoden (vgl. Leuzinger-Bohleber 2010) auf das Niveau einer Vielfalt zu reduzieren:

> »Die Vielfalt wissenschaftlicher Erfahrungen ist durch die Disziplinierung unserer alltäglichen Erfahrung möglich. Dabei machen wir die Qualität der Erfahrung, ihren Wert hinsichtlich Genauigkeit, Vollständigkeit etc. zu einem Zweck an sich. In den verschiedenen Wissenschaften verwirklicht sich die Vielfalt dieser Erkenntniswerte in unterschiedlicher Weise, und sie haben unterschiedliche Methoden entwickelt, um zu garantieren, dass die für sie jeweils spezifische Genauigkeit, Vollständigkeit, Kontrastschärfe etc. auch Schritt für Schritt entwickelt werden kann« (Hampe 2000, S. 33).

Mit dem einheitswissenschaftlichen Paradigma, das sich am physikalischen Experiment orientiert, musste auch das Paradigma vom neutralen Wissenschaftler zurücktreten. Georges Devereux, von Haus aus Physiker und Psychoanalytiker, hat in seinem herausragenden Werk *Angst und Methode in den Verhaltenswissenschaften* (1973) herausgestellt, dass verhaltenswissenschaftliche Daten per se Angst erzeugen: »Kurz, verhaltenswissenschaftliche Daten erregen Ängste, die durch eine von der Gegenübertragung inspirierte Pseudomethodologie abgewehrt werden« (Devereux 1973, S. 18). Die Abwehr dieser Ängste geschieht – zumeist unbewusst – dadurch, dass »Objektivität« angestrebt wird, die das Subjektive aus dem Forschungsprozess herausfiltern soll. Die Forschung kennt eine Menge solcher Filter, zum Beispiel aufwendige Versuchsaufbauten. Doch nach Ansicht von Devereux können objektivierende Messverfahren und noch so elaborierte Versuchsaufbauten die in der Person des Forschers liegende Subjektivität nicht ausschalten. Vielmehr können objektivierende Verfahren nur den Moment hinauszögern, in dem die Subjektivität in den Forschungsprozess durchschlägt, nämlich spätestens dann, wenn der Forscher die von ihm wahrgenommenen Messergebnisse interpretieren muss:

> »Die Entscheidung – die in der Wissenschaft darin besteht, daß man sagt: ›Dies bedeutet, daß …‹ – wird vom Verhaltensforscher noch immer mit derselben Subjektivität und

in Erwiderung auf dieselben Ängste getroffen, mit denen er konfrontiert wird, wenn er überhaupt keine Filter verwendet. Ich befürworte deshalb nicht etwa die Elimination von Filtern, sondern dringe lediglich darauf, sich die Illusion aus dem Kopf zu schlagen, sie könnten jegliche Subjektivität ausschalten und die Angst gänzlich neutralisieren. Sie tun keins von beidem; sie verrücken nur *leicht* den Ort der Trennung zwischen Objekt und Beobachter und *schieben* den *exakten* Moment, in dem das subjektive Moment (in Form der Entscheidung) interveniert, *hinaus*« (ebd., S. 19).

Vor diesem Hintergrund postuliert Devereux,

»daß das entscheidende Datum jeglicher Verhaltenswissenschaft eher die Gegenübertragung denn die Übertragung ist, weil man eine aus der Übertragung ableitbare Information gewöhnlich auch noch auf anderen Wegen gewinnen kann, während das für eine Information, die aus der Gegenübertragung hervorgegangen ist, nicht zutrifft« (ebd., S. 18).

Des Weiteren schlägt er vor, die Komplexität verhaltenswissenschaftlicher Zusammenhänge nicht durch »Pseudomethodologie« reduzieren zu wollen, sondern sie in Rechnung zu stellen, indem man ihre »Schwierigkeit an *sich als* fundamentales Datum behandelt« (ebd.).

Ganz in diesem Sinne wird im Rahmen der psychoanalytischen Ausbildung und der Lehranalyse die Persönlichkeit des angehenden Analytikers geschult. Dies trägt dazu bei, dass seine Gegenübertragung ihre Sperrigkeit verliert, der angehende Analytiker einen besseren Zugang zu seiner Gegenübertragung gewinnt, sodass sie für ihn als »Instrument« brauchbar wird. Der Analytiker wird in die Lage versetzt, fiktiv zu trennen, was an den in einer Situation mit einem Patienten ausgelösten Emotionen von diesem kommt und was unabhängig vom Patienten in der Person des Analytikers liegt. Auf diese Art und Weise erfolgt eine »Objektivierung« des Erlebens des Analytikers, die es gestattet, mithilfe des Erlebens des Analytikers, zum Beispiel im Zuge der Gegenübertragungsanalyse, etwas über das seelische Funktionieren des Patienten auszusagen. In diesem Sinne sind Erfahrung und Erkenntnis des Forschers jedoch »nicht »objektiv« bzw. »neutral«, sondern ein denkstilgemäßes Sinn-sehen«, wie Leuzinger-Bohleber schreibt (2010, S. 114). »Zudem wurde die Bedeutung der persönlichen und sozialen Erfahrungen des Forschers für seinen Forschungsprozess sukzessiv aus der Entwertung der ›Empiristen‹ befreit« (ebd.). Demnach gilt heutzutage auch für naturwissenschaftliche Experimente, dass sie »nicht vom sozialen Kontext, in dem sie stattfinden, losgelöst werden können und ›theoriegeladen‹ und ›erfahrungsabhängig‹ sind« (ebd., S. 115).

Auch das psychoanalytische Forschungsinstrument hat sich in den letzten 100 Jahren

» stark verfeinert und erweitert: Wir verstehen unter einem › psychoanalytischen Forscher ‹ nicht mehr wie Freud den affektlosen, scharf beobachtenden, › objektiven ‹ Chirurgen, eine Metapher, in der sich Freud bekanntlich dem oben skizzierten Ideal eines vom Forscher unbeeinflussten naturwissenschaftlichen Experiments verbunden fühlte « (Leuzinger-Bohleber 2007, S. 972).

Der heutige psychoanalytische Forscher nutze die Beobachtung eigener Fantasien, Körperreaktionen und Affekte: » Die Analyse von Übertragung und Gegenübertragung ist zu einem der wichtigsten Erkenntnisinstrumente der heutigen Psychoanalyse geworden. Wir können durchaus vom › Mikroskop ‹ des Analytikers sprechen « (ebd.). Die » analytische Methode « wird dabei zum klinischen Forschungsinstrument, mit dem sich auch der Patient identifizieren soll, sodass es ihm auch nach Abschluss der Behandlung noch zur Verfügung steht.

Leuzinger-Bohleber sieht in der klinisch-psychoanalytischen Forschung » das Kernstück psychoanalytischer Forschung überhaupt «: » Sie wird als zirkulärer Erkenntnisprozess verstanden, der im psychoanalytischen Setting stattfindet « (2010, S. 119). Davon unterschieden ist die extraklinische Forschung (vgl. Abbildung 2).

Psychoanalytische Forschung

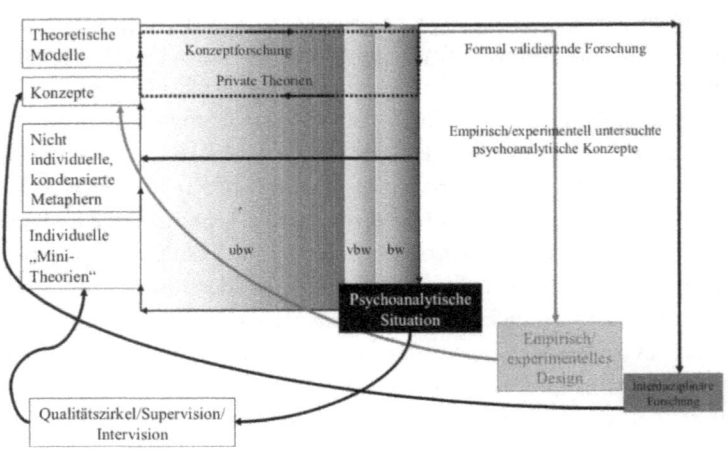

Abbildung 2: Modell der Psychoanalytischen Forschung, klinische und extraklinische Forschung (Leuzinger-Bohleber 2007, S. 974)

5.1.2   Psychoanalytische Einzelfallforschung

Die genuin psychoanalytische Methode ist die Einzelfallforschung. Es geht in der psychoanalytischen Forschung zunächst darum, die unverwechselbare Besonderheit und Eigenheit des Einzelfalles zu erfassen und zu verstehen. Schon Freud plädierte dafür, »die Einzelerfahrung zu befragen« (1933, S. 581). Für unsere Untersuchung bedeute dies, dass wir Kandidaten retrospektiv befragt haben, wie sich ihr Entscheidungsprozess zur psychotherapeutischen Ausbildung entwickelt hat. Zunächst stand dementsprechend das Verstehen einer einmaligen, unverwechselbaren Geschichte eines Individuums im Fokus. Wir haben ausgeführt (Kapitel 4.4), dass unsere Untersuchung auf der theoretischen Vorannahme fußt, dass die berufliche Entscheidung einen wichtigen Teil der Entwicklung eines Identitätsprozesses darstellt. Die Berufsfindung und der Prozess der Entwicklung der beruflichen Identität bei Psychotherapeuten sind bislang noch nicht systematisch erforscht. Die hier vorliegende Untersuchung möchte dazu beizutragen, diese Lücke zu schließen. Das aktuelle Phänomen, das den Anstoß zu dieser Studie gab, der rückläufige Trend bei der Zahl der Bewerber für die psychoanalytische Ausbildung, ist ebenfalls noch kaum beforscht. Die Forschungsfrage richtete sich also auf ein komplexes, bisher wenig erforschtes Feld, über das Erkenntnisse gewonnen werden sollen.

Forschungsfragen, über die bisher wenig bekannt ist, nähert man sich am besten, indem man zunächst möglichst viel über den zu untersuchenden Gegenstand in Erfahrung bringt, bevor man einzelne, offenbar bedeutsame Punkte genauer untersucht. Die Methode der Wahl waren in diesem Fall qualitative Interviews, die die Phänomene zunächst in aller Breite erfassen (vgl. Stuhr 1997), aber an relevanten Punkten auch ein vertieftes Verstehen ermöglichen. Durchgeführt wurden insgesamt 58 qualitative Interviews. Das Material aus diesen ausführlichen Gesprächen zum Einzelfall bildete die Grundlage für den Auswertungsprozess. Dabei kam es darauf an, vom beforschten Einzelfall zu generellen Aussagen über den Untersuchungsgegenstand zu gelangen.

Die psychoanalytische Forschung steht oftmals genau vor diesem Dilemma. Sie hat die scheinbar unlösbare Aufgabe zu bewältigen, sowohl die Idiosynkrasie des Einzelfalles zu berücksichtigen und als Grundlage ihrer Arbeit anzuerkennen als auch zu generellen Einsichten zu gelangen, die einerseits über den Einzelfall hinausgehen, ihm aber andererseits auch gerecht werden. Wie ist diese unauflösbar erscheinende Spannung aufzulösen?

Es wird von naturwissenschaftlich orientierten Forschern oftmals kritisiert, dass eine Verallgemeinerung der Ergebnisse aus der Einzelfallforschung nur sehr begrenzt möglich sei. Das Psychische fügt sich jedoch nicht ohne Weiteres diesen naturwissenschaftlichen Standards. Das Motto, »alles, was nicht operationalisiert und gemessen werden kann, ist unwissenschaftlich«, kann daher nicht gelten gelassen werden.

Allerdings heißt dies nicht, dass das Psychische nicht beforscht werden könnte, doch ist dabei seine besondere Natur zu berücksichtigen, die Freud in der Anfangsphase seines Schaffens zu der für ihn damals überraschenden Feststellung veranlasste, dass seine Fallgeschichten

> » wie Novellen zu lesen sind, und daß sie sozusagen des ernsten Gepräges der Wissenschaftlichkeit entbehren. Ich muß mich damit trösten, daß für dieses Ergebnis die Natur des Gegenstandes offenbar eher verantwortlich zu machen ist als meine Vorliebe « (Freud 1893a, S. 227).

Wir haben uns mit der qualitativen Methode der Einzelfallforschung auf eine ganzheitliche Erfassung komplexer Erlebniswelten eingelassen, die dem Untersuchungsgegenstand angemessen ist. Statt wie bei einer naturwissenschaftlich orientierten Forschung üblich, eine Operationalisierung einzelner Variablen vorzunehmen und somit die Komplexität des Forschungsgegenstandes auf Messbares zu reduzieren, das dann oft wenig aussagekräftig ist, haben wir versucht, die Eigenheit des zu untersuchenden Gegenstandes anerkennend, uns ihm mit ihm gemäßen Methoden anzunähern.

Die hier vorliegende qualitative Untersuchung fügt sich in die *Substudy II* des DPPT-Projektes ein. So konnte sie an die mit quantitativen Methoden gewonnenen Ergebnisse von *Substudy I* und *II* des DPPT-Projektes anknüpfen. Die in *Substudy I* und *II* erarbeiteten Hypothesen sind auf diese Weise in die Untersuchung eingegangen. Sie dienten uns als Forschungshintergrund und sollten im Rahmen der qualitativen Interviews überprüft werden. So konnte die hier vorliegende Untersuchung von der Kombination quantitativer und qualitativer Methoden profitieren. Dabei waren wir um eine ständige kritische Auseinandersetzung im Rahmen des Forschungsprozesses bemüht. Von Anfang an wurden die Methoden, das konkrete Vorgehen, die Datengewinnung und die Auswertung einem kontinuierlichen Reflexionsprozess unterzogen, der die Güte der wissenschaftlichen Tätigkeit gewährleistet (vgl. Stuhr 1997).

Der Verlauf der Auswertung zeigt, dass die gewonnenen Erkenntnisse sich im Forschungsprozess zunehmend verdichten. Die Besonderheiten des Einzelfalles werden nicht aus den Augen verloren und doch zeigt sich, dass durch die Methode des aggregierten Einzelfalls die gewonnen Ausgangsthesen nicht nur immer weiter differenziert und bestätigt werden, sondern auch, dass eine kleine, statistisch kaum relevante Stichprobe ausreicht, um zu vorläufigen, vorsichtigen generalisierbaren Aussagen auf einem » mittleren Niveau « zu kommen. Die » Sättigung «, die eintritt, wenn nach zahlreichen Interviews keine gänzlich neuen Erkenntnisse mehr zu gewinnen sind, sondern sich die erarbeiteten Aussagen wiederholt bestätigen und sich die gewonnen Erkenntnisse lediglich in individuellen Variationen zeigen, ist ein Indiz für die Qualität der von uns eingesetzten Methoden.

Als forschende Psychoanalytiker suchten wir in diesem bisher so nicht beforschten Feld nach den latenten Bedeutungen unter der Oberfläche der Phänomene und waren aufgrund unserer methodischen Haltung und Tätigkeit in der Lage, vorher verborgene Zusammenhänge zutage zu fördern (vgl. Bohleber 1996).

5.1.3 Das qualitative Interview

Das qualitative Interview hat wenig mit einem Interview gemein, dessen Zweck in »reiner« Informationsgewinnung liegt. Denn einzelne Informationen haben psychologisch betrachtet noch wenig Bedeutung – entscheidend sind nicht die »Fakten«, sondern die Meinungen über die Fakten bzw. ihre Verarbeitung im Erleben. Dennoch wäre es falsch zu sagen, das qualitative Interview wolle keine Informationen erheben – es geht hier nicht allein um Sachinformationen, sondern ebenfalls und in besonderem Maße um »Erlebenstatsachen«. Insofern steht das Erleben des Gesprächspartners im Vordergrund, das sich in seiner ganzen Subjektivität im Interview entfaltet.

Mithilfe des qualitativen Interviews lässt sich der Einzelfall in seiner ganzen Breite und Individualität abbilden, ohne zu früh in seiner weiteren Entfaltung eingegrenzt zu werden. Durch den Auswertungsprozess kristallisieren sich, über die Schilderung individueller Geschichten hinaus, vorsichtig generalisierbare Aussagen aus dem ursprünglichen Datenmaterial. »Die Utopie in dieser Erkenntnisweise ist dann, sich in das Besondere, den Einzelfall, so intensiv zu versenken, dass in ihm das abstrakte Allgemeine in anschaulicher Konkretheit aufscheint« (Stuhr 1997, S. 166).

Ein qualitatives Interview stellt eine »ungewöhnliche Gesprächssituation« im Sinne Argelanders (1987, S. 16) dar, denn es wird mit einbezogen, worüber ein Alltagsgespräch in unausgesprochener Übereinkunft hinweggehen würde: Selbstverständlichkeiten, Peinliches etc. Die Interviewverfassung schließt damit eine »ungewöhnliche Form der Wahrnehmung und des Denkens ein« (ebd.), die Reik (1976) »Hören mit dem dritten Ohr« nannte, entsprechend dem Titel seines gleichnamigen Werks. Das vielleicht wichtigste Charakteristikum des qualitativen Interviews besteht darin, dass seine Gesprächsverfassung nach Argelander selbst ein »Eigengewicht als Mitteilungsorgan« (1987, S. 19) erhält. Der Untersuchungsgegenstand »spricht« demnach nicht nur aus dem Mund des Gesprächspartners, sondern auch über die gemeinsame Gesprächsverfassung, in die der Interviewer miteinbezogen ist, das Aufscheinen des Abstrakten im Konkreten nach Stuhr (2001). Dies erschließt sich auch über die entsprechenden »szenischen Verstehen Informationen« (Argelander 1987, S. 14), wobei der Interviewer kein distanzierter Beobachter, sondern selbst Teil der Szene ist. Dies ist kein Nachteil für das qualitative Interview, im Gegenteil: Auf diese Weise verspürt der Interviewer vermittels seiner Gegenübertragung, wie sich der Untersuchungsgegenstand selbst im Interview darstellt.

Die Auswertung des Interviews beginnt bereits während des Interviews selbst beim Interviewer. Er ordnet das Gesagte in die bereits bestehenden Problemstellungen ein, fragt an wichtig erscheinenden Punkten nach, spiegelt, vertieft oder kommentiert die Äußerungen seines Gesprächspartners, mit dem er in eine Art gemeinsamen Forschungsdialog eintritt. Dabei ist der Untersuchungsgegenstand selbst das »Subjekt« des Geschehens, um das sich alles dreht – oder, anders gesagt, das »Objekt«, an dem Interviewer und Interviewpartner gemeinsam arbeiten. Der Interviewpartner selbst, und dies soll hier noch einmal ausdrücklich betont werden, ist nicht der »Gegenstand« der Untersuchung. Die hier beschriebene Form des qualitativen Interviews ist die eines Forschungsinterviews und nicht die eines klinischen Interviews. Der Interviewpartner ist dabei ein unabdingbarer Helfer, ohne dessen Meinung und Erleben sich unser spezifischer Forschungsgegenstand nicht erschließt.

Der Psychoanalytiker verhält sich daher in der Forschungssituation anders als in der klinischen Situation. Obwohl er, analog zur forschenden Situation, auch im klinischen Alltag vorläufige Erkenntnisse formuliert, äußert er diese gegenüber den Interviewpartnern nicht als Deutungen. So handelte es sich in der Interviewsituation dieser Untersuchung explizit nicht um eine klinische Situation, sondern um eine Untersuchung über die Entwicklung einer beruflichen Identität, zu der der Interviewpartner seine individuelle Lebensgeschichte erzählte. Der Interviewer stellte, auf der Grundlage seiner gewonnenen Erkenntnisse, lediglich klarifizierende Fragen und bot dem Gesprächspartner im Verlauf des Gesprächs Ideen an, die er als geeignet erkannte, das Gespräch an bedeutsamen Stellen fortzusetzen oder zu vertiefen.

5.2 Die Entwicklung des Forschungsdesigns

Die Stichprobe wurde nicht nach statistischen Repräsentativitätsgesichtspunkten zusammengestellt, da bewusst ein »qualitativer« Forschungszugang gewählt wurde. Der qualitative Ansatz strebt vielmehr eine *funktionale* Repräsentativität an. Das bedeutet, die Einlassungen der jeweiligen Interviewpartner werden nicht im zahlenmäßigen, sondern im *funktionalen* Sinne auf die Grundgesamtheit »Psychotherapeuten« bezogen. Dabei wurde die berufliche Identität als ein personenübergreifendes Konstrukt und die einzelnen Psychotherapeuten, die diesem Konstrukt unterworfen sind, als »Sprecher« dieses Konstrukts verstanden.

Das konkrete Vorgehen des hier vorgestellten Forschungsprojektes war eng an die *Substudy II* des DPPT-Projekts angebunden, in deren Rahmen insgesamt 343 angehende Psychoanalytiker (DPV, DPG), tiefenpsychologisch orientierte Psychotherapeuten und Verhaltenstherapeuten zu ihrem beruflichen Werdegang befragt wurden. Diejenigen Befragten, die sich nach Ausfüllen des Fragebogens zu einem weiteren Interview bereit erklärt hatten, wurden mit einem ausführlichen Anschreiben an ihre freiwillig mitgeteilte E-Mail-Adresse über das zusätzlich geplante »qualitative Interview« informiert. Die Befragten hatten so die Möglichkeit, sich aufgrund dieser Informationen für oder gegen eine Teilnahme zu entscheiden. In dieser ersten Kontaktaufnahme per E-Mail wurden ihnen auch die Ansprechpartner genannt, die Informationen zur DPPT-Studie geben konnten, und die Autoren der vorliegenden Untersuchung wurden als Interviewer vorgestellt. Anschließend wurde per E-Mail oder telefonisch ein persönlicher Interviewtermin vereinbart. Die überwiegende Zahl der Interviews wurde als Telefoninterview durchgeführt.

Konkret etablierte sich für die Durchführung der einzelnen Interviews folgendes Verfahren, das dann durchgängig Anwendung fand: Zu Beginn wurden die Befragten zunächst noch einmal über die Studie informiert und es wurden offene Fragen besprochen. Das Vorgehen wurde erläutert und die Vertraulichkeit erneut zugesichert. Die Interviewten wurden gefragt, ob sie mit einer digitalen Tonbandaufzeichnung einverstanden seien. Das Einverständnis wurde in allen Fällen erteilt. Von der digitalen Aufzeichnung wurde später eine schriftliche Fassung erstellt. Die Interviewpartner wurden dahingehend instruiert, dass sie die Möglichkeit haben, sich »frei« und so ausführlich zu äußern, wie sie möchten.

Im Unterschied zum quantifizierenden (Fragebogen-)Interview ist das »qualitative Interview« nicht standardisiert. Allein die Eingangsfrage, in der seitens des Interviewers noch einmal das Untersuchungsthema genannt wurde, verbunden mit der Bitte, sich so freimütig wie möglich zu äußern, wurde standardisiert – sowohl für die verhaltenstherapeutischen als auch für die psychoanalytischen Probanden:

> »Erzählen Sie mir bitte alles, was für Sie bei Ihrem Werdegang zum Psychoanalytiker (Verhaltenstherapeut) wichtig war und wie sich Ihre heutige psychoanalytische (verhaltenstherapeutische) Identität entwickelt hat.«

Der Begriff der »Identität« wurde in die Eingangsfrage aufgenommen, da das Material wie oben beschrieben mithilfe der Identitätskonzepte von Werner Bohleber und Gerhard Schneider systematisiert werden sollte.

5.2.1 Die Auswertungsmethode der Expertenvalidierung

Bei der Expertenvalidierung handelt es sich um eine besondere Methode der Auswertung qualitativer Interviews, die im Rahmen der DPV-Katamnesestudie (Leuzinger-Bohleber et al. 2002) entwickelt wurde. Psychoanalytische Forscher befragten damals in einer naturalistischen Studie Patienten, die eine psychoanalytische Langzeittherapie abgeschlossen hatten, vier Jahre nach deren Beendigung zu ihrer nachträglichen Sicht bezüglich ihrer Behandlungen, deren Ergebnissen und der Bedeutung, die die Therapie damals und zum Untersuchungszeitpunkt für sie hatte. Das Grundprinzip der im Rahmen der DPV-Katamnesestudie entwickelten Auswertungsmethode ist die Etablierung eines zirkulären Prozesses der wiederholten intersubjektiven Validierung (vgl. Leuzinger-Bohleber 1997). Dies wird durch Triangulierung gewährleistet, indem bei jedem Untersuchungsschritt ein Dritter hinzutritt (vgl. Stuhr 1997). Auf diese Weise wird die »Güte« der gefundenen Ergebnisse gewährleistet. Dies knüpft daran an, dass die gemeinsame Reflexion, in der die eigene klinische Arbeit in Intervisions- und Supervisionsgruppen hinterfragt und diskutiert wird, bei Psychoanalytikern etabliert ist. Dabei kommt diesen Gruppen zugute, dass Psychoanalytiker in der Erfassung von »rascher, intuitiver Wahrnehmung komplexer Informationsgestalten« (Leuzinger-Bohleber 1995, S. 453) geübt und hierbei »selbstkritischer, sorgfältiger und präziser« (ebd.) in der Reflexion sind als andere Berufsgruppen. Die Expertenvaldierung umfasst folgende Schritte:

1. Das Interview wird digital aufgezeichnet. Anschließend fertigt der Interviewer als erster Experte ein Narrativ des Gesprächs an. Hierbei handelt es sich um eine noch phänomennahe, aber bereits erste Abstrahierungen vornehmende narrative Zusammenfassung des Interviews, die auch wörtliche Zitate enthält. Es geht bei dieser ersten Narration um mehr als »nur« um eine »Zusammenfassung«; denn die Formulierung der Inhalte des Interviews durch den Interviewer ist bereits eine »Umschrift«, die wie eine Karikatur bestimmte Züge des Beschriebenen in prägnanter Weise herausrückt. Der Interviewer versucht, den Einzelfall zu durchdringen und in eine Form zu bringen. Hierbei verdichten sich die erkannten Zusammenhänge zu einer erkennbaren und für den Leser nachvollziehbaren Struktur. Dabei fließen der erste Eindruck und die dominante Gestalt des Erzählten, aber auch das später im Interview Erzählte, das Am-Rande-Erwähnte, das Zwischen-den-Zeilen-Mitgeteilte, die Gesprächsatmosphäre und die Gegenübertragung des Interviewers in das Narrativ ein. Das Narrativ soll »wahr« sein, das heißt eine stimmige, korrekte Wiedergabe des Inhalts, die alles für die Fragestellung Bedeutsame enthält.

2. Als zweiter Experte tritt nun ein Mitforscher hinzu. Dieser hört sich das digital aufgezeichnete Interview an und liest das Transkript des Interviewers. Dabei erarbeitet er für sich eine eigene Auswertung des Materials und achtet dabei auf die unter Punkt 1 beschriebenen Aspekte, an denen sich auch das Narrativ des Interviewers orientiert. Nachdem der Mitforscher seine eigene Auswertung des Materials vorgenommen hat, liest er das Narrativ des Interviewers. Auf diese Weise

wird die interne, narrative Kohärenz des Interviewers durch die externe Kohärenz des Mitforschers ergänzt (vgl. Leuzinger-Bohleber 1997). Die Kommunikation bezüglich Wissen sowie die Möglichkeit einer Kritik »von außen« sind dabei Merkmale für Wissenschaft (vgl. Leuzinger-Bohleber 1995). Das psychoanalytische Expertenwissen des Mitforschers soll so zur kritischen Evaluation der eigenen ersten Erkenntnisse und der darin bereits enthaltenen Generalisierungsschritte genutzt werden. Dabei ist vor allem eine Frage zu prüfen: Ist das Narrativ des Interviewers »wahr« – gibt es den Gesprächsverlauf korrekt wieder? Wird es dem gerecht, was sich im Interview manifest und latent ereignet hat? Nach der Intervision von Interviewer und Mitforscher wird das Narrativ um die neu gewonnenen Einsichten der Intervision, vor allem was den Wahrheitsgehalt des Narrativs angeht, ergänzt. Seine ursprüngliche Fassung wird dabei jedoch nicht verändert, da es nicht um eine Harmonisierung geht, sondern um das Aufzeigen des gesamten, erkennbaren Spektrums. Vielmehr wird die ergänzende Sicht des Experten gesondert dokumentiert: Was fehlte? Wo entstehen Widersprüche, Differenzen? Auf diese Weise entsteht ein Kommentar zum Narrativ, der eine »dritte« Perspektive enthält. Das Forschungsgespräch wird ebenfalls digital aufgezeichnet.

3.   Interviewer und Mitforscher suchen gemeinsam einen Supervisor auf. Diesem dritten Experten wird das ergänzte Narrativ vorgelegt. Außerdem hört der Supervisor einen zufällig ausgewählten Auszug aus dem digital aufgezeichneten Interview. Der Interviewer stellt seinen Gesamteindruck auf der Grundlage des angefertigten Narrativs vor. Anschließend trägt der Mitforscher seine Eindrücke des Interviews vor, die Ergänzungen sein können, andere Seiten des Narrativs betonen können oder konträre Einschätzungen sein können. Die drei Forscher besprechen das Material vor allem in Bezug auf seinen »Wahrheitsgehalt«. Am Ende der Supervision steht eine konsensuelle Beurteilung der Kernerkenntnisse des besprochenen Interviews. Die gesamte Supervision (Dauer ca. eineinhalb Stunden) wird digital aufgezeichnet. Der Interviewer fasst anschließend die Diskussion zusammen und dokumentiert den Verlauf inklusive der aufgetretenen Widersprüche. Er ergänzt die bisherige Fassung des Narrativs um die in der Supervision neu gewonnen Erkenntnisse. Anschließend legt der Interviewer dem Mitforscher und dem Supervisor das um die Ergebnisse der Supervision ergänzte Narrativ vor. Beide beurteilen dann, ob das so ergänzte Narrativ der »Wahrheit« entspricht. Sollten sie nicht dieser Meinung sein, so wird gegebenenfalls das Diskussionsprotokoll ergänzt.

Als Supervisoren standen im Rahmen der vorliegenden Untersuchung zur Verfügung: Dr. med. Heribert Blaß (DPV/IPA, Düsseldorf), Prof. Dr. Marianne Leuzinger-Bohleber (DPV/IPA, Frankfurt/Kassel), Dr. phil. Stefanie Sedlacek (DPG/IPA, Berlin).

4. Der nächste Schritt der Auswertung ist die Erstellung eines zweiten, publikationsfähigen Narratives unter passiver und aktiver Verschlüsselung der Daten zum Schutz der Anonymität des Interviewten. In diesem Narrativ sind alle zur Veröffentlichung geeigneten Erkenntnisse aus dem kontinuierlich verlaufenen und abgeschlossenen Prozess der Expertenvalidierung enthalten, aber die persönlichen Daten so verfremdet, dass die Gesprächspartner anonym bleiben. Dem Interviewpartner wird das zur Publikation vorgesehene und verschlüsselte Narrativ vorgelegt, verbunden mit der Bitte, den »Wahrheitsgehalt« zu bewerten und einer möglichen Publikation zuzustimmen. Der Interviewte entscheidet, ob das Narrativ »wahr« ist und teilt mit, ob er einer Veröffentlichung in dieser Fassung zustimmen kann. Gegebenenfalls wird die Fassung des Narrativs auf Wunsch des Gesprächspartners korrigiert. Natürlich nur insoweit, als dass die Inhalte der Narration auch vom Forscherteam weiterhin vertreten werden können. Diese letzte Fassung wird nur veröffentlicht, wenn der Interviewte zustimmt.

Es dürfte deutlich geworden sein, dass die Gesprächspartner in unserer Untersuchung von Anfang an als »Experten« für Berufsfindungsprozesse am Forschungsprozess beteiligt waren. Nicht über sie, sondern mit ihnen wurde der Gegenstand »gebildet«. Sie waren explizit beteiligt an der Gewinnung der Daten, an der gemeinsamen Reflexion des Vorgehens und der Auswertung der Ergebnisse. Dieser zirkuläre Prozess der »teilnehmenden Beobachtung« ersetzte die dem naturwissenschaftlichen Paradigma entsprechenden Gütekriterien von Objektivität und Reliabilität durch eine »prozedurale Zuverlässigkeit«, die eine größtmögliche Transparenz des forschenden Vorgehens anstrebt und auch für Dritte dokumentiert und nachvollziehbar ist. Auf diese Weise entstand neben der internen narrativen Kohärenz auch eine externe Kohärenz. Die Kommunikation des Wissens, sowie die Möglichkeit einer Kritik »von außen« sind für uns wesentliche Merkmale für Wissenschaft (vgl. Leuzinger-Bohleber 1995).

5.2.2 Die Gesamtauswertung

Nachdem die ersten Interviews durchgeführt waren, begann eine sukzessive Generalisierung des vom Einzelfall ausgehenden Wissens. Über Intervision und Supervision sowie über das Feedback der Gesprächspartner im Interview bezüglich des plublizierbaren Narrativs entstand langsam eine »Landkarte« des Gegenstandes, die mit jedem neuen Fall aufs Neue herausgefordert und modifiziert wurde. Des Weiteren wurden die bis dahin gefundenen Ergebnisse, nebst Forschungsdesign, auch vor einem Fachpublikum im Rahmen diverser Seminare und Tagungen vorgestellt. Die dort geäußerte Kritik an den Ergebnissen bzw. dem methodischen Vorgehen wurde wiederum genutzt, um die Methodik zu verfeinern und die Ergebnisse zu überprüfen sowie um ihre Darstellung zu optimieren. Von Anfang an wurden also die Methoden, das konkrete Vorgehen, die Datengewinnung und die Auswertung einem kontinuierlichen Reflexionsprozess unterzogen, der die Güte der wissenschaftlichen Tätigkeit gewährleistet (vgl. Stuhr 1997).

Im vorliegenden Fall wurden die gewonnenen Befunde aus den Interviews, den Narrativen sowie aus den Rückmeldungen in fachöffentlichen Vorstellungen der Untersuchung sukzessive zusammengeführt. Hinzu kamen die Erkenntnisse aus *Substudy I* und *II* sowie aus der Fachlektüre etc. Dies alles diente als Basismaterial, um in einem kontinuierlichen, zirkulären Prozess auf der Basis eines psychoanalytischen Grundverständnisses ausgewertet zu werden. Die Entwicklung einer psychotherapeutischen Identität wurde dabei in diesem Gesamtprozess, ausgehend vom Einzelfall, im Hinblick auf durchgängige Züge und Abweichungen analysiert und im Sinne von Ganzheit-Gliedverhältnissen zusammengestellt. Dabei wurde die Struktur des Untersuchungsgegenstandes herausgearbeitet, die zum Teil unbewusst, personenübergreifend und von zeitlich überdauernder Gerichtetheit ist.

5.2.3 Die Stichprobe

Die Stichprobe des hier vorgestellten Forschungsprojektes war eng an die zweite Untersuchungsphase des DPPT-Projekts *(Substudy II)* angebunden, die in Kapitel 3 beschrieben wurde. In *Substudy II* wurden insgesamt 343 angehende Psychoanalytiker (DPV, DPG), tiefenpsychologisch orientierte Psychotherapeuten und Verhaltenstherapeuten zu ihrem beruflichen Werdegang befragt. Diejenigen Befragten, die sich nach Ausfüllen des Fragebogens zu einem weiteren Interview bereit erklärt hatten, wurden mit einem ausführlichen Anschreiben an ihre freiwillig mitgeteilte E-Mail-Adresse über das zusätzlich geplante »qualitative Interview« informiert.

Die Stichprobe der vorliegenden Untersuchung unterteilte sich in drei Substichproben:
Substichprobe 1:   Kandidaten in psychoanalytischer Ausbildung bei DPV oder DPG
Substichprobe 2:   Psychoanalytiker mit abgeschlossener Ausbildung
Substichprobe 3:   Verhaltenstherapeuten

Substichprobe 1: Kandidaten in psychoanalytischer Aus- bzw. Weiterbildung
Es wurden insgesamt 42 Kandidaten interviewt. Diese rekrutierten sich aus den mit Fragebogen befragten Kandidaten aus der *Substudy II* des DPPT-Projekts, die sich

zu einem zusätzlichen, vertiefenden Interview bereit erklärt hatten. Eine Person hat die Items im Fragebogen nicht beantwortet, aber dennoch am Interview teilgenommen, weshalb in diesem Fall keine demografischen Daten vorliegen.

➤ 26,8% der Kandidaten waren männlichen, 73,2% weiblichen Geschlechts.

➤ Das Lebensalter der Kandidaten lag zwischen 29 und 52 Jahren. Im Mittel betrug es 41,55 Jahre.

➤ Die Partnersituation stellte sich wie folgt dar: 82,9% der Kandidaten gaben eine Partnerschaft während 17,9% angaben, derzeit ohne Partner zu sein. 53,7% der Kandidaten waren verheiratet, 36,6% der Kandidaten waren ledig, 7,3% geschieden bzw. getrennt lebend und 2,4% verwitwet. Die Anzahl der Kinder schwankte zwischen 0 und 4 Kindern. Kein Kind hatten 46,3% der Kandidaten, ein Kind 17,1%, zwei Kinder 24,4%, drei und vier Kinder jeweils 4,9%.

➤ Als ihr universitäres Hauptfach nannten 56,1% der Kandidaten die Psychologie, 41,5% die Medizin und 2,4% ein anderes Fach. Rund ein Drittel (26,8%) der Kandidaten verfügte über eine Berufsausbildung vor der psychoanalytischen Ausbildung.

➤ Das Jahr des Studienabschlusses lag für 34% vor 1992, für 44% zwischen 1992 und 1998 und für 22% in den Jahren 1999 bis 2005. Im Durchschnitt befinden sich die interviewten Kandidaten seit 4,3 Jahren (52 Monaten) in Ausbildung. 26,8% haben sich bis zu 22 Monaten in Ausbildung befunden, 51,2% bis zu 50 Monaten und 75,6% bis zu 80 Monaten.

➤ 29,3% der Kandidaten absolvierten neben der psychoanalytischen Ausbildung auch die Ausbildung in tiefenpsychologisch fundierter Psychotherapie. Eine weitere Ausbildung in einem anderen Verfahren gab niemand an.

➤ 61% der Kandidaten haben ihre Ausbildung an einem Institut der DPV absolviert, 36,6% an einem Institut der DPG bzw. an einem DGPT-Institut mit DPG-Arbeitsgruppe. An einem anderen, der DGPT angehörigen »freien« Institut hat nur eine Befragte ihre Ausbildung absolviert.

➤ 58,5% der interviewten Kandidaten zeigten sich mit der Wahl der psychotherapeutischen Ausbildung sehr zufrieden, 38,6% ziemlich zufrieden und nur 4,9% waren wenig zufrieden.

➤ Mit der theoretischen Institutsausbildung waren über zwei Drittel (75,6%) sehr zufrieden bzw. ziemlich zufrieden, 19,5% waren etwas und 2,4% wenig zufrieden.

➤ Mit der Supervision waren 87,9% sehr bzw. ziemlich zufrieden und jeweils 2,4% etwas bzw. gar nicht zufrieden.

➤ Mit ihrer Selbsterfahrung waren 61% der Kandidaten sehr zufrieden, 36,6% ziemlich und 2,4% etwas zufrieden.

➤ Ihre Beteiligungsmöglichkeit an Institutsangelegenheiten schätzten nur 7,3%

der Kandidaten als sehr gut, 46,37% als eher gut, 29,3% als neutral, 12,2% als eher schlecht und 2,4% als sehr schlecht ein.

Es muss davon ausgegangen werden, dass im Rahmen der Untersuchung eher sehr zufriedene Kandidaten befragt wurden, die sich allerdings etwas mehr Beteiligungsmöglichkeiten an ihren Instituten wünschen.

Substichprobe 2: Psychoanalytiker mit abgeschlossener Aus- bzw. Weiterbildung
Befragt wurden 5 Personen:
➤ 3 Psychoanalytiker DPV, 1 Psychoanalytiker DPG und 1 Psychoanalytiker DGPT
➤ 3 Frauen, 2 Männer
➤ 3 Psychologische Psychotherapeuten, 2 ärztliche Psychotherapeuten

Substichprobe 3: Verhaltenstherapeuten mit abgeschlossener Aus- und Weiterbildung sowie in Aus- und Weiterbildung
Befragt wurden 11 Personen:
➤ 9 examinierte Verhaltenstherapeuten, 2 Verhaltenstherapeuten in Ausbildung
➤ davon 2 Kinder- und Jugendpsychotherapeuten
➤ 9 Frauen, 2 Männer
➤ 10 Psychologische Psychotherapeuten, 1 ärztlicher Psychotherapeut

Zur Stichprobe insgesamt
Addiert man Substichprobe 1 (N = 42), Substichprobe 2 (N = 5) und Substichprobe 3 (N = 11), so ergibt sich eine Gesamtzahl von 58. Tatsächlich wurden aber insgesamt 59 Personen interviewt. Dies ergibt sich daraus, dass ein Interview keiner der drei Substichproben zuzuordnen ist. Es handelt sich hier um ein Interview mit einer Kandidatin in Ausbildung nach dem Psychotherapeutengesetz zum Erwerb der Fachkunde in Tiefenpsychologisch fundierter Psychotherapie, das heißt ohne gleichzeitigen Erwerb der Fachkunde in Analytischer Psychotherapie. Dieses Interview wurde angesetzt in einer Zeit, in der es darauf ankam, vorläufige Erkenntnisse zu gewinnen, und in der sich die Konzeption der hier vorliegenden Arbeit noch in einem Vorstadium befand. Die Interviews aller Substichproben fanden im Zeitraum Oktober 2006 bis Juni 2010 statt.

Mit ihrem deutlichen Übergewicht bei Substichprobe 1 (Kandidaten in psychoanalytischer Ausbildung) gegenüber Substichprobe 2 (abgeschlossene Psychoanalytiker) und Substichprobe 3 (abgeschlossene Verhaltenstherapeuten und Verhaltenstherapeuten in Ausbildung) wies die Stichprobe unserer Untersuchung allerdings eine gewisse Einseitigkeit auf, die wir bei der Interpretation unserer Befunde natürlich zu berücksichtigen versucht haben. Die Einseitigkeit der Stichprobe erklärt sich aus der Entstehung unseres Forschungsprojektes aus dem DPPT-Projekt heraus. Hätten die Autoren der vorliegenden Untersuchung diese von vornherein »frei« planen können, so wäre die Stichprobe sicherlich etwas anders ausgefallen, ebenso wie manche Teile der Gesamtkonzeption der Studie. Manches ist auch erst im Verlauf des Forschungsprozesses aufgefallen – so zum Beispiel die Bedeutung der Hinzunahme von Verhaltenstherapeuten in den Forschungsprozess. Verhaltenstherapeuten wurden in die Stichprobe aufgenommen, da sie sich explizit gegen eine psychoanalytische Ausbildung entschieden haben, sodass hier die Möglichkeit bestand, die Gründe pro Verhaltenstherapie und kontra Psychoanalyse besonders plastisch vorgeführt zu bekommen.

6 Die Narrative der Interviews

Der Einstieg in die Darstellung unserer Ergebnisse soll exemplarisch und querschnittartig entlang einzelner ausführlicher Narrative erfolgen, die den gesamten Prozess der »Expertenvalidierung« durchlaufen haben. Auf diese Weise möchten wir die Vielfalt der Phänomene im Kontext der Untersuchung zur Darstellung bringen und aufzeigen, dass diese Vielfalt einen gemeinsamen Grund hat. Letzterer soll dann in Kapitel 7 in einer Längsschnittdarstellung unter »fünf Kristallisationsprozessen« in den Blick genommen werden.

Wir haben eine Auswahl von insgesamt 10 Narrativen zusammengestellt. Die Auswahl aus insgesamt 58 Narrativen wurde danach getroffen, inwieweit mindestens ein bestimmter Aspekt unserer Befunde im jeweiligen Interview besonders plastisch zum Ausdruck kommt. Es wäre jedoch auch möglich gewesen, andere Interviews auszuwählen. Voraussetzung für die Auswahl war natürlich auch das Einverständnis des jeweiligen Gesprächspartners mit der Publikation.

Die hier vorgestellten Narrative sind aktiv »verschlüsselt«, sodass die Anonymität der Gesprächspartner gewährleistet ist.

6.1   Über Umwege zum Traumberuf

Narrativ zum Interview mit einer Kandidatin in psychoanalytischer Ausbildung (DPV)

In diesem Interview wird der lange Weg geschildert, der über unvermeidliche Umwege in die Ausbildung zur Psychoanalytikerin führt. Es wird deutlich, dass dieser Entwicklungsprozess viele kleine Schritte braucht, dass er nicht ohne Hilfe und Ermutigung gelingt und dass die Kandidatin einen langen Atem braucht, die aufgenommene Spurensuche nicht aufzugeben. Es wird sehr anschaulich deutlich, dass an vielen Stellen in dieser beruflichen Biografie die Entwicklung auch eine andere Richtung hätte nehmen können, und was es braucht, um dem eigenen Berufswunsch gegen alle Ängste doch nachzugehen.

Die Gesprächspartnerin befindet sich zum Zeitpunkt des Interviews im ersten Teil ihrer psychoanalytischen Ausbildung, die sie als »sehr bereichernd« erlebt. Sie stellt im Interview fest, dass »es gar nicht so den Punkt gibt, an dem ich mich genau entschieden habe«, Psychoanalytikerin zu werden. Es sei ein »langsamer« und auch sehr vorsichtig vorangetriebener Prozess gewesen, in dessen Verlauf sie »immer klarer« ihre berufliche Richtung gefunden habe: »Schlussendlich hat es ja dann auch gepasst.« Dieser Weg sei jedoch kein »direkter« gewesen, sondern habe über »Umwege« geführt, die offenbar notwendig waren, um sich behutsam an die psychoanalytische Ausbildung heranzuwagen.

Während ihrer Kindheit habe sie, Tochter eines Architekten und einer Architektin, noch gedacht, »wenn man erwachsen ist, wird man Architektin und baut Häuser«. Die meisten Freunde der Eltern waren Architekten, es gab aber auch andere Berufe, darunter »Ärzte und Psychologen«. Kontakt zu ihrem späteren Beruf hatte die Gesprächspartnerin also von klein auf. Eltern von Kindergarten- und Schulkameraden seien Psychologen gewesen. Erst vor einigen Jahren habe sie wahrgenommen, dass die Mutter ihrer besten Freundin in der Schulzeit auch Psychologin gewesen sei. Diese Frau sei so etwas wie eine »Ersatzmutter« für sie gewesen, »mit der hab' ich über alles geredet«.

Während ihrer Schulzeit sei sie für ein Jahr im Ausland gewesen. Wahrscheinlich auch durch dieses Erlebnis motiviert, habe sie nach dem Abitur zunächst »Asien Studien« und »Politik« studiert. Allerdings habe sie recht »schnell gemerkt, dass das für mich nicht das Richtige ist« und daher eine Studienberatung aufgesucht. Der Psychologe in dieser Beratungsstelle habe nach einer Beratung, die von ihr als sehr gut erlebt worden sei, geäußert, »dass das Meiste von dem, was ich machen wollte, eher zu einem Psychologiestudium passen würde«. Diese Erfahrung wirkt wie ein Initialerlebnis für ihre weitere berufliche Entwicklung. Sie habe sich »das dann überlegt und festgestellt, dass Psychologie mich immer fasziniert hat«. Sie habe sich in ihrer Bewegung hin zur Psychologie zunächst »abschrecken lassen von dem hohen Numerus clausus«. Obwohl sie im Abitur einen Durchschnitt von 1,9 gehabt habe, habe sie im ersten Anlauf keinen Studienplatz in Psychologie bekommen.

Sie suchte in dieser Orientierungszeit auch das Gespräch mit einer Psychoanalytikerin aus dem Bekanntenkreis der Eltern. Diese Frau sei für sie, auch bei späteren Entscheidungen, »einfach Ratgeber und Vorbild« gewesen, offenbar etwas, was sie bei schwierigen Entscheidungen sucht. Als erfahrenes Vorbild hilft die Bekannte der Gesprächspartnerin, ihre Angst vor dem nächsten beruflichen Schritt zu überwinden.

Sie sucht in ihrer Unsicherheit die Bestärkung und Ermutigung durch eine Frau, die den gleichen, sie ängstigenden Weg bereits gegangen ist und ihn »durchgestanden« habe. Ihre spätere Entscheidung für die psychoanalytische Ausbildung sei auch durch diese Frau, in langen Gesprächen mit ihr, entstanden. Auch bei diesem Schritt sucht sie die Anlehnung, Hilfe und Ermutigung durch die erfahrene Mentorin.

Um in ihrer Studienwahl sicherer zu werden, habe sie sich dann auch in ein Psychologieseminar gesetzt. Obwohl sie für »Mathematik und Statistik überhaupt nichts übrig« habe, sei diese Statistikveranstaltung für sie »einfach nur toll, gewesen«. Nachdem der Psychologe bei der Studienberatung gesagt habe, Psychologie sei das Studium, das zu ihren Wünschen am besten passen würde, »war für mich plötzlich total klar: Ich werde Psychologin und das ist was, was ich schon lange werden will. Ich hab's mich bloß nicht getraut«. Sie sei von der Idee, Psychologin zu werden, dann »so begeistert« gewesen, dass »mich nichts mehr davon abhalten konnte«. Ganz »besonders gut« sei für sie gewesen, dass das Psychologiestudium »mit einem Diplom endet und dass man dann einen Beruf hat, der so heißt und die Leute dann auch wissen, was das ist«. Psychologin sei ein »völlig klares Berufsfeld«, ganz im Gegensatz zu ihrem Studium der Politikwissenschaft, mit dem man vielleicht »Journalistin hätte werden können«. Für sie sei die Idee, Psychologin zu werden, endlich auf etwas »völlig klar Definiertes hinausgelaufen«. Sie glaube heute, dass dieser Berufswunsch »vorbewusst schon lange da gewesen sein muss«. Nachdem sie ihren Wunsch bewusst werden lassen konnte, habe sie »alles in Bewegung gesetzt«, um einen Studienplatz zu bekommen. Sie versuchte einen »Quereinstieg«, meldete sich für das Losverfahren an und habe gegen die Ablehnungsbescheide geklagt. Schließlich habe sie den ersehnten Studienplatz erhalten. Mit bemerkenswerter Zähigkeit setzte sich die Gesprächspartnerin jetzt für ihren Berufswunsch ein, nachdem sie ihn, durch die Hilfe des Studienberaters und die Ermutigung der Bekannten, für sich erkennen konnte.

Zu Beginn des Studiums sei es ihr, wegen der Trennung von der Heimat, aber zunächst einmal schlecht gegangen. Sie suchte therapeutische Hilfe bei einer Psychologin, die als Verhaltenstherapeutin in der Studentenberatung arbeitete. Die Therapie habe über die Behandlung ihrer Symptomatik, die sich schnell gebessert habe, hinaus angedauert, weil sie damals schon Interesse an Selbsterfahrung entwickelt habe. Die Gesprächspartnerin machte bei diesem Entwicklungsschritt die schmerzliche Erfahrung, dass Entwicklung auch einen Preis hat, nämlich die Trennung vom gewohnten Umfeld und die damit verbundene, vorübergehende Erfahrung des Verlustes von Sicherheit, von Vertrautem und Bewährtem.

Dass das Psychologiestudium noch mehr zu bieten habe als die Klinische Psychologie, habe die Gesprächspartnerin zunächst verwundert. Sie sei überrascht gewesen, »so viele verschiedene Optionen im Studium zu haben«. Es habe »Medienpsychologie« gegeben und viele seien auch in die »Wirtschaftsrichtung« gegangen. Sie habe sich aber immer schon für die klinische Richtung interessiert, »nur dass ich Psychoanalytikerin werden könnte, war mir nicht klar«. Zunächst habe sie auch überhaupt nicht gewusst, dass man nach Abschluss des Studiums noch eine therapeutische Zusatzausbildung benötigte, um Psychotherapeutin zu werden. »Das hatte ich dann irgendwann kapiert, lange Zeit war mir aber auch noch nicht so klar, ob ich mit Kindern oder mit Erwachsenen arbeiten will«. Es sei auch gut, nicht alles direkt zu Beginn des Studiums zu wissen. »Also ich hab' mir auch nicht klar gemacht, dass so ein Studium sechs Jahre dauert, sonst hätte ich es vielleicht gar nicht angefangen.« Sie dürfe sich »nicht überlegen, wie viel Zeit und Geld« etwas koste, sonst »verliere ich die Motivation«. Hier wird abermals deutlich, welche Belastung die Ausbildung zur Psychoanalytikerin bedeuten kann. Diese Seite wird von der Gesprächspartnerin möglicherweise aus Angst, sie könnte die gewünschte Entwicklung zu sehr behindern, weniger wahrgenommen.

Der Lehrstuhl in Klinischer Psychologie an ihrer Universität sei von einem Psychoanalytiker besetzt gewesen. Von diesem Professor sei sie »von Anfang an fasziniert« gewesen. Von der Psychoanalyse habe sie »damals noch nicht viel gewusst, außer dass das, was mit Freud zu tun hat«. Obwohl sie wenig darüber gewusst habe, habe sie »die Psychoanalyse immer am meisten angesprochen«. Es habe auch einen Verhaltenstherapeuten als klinischen Mitarbeiter gegeben, das habe sie »von der Theorie dahinter aber nicht so interessiert«. Die Verhaltenstherapie habe sie »immer schon so ein bisschen langweilig gefunden, ist ja was Logisches, aber das hat man dann auch schnell kapiert und viel tiefer erklärt die Verhaltenstherapie dann auch nicht«. Was sie auch irritiert habe, sei »die nicht so schlüssige Krankheitstheorie der Verhaltenstherapie«. Die Gesprächspartnerin entdeckt in der Verhaltenstherapie, die sie ja als Patientin bereits kennengelernt hatte, offenbar eine praktikable Behandlungstechnik, vermisst aber in Theorie und Krankheitsverständnis differenziertere und weiter reichende Konzepte. Die analytischen Konzepte fand sie damals »immer so ein bisschen vage, alles ist nicht so richtig klar definiert und alles hat so tausend Bedeutungen, das ist so ein unerschöpfliches System. Ich weiß nicht, wie ich es nennen soll, so ein Riesengebäude.« Die verhaltenstherapeutischen Konzepte scheinen für sie demgegenüber zunächst klarer und überschaubarer, dafür aber nicht »tiefer erklärend«.

Im Studium orientiert sie sich dann bald, ihrem Interesse folgend, in Richtung der Klinischen Psychologie. Sie jobbt als studentische Hilfskraft bei dem an ihrer Uni lehrenden Professor für Klinische Psychologie. Diese »Stelle bei einem Psychoanalytiker war total spannend«. An ihrem Arbeitsplatz habe sie »viel mitgekriegt, die vielen Vorträge, die Artikel, seine gutachterliche Tätigkeit, auch die Art zu denken«. Über diese Zusammenarbeit mit ihrem Professor findet die Gesprächspartnerin offenbar langsam Zugang zu der zunächst sich ihr nicht unmittelbar erschließenden Psychoanalyse. Wieder findet sie in ihrem Professor einen Mentor, der sie auf dem nicht so leichten Weg in den Beruf begleitet und sie bei ihrem beruflichen Einstieg anleitet. Diese kompetente Versicherung durch einen Menschen, der den Weg bereits gemeistert hat, mildert die Ängste der Berufseinsteigerin und gibt ihr durch sein Wissen ein Gefühl der Sicherheit.

Sie habe dann auch mit ihrem Professor über den Berufseinstieg und eine psychoanalytische Ausbildung gesprochen. Dabei habe sie »Angst gehabt«, er könne sagen, dass sie für diesen Beruf nicht geeignet sei. Sie erlebte ja auch im Studium viele Kommilitonen, von denen sie dachte, sie sollten auf keinen Fall Therapeuten werden und »auf Patienten losgelassen werden«. Da hätten an ihrem Fachbereich die Lehrenden »ein Auge drauf gehabt« und mit diesen Kommilitonen ernste Gespräche geführt.

Sie habe dann auch noch einmal ein Wochenende bei der Psychoanalytikerin aus ihrem Bekanntenkreis verbracht, als es um die Entscheidung für die analytische Ausbildung gegangen sei: »Wir haben viel darüber gesprochen, wie das wäre und wie man das alles unter einen Hut bringen kann.« Die Analytikerin habe dann auch bestätigt, dass es schwierig sei, aber sie hätte es auch irgendwie geschafft und es sei eben andererseits auch »ein irre befriedigender Beruf. Und so zu arbeiten macht eben auch total viel Spaß und wird auch nicht langweilig.« Diese Gespräche hätten die Gesprächspartnerin sehr in ihrer Entscheidung bestärkt. Sie sucht die Bestätigung und die Einschätzung der Analytikerin, da sie sich selbst noch unsicher ist, ob sie die analytische Ausbildung beginnen soll, und orientiert sich an deren Berufsweg und ihrer offenbar wenig beschönigenden, realistischen Einschätzung des Berufsbildes.

Nach dem Studium bewirbt sie sich bundesweit auf Arbeitsstellen, lässt sich von Ausbildungsinstituten Infomaterial schicken. Da sie noch unentschlossen ist, ob sie eine tiefenpsychologische Ausbildung oder eine psychoanalytische machen will, fordert sie immer Material für beide Ausbildungsgänge an. »Obwohl ich immer schon >das Große< machen wollte, war ich halt noch unentschlossen und hab' auch immer viel gerechnet, wie viel das dann kostet.« Immer noch prägen Zweifel über die eigene Eignung und die Angst vor dem Sich-Einlassen auf ein solch unüberschaubares Unternehmen, wofür die unkalkulierbar scheinenden Kosten in dem Entscheidungsprozess zur analytischen Ausbildung stehen.

Nach dem Studium konkurriert die Ausbildung auch mit einer »in Erwägung gezogenen Forscherkarriere«. Die Forschung für ihre Diplomarbeit habe ihr sehr gut gefallen und so habe sie gehofft, diese Richtung auch fortsetzen zu können: »Ich habe eigentlich gedacht, ich könnte in der Forschung bleiben.« Die angestrebte Promotion bricht sie dann aber ab: »Ich habe gemerkt, es interessiert mich doch nicht so, dass ich dafür noch Zeit opfern würde, ich bin voll ausgelastet mit der Ausbildung.« Die konkurrierenden Unternehmungen stehen in ständiger Herausforderung zu der noch nicht ausgereiften Idee, Psychoanalytikerin zu werden. Der Weg zur Psychoanalytikerin ist nicht gerade, stringent, sondern die Idee gerät immer wieder in Konflikt mit anderen möglichen Entwicklungen, gegen die der Wunsch, Psychoanalytikerin zu werden, zu behaupten ist.

Als sie ihre erste Stelle in einer anderen Stadt bekommt, spricht sie hierüber nochmals mit ihrem Professor. Der »hat dann noch mal was dazu gesagt« und »das hat mich dann natürlich sehr bestärkt darin, gleich 'ne richtige analytische Ausbildung zu machen«. Sie habe dann gedacht, »wenn ich sowieso schon so viel Geld ausgeben muss, dann mach' ich halt, was ich wirklich will«. Das wiederholte Einfordern einer Beurteilung ihrer Eignung und der Rückhalt, den die Gesprächspartnerin über den bestärkenden Zuspruch des Professors erfährt, zeigt, welch großer Schritt die Entscheidung zur Ausbildung bedeutet und von wie vielen Ängsten er begleitet wird.

Sie arbeitet dann als Psychologin in einer Klinik, die von Verhaltenstherapeuten dominiert wird. Die Arbeit mit ihren verhaltenstherapeutischen Anteilen fand sie bald »richtig langweilig«. Was sie auch ärgerte, sei die Einstellung der Kolleginnen: »Verhaltenstherapie und Analyse ist doch das Gleiche, die haben nur verschiedene Worte dafür.« Sie glaube, dass es etwas »grundsätzlich anderes ist, ob man analytische Konzepte hat oder Lerntheorie«. Die Unterschiede in der Entwicklungspsychologie seien immens. Das Strukturmodell der Psychoanalyse sei etwas völlig anderes, das sei ja alles »gar nicht drin« in der verhaltenstherapeutischen Entwicklungslehre. Sie glaube schon, dass die Verhaltenstherapie »kürzer greift« und »mich außerdem nicht so fasziniert«.

Sie beginnt nach einiger Zeit dann doch die Ausbildung an dem Institut, über das sie mit ihrem Professor gesprochen und zu dem er ihr indirekt geraten hatte. Diesen wiederholten Rat benötigte die zweifelnde, angehende Kandidatin, um ihre Ängste zu überwinden. Einmal in der Ausbildung, ist sie begeistert und schwärmt: »Wovon ich eigentlich am meisten hab, abgesehen von der Lehranalyse, die ja nicht nur viel beruflich bringt und einem da weiterhilft, sondern auch viel privat, was mich immer total motiviert sind die Einzelsupervisionen. Wenn ich von meinem Supervisor komme, dann sitze ich im Auto und jubel mit mir alleine und bin total begeistert. Was ich für eine tolle Ausbildung mache!« Im Kontakt mit erfahrenen Psychoanalytikern findet die angehende Analytikerin offenbar die Orientierung und die bestärkenden und versichernden Erfahrungen, die sie für ihre weitere Entwicklung sucht und auch bekommt. In den theoretischen Veranstaltungen verstehe sie »noch nicht ganz die Hälfte, aber hab' den totalen Ehrgeiz dahin zu kommen, so wie im Studium auch; es wird dann immer spannender, je mehr man kapiert, desto besser wird es. Das ist sehr motivierend.« Nachdem sie einmal den Schritt gewagt hatte, nach all den Ermutigungen, die sie gesucht hatte, ist sie nun angekommen und beruhigt und froh, dass sie sich nicht hat abschrecken lassen von den eigenen hohen Ansprüchen und von den Zweifeln an sich und der Angst vor dem Ungewissen, das auf sie zukommt.

Sie könne von dem bisher Erlernten auch für ihre Arbeit in der Klinik sehr profitieren. Die Gesprächspartnerin kommt mit fortschreitender Ausbildung langsam in eine Position, in der sie sich, durch eine sich etablierende berufliche Identität, langsam selbst als kompetente Analytikerin mit ihrem Wissen zur Verfügung stellen kann, ganz so, wie sie es bei ihren Vorbildern oftmals so gewinnbringend und sie auf ihrem Weg bestärkend erlebt hatte.

6.2 Baustein für Baustein vorgehen und nicht über große Ziele sprechen

Narrativ zum Interview mit einer verhaltenstherapeutischen Ausbildungskandidatin

Der Konsens mit ihrem Umfeld ist der Gesprächspartnerin sehr wichtig. Das Interview ist ein Beispiel dafür, dass eine »geheime« Bewunderung für die Psychoanalyse nicht notwendigerweise in die psychoanalytische Ausbildung führt. Psychoanalyse gilt als etwas »Großes«, an dem man leicht scheitert. Diese Gefahr scheint bei der scheinbar pragmatischeren, geerdeteren Verhaltenstherapie weniger gegeben zu sein. Das Konzept »Baustein für Baustein« erscheint mit der Verhaltenstherapie kompatibler zu sein als mit der Psychoanalyse.

Während ihrer Schulzeit in einer katholischen gymnasialen Privatschule in Südamerika habe die ca. 35-jährige Gesprächspartnerin mit einer Psychologin gute Erfahrungen gemacht, als sie einmal Schulschwierigkeiten gehabt habe. Diese habe ihr »unaufdringlich« gezeigt, wie sie sich habe verbessern können. Auf diese Weise sei ihr Interesse an der Psychologie entstanden, neben der Neugier zu erfahren, wie andere denken und fühlen und wie sie mit ihren »Schattenseiten« umgingen. Mit »Schattenseiten« habe sie auch im Zusammenhang mit einer aktuellen Nebentätigkeit zu tun – sie tippe Protokolle von Verhören mit Straftätern für eine Behörde. Diese seien teils interessant, teils »abstoßend«. Sie würde zum Beispiel gerne herausfinden, warum ein Mensch einen anderen Menschen töte. Sie wolle wissen, wie das Grausame in das Seelenleben komme. Selbst habe sie zweimal eine angstauslösende Situation erlebt. So sei sie, noch in Südamerika, einmal von einem Straßenräuber mit einem Messer bedroht worden. Bereits in Deutschland sei sie von einem Beinahe-Unfall betroffen gewesen, der sie wie unter Schock gesetzt habe. In beiden Fällen habe sie Zeit gebraucht, um die Angst zu verarbeiten.

Zur Psychologie habe ihr Vater, von Beruf Steward, gesagt: »Was willst Du denn damit? Studier' doch Medizin!« Doch sie habe sich nicht mit dem Körper beschäftigen wollen. Sie habe sich mit der Psychologie das ausgesucht, was ihr gefalle: »Mit Menschen irgendwas zu machen, wie sieht das innerlich aus, was bedenkt der

Mensch?« Sie möge es auch, wenn ein anderer »mit mir über intime Sachen redet, wo nicht meine persönlichen Fehler reinkommen«. So könne sie dabei sein, ohne selbst als Person verwickelt zu sein.

Ihre Mutter, die selbst nicht habe studieren können, habe immer vertreten, dass es sehr wichtig sei, zu studieren. Daher habe sie die Gesprächspartnerin unterstützt, wo sie nur konnte. Die Mutter sei der Meinung gewesen, dass sie studieren solle, was sie wolle. Ihr Vater sei hingegen sehr streng gewesen, Frauen sollten für ihn am besten immer zu Hause bleiben. Bei ihrer Mutter sei es dagegen nie ein Problem gewesen, mit ihrer Freundin tanzen zu gehen. Sie sei froh gewesen, dass der Vater so viel unterwegs gewesen sei, da habe er ihr nicht so viel verbieten können.

Nicht nur ihr Vater – viele würden anzweifeln, dass man mit Psychologie viel machen könne. Dies habe sie aber immer von sich weggeschoben, um nicht die Motivation zu verlieren. Sie habe immer gedacht: »Du machst das Studium – das ist das Wichtigste – schnell, wenn möglich auch mit Praxis dabei, und dann schaust du, was du da machen kannst, kümmer' dich nicht, was da kommt.«

Zum Studieren sei die Gesprächspartnerin nach Deutschland gekommen, da hier ihre Brüder lebten. Zur Wahl habe auch Nordamerika gestanden. Sie habe auch eine andere Sprache lernen wollen. Das Psychologiestudium sei jedoch zunächst anders als erwartet gewesen, mit viel Statistik und Physiologie. Aber mit Fleiß habe sie sich durchbeißen können. Im Studium sei sie kaum über psychotherapeutische Richtungen informiert worden, da habe man schon selbst aktiv werden müssen.

Nach dem Studium sei es ihr erst einmal darum gegangen, sich zu »orientieren«, »zu testen und zu schauen«. Dabei richtete sich die Gesprächspartnerin offensichtlich auffällig am »Markt« aus und weniger an eigenen Wünschen und Bedürfnissen. Zunächst habe sie geschaut, welche Firmen etwas mit Assessment-Centern machten, da sie dies vom Studium her gekannt habe. So habe sie ihre Diplomarbeit über »Prädikatoren für die Auswahl von Führungskräften« geschrieben, mit denen man den Erfolg der Führungskräfte im Vorhinein abschätzen könne. Dass sie für eine psychotherapeutische Berufstätigkeit eine Zusatzausbildung benötige, sei der Gesprächspartnerin erst gar nicht klar gewesen. Für eine Trainee-Stelle in Wirtschaftspsychologie werde ja auch keine Ausbildung verlangt.

Gearbeitet habe sie nach dem Studium zunächst in der »tiefenpsychologischen Marktforschung«. Dort habe sie nicht den nach dem Studium üblichen »Praxisschock« erlebt. Die Leute dort hätten ihr auch als Persönlichkeit imponiert, da sie »dieses tiefe Wissen« gehabt hätten, das man brauche, um die wirklichen Hintergründe einer Produktverwendung zu ermitteln. Es habe ihr auch gefallen, selbst zur Verwendung verschiedener Produkte zu interviewen. Auf diese Weise sei die Marktforschung für sie eine Brücke zur Psychotherapie geworden. Denn wenn sie sich schon über die Produkte so viel mit Menschen beschäftige, dann könne sie sich doch auch gleich, ohne den Umweg über ein Produkt, mit den Menschen beschäftigen. In der Marktforschung habe sie aber lediglich freiberuflich arbeiten können, was ihr offenbar zu unsicher war.

Allerdings habe sie bei der Psychotherapie der Gedanke geschreckt, angestellt in einer Klinik arbeiten zu müssen. Sie denke bei Klinik an einen »Ort des Sterbens« und habe Bilder von psychisch gestörten Menschen vor Augen, die aufgebahrt und gefesselt seien. Sie habe so etwas selbst in einer Schule für Schwerbehinderte in Südamerika gesehen, außerdem in Filmen vom Krieg. Daher habe sie sich auch innerlich sehr gegen das »praktische Jahr« gewehrt. Eine Klinik habe für sie »Verwaltungscharakter«, dort würden die Leute »abgestempelt« und sie würde sich dann als Mittäterin fühlen.

Die Verhaltenstherapie wird von der Gesprächspartnerin als »etwas sehr Praktisches« angesehen, um beim Patienten »eine Zugänglichkeit zu schaffen« für sein Inneres. Dies vor allem bei Patienten, deren »Widerstand« sehr groß sei. Diesen dürfe man erst einmal nicht zu brechen versuchen, sondern müsse auf der »rationalen Ebene« des Verhaltens bleiben und »mit Beispielen arbeiten«. So könne die Zugänglichkeit der Patienten im Prozess reifen. Sie habe sich auch deshalb für die Verhaltenstherapie entschieden, weil ihre Eltern ihr schon das Studium finanziert hätten und sie auch von ihrem Mann nicht die Finanzierung der Ausbildung verlangen hätte können, zumal sie dann auch noch ihren Kinderwunsch verwirklicht habe. Die Verhaltenstherapie habe in diesem Zusammenhang versprochen, »kurz« und »zielgerichtet« zu sein. Ihr Mann arbeite als EDV-Spezialist in Norddeutschland bei einer Medienproduktionsfirma.

Zwei Monate nach Beginn ihrer Verhaltenstherapie-Ausbildung habe sie eine Ausbildung in »Tiefenpsycholgisch fundierter Psychotherapie« (TfP) begonnen, um »ein besseres Verständnis für das Ganze« zu erhalten. Man bekomme über die Tiefenpsychologisch fundierte Psychotherapie »auch dieses tiefgreifende Verständnis« wie bei der Psychoanalyse, jedoch ohne dass es so lange dauere wie bei der Psychoanalyse. Durch die parallele Ausbildung in Verhaltenstherapie und Tiefenpsychologisch fundierte Psychotherapie solle das eine Verfahren die »Schwächen« des anderen »ausgleichen«. Dass sie beides mache, behalte sie jedoch für sich und erzähle es weder am verhaltenstherapeutischen noch an dem psychoanalytischen Institut, an dem sie ihre TfP-Ausbildung mache. Anscheinend fürchtet sie, dies werde bei beiden Instituten nicht gern gesehen. Am verhaltenstherapeutischen Institut gefalle es ihr gut, weil dort alles »sehr strukturiert« sei. Am psychoanalytischen Institut hingegen sei »alles offen«, sodass es schwer sei, sich zurechtzufinden.

Die heutige Haupttätigkeit der Gesprächspartnerin finde im Rahmen einer Rehamaßnahme zur Wiedereingliederung psychisch Kranker in den Beruf statt. Dabei führe sie »therapieähnliche« Beratungsgespräche durch, denn man müsse aus dem Kontext eines Lebens verstehen, warum jemand beruflich nicht mehr weiterkomme.

Man könne ihm nicht einfach raten: »Mach' mal was anderes.« Ihre Chefin sage, es gebe viele Leute, die von ihr betreut werden wollten. Das schmeichle ihr, auch wenn sie nicht wisse, warum dies so sei. Sie meine aber nicht, dass sie besser sei als die anderen. Es gefalle ihr, gebraucht zu werden. Sie sei auch immer hilfsbereit und habe den Wunsch zu helfen.

Sie überlege, ein zweites Kind zu bekommen. Ihre Tochter sei heute sieben Jahre alt. Ein Kind sei ihr aber zu wenig. Denn wenn sie ihre Tochter verlöre, dann habe sie gar kein Kind mehr. Das würde sie nicht überleben. Andererseits wäre ein zweites Kind nicht mehr mit dem Beruf vereinbar. Vielleicht könnte dann ihre Mutter nach Deutschland kommen, aber sie wisse nicht, ob die Mutter dann dazu bereit wäre, da es ja ihre eigene Entscheidung wäre, ein weiteres Kind zu bekommen.

Bei den Psychoanalytikern unterscheide sie die »Psychoanalytiker nach Freud« und die »Neoliberalen«. Diese Unterscheidung habe sie aus einem Buch, das sie über die Geschichte der Psychoanalyse gelesen habe. In ihren beiden Ausbildungen habe sie bislang sehr viel Theorie gehabt, einiges habe sich überschnitten. So sei zum Beispiel der Traum von »Irmas Injektion« an beiden Instituten behandelt worden, also auch am verhaltenstherapeutischen Institut. Sie habe viel gehört über Freud und Jung, über das »Kollektive Unbewusste« und über Symbolik.

Sie habe bereits 150 Stunden verhaltenstherapeutische Selbsterfahrung in einer Gruppe hinter sich, die ihr nicht gefallen habe. Die Leute hätten nicht ihre wirklichen Probleme eingebracht, sondern seien an der Oberfläche geblieben. An eine Therapie für sich selbst habe sie noch nicht gedacht, da sie keinen speziellen Leidensdruck habe. Für sie sei Leiden etwas, was nicht aushaltbar sei. Aber sie fände es interessant, etwas über sich zu erfahren.

Als freiwillige Supervision ihrer Arbeit gehe sie jede zweite Woche zu einem Psychoanalytiker. Sie gehe nicht zu einem Verhaltenstherapeuten, da ihr das Analytische doch fehle und sie wisse, was ein Verhaltenstherapeut im jeweiligen Fall machen würde.

Insgesamt habe die Gesprächspartnerin in ihrem beruflichen Werdegang das Vorgehen »Baustein für Baustein« verfolgt. Aus diesem Grund habe sie ihr Interesse an einer psychoanalytischen Ausbildung »versteckt«. Insgeheim liebäugle sie damit, diese an ihre aktuelle Verhaltenstherapie- und TfP-Ausbildung anzuschließen. Doch erst einmal wolle sie sich nicht zu weit aus dem Fenster lehnen, um sich nicht mit einem so großen Ziel zu »blamieren«. Die psychoanalytische Ausbildung sei für sie wirklich »ziemlich groß«. Auch wolle sie nicht »enttäuscht« sein, wenn es sich nicht verwirklichen lasse. Sie könne immer nur kleine Schritte machen, weil sie sich sonst vorkäme, als habe sie »überall versagt«. Daher wolle sie sich erst einmal »kleine Ziele« setzen und freue sich lieber über das, was sie schon erreicht habe: Dass sie als Südamerikanerin nach Deutschland gekommen sei, hier das Studium geschafft und eine Arbeit gefunden habe.

6.3 Ein besonderes Gefühl für das, was in der Luft liegt

Narrativ zum Interview mit einer psychoanalytischen Ausbildungskandidatin (DPG)

Im Gespräch geht es vor allem um die Entsprechung zwischen einer besonderen frühkindlichen Empfindsamkeit und der Fähigkeit zur psychoanalytischen »Reverie«. Außerdem unterstreicht die Interviewpartnerin in ihren Äußerungen die Rolle »guter Objekte« bei den entscheidenden Weichenstellungen des beruflichen Werdegangs.

Die Befragte steigt mit ihrem Studium der Landwirtschaft in den Bericht über Ihren Werdegang ein. Sie habe Landwirtschaft gewählt, da sie sich vorgestellt habe, »Frau eines Bauern« zu sein. Sie stamme selbst vom Land, auch wenn ihre Eltern Mediziner seien. Im Gegensatz zu ihren drei Brüdern habe sie nie darunter gelitten, auf dem Land zu leben. Das Lebensgefühl ihrer Kindheit sei eines von »wahnsinniger Freiheit« gewesen, einfach machen zu können, was sie wollte, ohne dass der Lebensraum wie in der Stadt durch Autos etc. eingeengt gewesen sei. Die Welt ihrer Kindheit sei für sie ein »riesiger Abenteuerspielplatz« und eine »wunderschöne Entfaltungsmöglichkeit« gewesen. Daher freue sie sich auch darauf, bald mit ihrem Ehemann und ihren drei Kindern an den Rand der Großstadt zu ziehen, in ein eigenes Haus mit Garten. Von der Arbeit im Garten erhoffe sie sich ein ähnliches »Glücksgefühl« wie beim »Eintauchen« in die Lebenswelt ihrer Kindheit bei Besuchen im Elternhaus.

Was ihr Landwirtschaftsstudium betrifft, habe sie jedoch bald gemerkt, dass dieses mehr mit Naturwissenschaft als mit dem Lebensgefühl des Landlebens zu tun habe. So habe sie sich für die Kombination von »Landwirtschaft mit angegliederter Sozialtherapie« interessiert und zusätzlich Pädagogik studiert. Da sie dann gemerkt habe, dass die Pädagogik sie überhaupt nicht interessiere, sei sie eine Zeit lang »ziemlich unglücklich« gewesen, nicht wissend »wo ich eigentlich hin will«. In dieser Situation habe sie ein »Aha-Erlebnis« gehabt, als sie »zufällig« in ein Seminar »reingestolpert« sei, in dem ein Buch von Overbeck, *Seelischer Konflikt, körperliches Leid*, besprochen worden sei. Die Vorstellung, dass es seelisches Leiden gebe, das sich andernorts manifestiere, habe sie fortan nicht mehr losgelassen.

So sei sie losgezogen, um noch mehr Seminare dieser Art zu besuchen und habe sich schließlich für das Fach Psychologie bei Prof. Jaeggi eingeschrieben. Diese Frau, an deren psychoanalytisch ausgerichtetem Institut ein »schöner akademischer Geist« geherrscht habe, habe sie sehr fasziniert. Die Psychoanalyse habe sie in erster Linie als Theorie interessiert, nicht als Behandlungsmethode. Alles habe sie sich vorstellen können, nur nicht Psychotherapeutin zu werden. Abgeschreckt habe sie das Bild, als Psychotherapeutin stets »verständnisvoll« sein zu sollen. Dies habe sie »ziemlich unattraktiv« gefunden. Auch möge sie nicht immer nur dasitzen und zuhören, denn sie sei eigentlich jemand, der gerne gestalten und aktiv sein wolle. Andere Berufe, in denen die Notwendigkeit permanenter Selbstreflexion nicht bestehe, hätten es da leichter.

Von den Angelegenheiten anderer überflutet zu werden und dabei in der eigenen Aktivität eingeschränkt zu sein – dies verweist auf eine besondere Sensibilität der Gesprächspartnerin. So habe sie eine »wahnsinnige Antenne« für »Stimmungen«. »Hören mit dem dritten Ohr« sei etwas, dass sie schon immer gut gekonnt hätte und das eine »frühe Spur zur Psychoanalytikerin« bilde. Allerdings sei es wie ein »Zwang« für sie, diese Stimmungen auch aufnehmen zu müssen, selbst wenn es ihr zu viel werde. Dies führe dazu, dass sie mitunter »angefüllt von Stimmungen« sei, die nichts mit ihr zu tun hätten. Aus dem Gespräch ergibt sich die Überlegung, dass das Interesse der Gesprächspartnerin für die psychoanalytische Ausbildung für den Wunsch stehen könnte, Verarbeitungskapazitäten für das aufzubauen, was ihre »Antennen« aufnehmen. Hierzu würde auch ihr Faible für die psychoanalytische Theorie passen, so wie die anfängliche Ablehnung der psychoanalytischen Praxis.

Als Kind habe die Gesprächspartnerin die Frage umgetrieben, was zwischen zwei Menschen, die sich unterhalten, eigentlich passiere. Dies sei nicht so weit weg von ihrer heutigen Arbeit mit Übertragung und Gegenübertragung. Durch das Beschreiben der Vorgänge zwischen zwei Menschen schien die Gesprächspartnerin als begabtes Kind einem »Geheimnis« auf der Spur gewesen zu sein – der Frage nach der Sexualität. Diese sei ihr insbesondere bei den Tieren begegnet – auf dem Land könne man überall »kopulierende Tiere« sehen. So habe zum Beispiel ein Nachbar eine »Deckstation« für Schafe gehabt. Die Sexualität habe in der Luft gehangen – »man weiß sie nicht als Kind und weiß sie doch. Man kann noch gar nicht darüber sprechen.« Es sei ein »Geheimnis«, von dem man »ausgeschlossen« sei. Wahrscheinlich sei es ihr darum gegangen, was eigentlich im Schlafzimmer der Eltern passiere. Der Umgang mit Sexualität in ihrer Familie sei »weder verklemmt noch offen« gewesen. Die Eltern seien »zärtlich« miteinander umgegangen und täten dies heute noch.

Zwei Personen hätten sie wesentlich während ihrer analytischen Ausbildung beeinflusst: Die erste Person sei ein Uni-Dozent gewesen, bei dem sich hohe Fachkompetenz und Unkompliziertheit miteinander verbunden hätten. Er habe etwas »Knorriges«, »Kantiges« und »Skurilles« gehabt, was sich mit der Fähigkeit verbunden habe, einen riesigen Bogen schlagen zu können und doch wieder zum Ausgangspunkt zurückzufinden. Dass er beim Mittagessen herzlich habe lachen können, habe ihn dabei »zutiefst menschlich und sympathisch« gemacht. Anscheinend hat der Dozent der Gesprächspartnerin die Befürchtung genommen, als Analytikerin keine erdverbundene und handfeste Frau mehr sein zu können, die »lebendig«, »intuitiv«

und »kreativ« ist, sodass sie sich für die Ausbildung bewerben konnte. Die zweite Person sei ihre Lehranalytikerin gewesen, mit der sie zwar auch schwierige Situationen gehabt habe, mit der sie aber noch heute, nach Abschluss ihrer Ausbildung in einem »inneren Dialog« stehe. Dozent und Lehranalytikerin hätten zusammen ein »gutes Elternpaar« für sie gebildet.

Ihr Institut habe sie nach ihrem Wohnort gewählt. Die Geschichte der verschiedenen Institute, ihre Verbindungen untereinander, hätten sie wenig interessiert. Wichtig sei ihr gewesen, dass ihr Institut klein und familiär ist. Besonders gefallen hätten ihr die kasuistisch-technischen Seminare, das heißt die Supervision in der Gruppe. Die Theorieseminare seien allerdings inhaltlich hinter den Seminaren an der Uni zurückgeblieben.

Während der Ausbildung hatte sie anscheinend mit diversen inneren Widerständen gegen die Ausbildung zu kämpfen. So sei sie sehr »sprunghaft« und brauche stets das Gefühl, dass zumindest »drei Hintertüren« offen seien. Dabei neige sie dazu, sich immer wieder neu zu erfinden. Daher sei ihr Werdegang lange nicht so »geradlinig« wie derjenige anderer Kollegen, sondern weise »ziemliche Kurven« auf. Dabei habe häufig die Gefahr bestanden, dass sie von ihrem eigentlichen Weg innerlich wegdrifte. Das Interview macht jedoch spürbar, dass sie bei aller »Flatterhaftigkeit« an der psychoanalytischen Ausbildung jederzeit unverbrüchlich festgehalten hat. Ihr Mann sei sogar »ziemlich genervt« gewesen, wie viel Geld und Liebe sie in die Ausbildung investiert habe.

Es sei ein Erfolg ihrer Ausbildung, dass sich die Gesprächspartnerin heute besser abgrenzen könne (»einen Punkt machen«). Sie werde nicht mehr so sehr von den vielen Dingen beeinträchtigt, die sie in sich aufnehme. So verunsichere es sie auch nicht mehr so sehr, wenn sich Bekannte »ans Hirn fassen«, weil es ihnen so fremd erscheine, wie viel sie in ihre Ausbildung investiert habe. Auch mache sie weniger mit sich selbst aus und sei dadurch entlastet. Dadurch habe sie sich selbst »auf die Beine gestellt«. Sie könne sich jetzt besser festlegen und müsse nicht mehr »allen Grillen hinterherlaufen«. Dies sei zwar eine »Fessel« für die Freiheit, doch ergebe sich daraus wieder neue Freiheit. Freiheit und Begrenzung gehörten für sie zusammen, so wie in der Begrenztheit von einer Supervision die »Freiheit« entstehen könne, in einer Weise über den Fall nachzudenken, wie es sonst nicht möglich sei. Sie freue sich jetzt auf die Zeit, in der sie nach ihrer turbulenten Ausbildung »aus einer Ruhe heraus« auf die Patienten zugehen könne. Es habe sie während ihrer Ausbildung geärgert, dass manche Supervisoren eine solch ruhige Haltung schon während der Ausbildung gefordert hätten, was aber unter der Lebensrealität der Ausbildung gar nicht machbar sei. Wenn man neben der Ausbildung noch arbeiten müsse und auch noch Familie habe, könne man eine so in sich ruhende Haltung eben nur schwer aufbauen.

6.4 Die Not, den Beruf wechseln zu müssen, als Anstoß sich auf den Weg zum Beruf der Psychotherapeutin zu machen

Narrativ zum Interview mit einer Psychoanalytikerin (DPV)

Das Narrativ zeigt die Schwierigkeiten beim Prozess der Identitätsentwicklung einer DPV-Analytikerin. Durch die Not, an ihrem ersten Arbeitsplatz nicht weiter arbeiten zu können, kommt die Gesprächspartnerin auf dem zweiten Bildungsweg zur Hochschulreife und über Freunde zum Medizinstudium. Sie arbeitet als Medizinerin, stolpert dann aber in der klinischen Praxis darüber, nicht »hilfreich sein zu können«. Über psychosomatische Literatur wird ihr Interesse geweckt, »den ganzen Menschen« in den Mittelpunkt zu stellen. Die Psychoanalyse, zunächst noch ein Pflichtfach im Rahmen der Facharztausbildung, wird für sie zu einer Quelle für die Entdeckung der eigenen beruflichen und privaten Leidenschaften. Sie findet über einige Umwege ihre Berufung als Psychotherapeutin und Psychoanalytikerin, ohne dass sie sich bewusst auf die Suche gemacht hätte.

Ihre berufliche Entwicklung sei nicht dadurch gekennzeichnet, dass sie einem bestimmten Berufswunsch gefolgt sei. Eher seien »Notwendigkeiten« und »Zufälle« für ihren beruflichen Weg kennzeichnend. Als Jugendliche habe sie überhaupt noch keinen Berufswunsch gehabt. Sie habe noch nicht gedacht: »Das möchte ich mal werden.« Sie habe ihre Berufswahl eher als etwas erlebt, das sich »wenig selbstbestimmt entwickelt« habe. Sie sei mit mehreren Geschwistern groß geworden und der Betrieb der Eltern habe das gesamte Familienleben beherrscht: »Alles musste laufen.« Das habe sie geprägt, früher sei sie »auch immer tüchtig gewesen«. In diesem Rahmen schien es nur wenig Raum für die Entwicklung eigener beruflicher Ideen und Wünsche gegeben zu haben, es galt offenbar, »tüchtig« den Anforderungen der Realität zu genügen. Nach dem mittleren Schulabschluss habe sie mit einer Verwaltungstätigkeit begonnen. Ein Gedanke an eine psychotherapeutische oder psychoanalytische Ausbildung habe es damals noch nicht gegeben: »Welten lagen dazwischen.« Sie habe dann an ihrem Arbeitsplatz nicht weiter arbeiten können und habe sich überlegen müssen: »Was machst du denn jetzt?«

Sie habe dann auf dem zweiten Bildungsweg ihr Abitur gemacht und hierbei eine Gruppe von Freunden gefunden. Diese hätten anschließend Medizin studieren wollen. Da sie gerne mit dieser Gruppe weiter habe zusammen sein wollen und es ihr Notendurchschnitt erlaubt habe, habe sie auch Medizin studiert. Obwohl im Studium auch ein Psychoanalytiker als Professor gelehrt habe, sei ihr diese Art zu denken damals »sehr merkwürdig« vorgekommen. Das habe sie »gar nicht angesprochen«. Ihre

Doktorarbeit habe sie in Biochemie geschrieben, »ich war mit harten Fakten beschäftigt«. Damals hätten sie »Ursache und Wirkung« interessiert. »Die Denkweise der Psychosomatik hat mich damals gar nicht angesprochen.« Im praktischen Jahr habe sie sich für die Neurologie entschieden. »Von der Symptomatik auf die Schädigung zu schließen, das war für mich interessant.«

An ihrem ersten medizinischen Arbeitsplatz, einer neurologischen Klinik, sei sie jedoch bald »sehr unzufrieden geworden«. Sie habe nur noch eine »Einordnung in Krankheitsbilder und Schädigungen« vorgenommen und »überhaupt nicht helfen können. Die einzigen, die etwas bewirken konnten, waren die Physiotherapeuten.« Sie habe als Ärztin »nicht hilfreich« sein können, »wirksam waren nur die Medikamente«. »Das kam mir völlig sinnlos vor, was ich da machte.« Aus ihrer Unzufriedenheit heraus habe sie zunächst überlegt, vielleicht doch Allgemeinmedizinerin zu werden. Für die Facharztausbildung in Neurologie habe sie dann auch ein Jahr Psychiatrie absolvieren müssen. »Glücklicherweise« sei sie in dieser Zeit auch auf das Buch *Irren ist menschlich* gestoßen. »Das gefiel mir gut, das ist toll; die Patienten verstehen und für ihre persönliche Situation ein Auge haben, das ist bestimmt gut«, habe sie gedacht und offenbar hat diese andere Denkweise sie sehr berührt.

Ebenso »zufällig« sei sie bei einer Radtour auf ein schönes Gebäude gestoßen, »idyllisch gelegen« – eine psychiatrische Klinik. Sie habe sich direkt dort beworben. Der Leiter sei ebenso »zufällig Psychoanalytiker« gewesen: »So nahm es seinen Lauf« und sie sei auf diesem Wege in Kontakt mit der Psychoanalyse gekommen. Der Gesprächspartnerin scheint es zum damaligen Zeitpunkt noch sehr fremd gewesen zu sein, selbst aktiv dem eigenen beruflichen Interesse nachzugehen.

Die Psychoanalyse sei für sie damals durch die Menschen repräsentiert worden, die sie in der Klinik kennenlernte. Später habe sie ergänzend zu ihrem Facharzt den Psychotherapie-Zusatztitel erwerben wollen, »das war dann natürlich tiefenpsychologisch orientiert«. Die Psychoanalyse sei für sie damals »noch viel zu groß« gewesen. Sie habe die Psychoanalyse »idealisiert und entwertet gleichzeitig, weil ich mich nicht getraut habe, es war mir zu intensiv alles und zu verwirrend auch«. Sie habe zwar erlebt, wie der Klinikleiter mit Patienten umgegangen sei, doch ihr sei die Psychoanalyse »einfach zu fremd« gewesen. »Meine ganze Entwicklung hatte diesen Bereich nicht mit eingeschlossen, mir ging es damals mehr um das Reale.« Die Gesprächspartnerin scheint in dieser Phase ihres Lebens noch sehr mit ihrer Herkunftsfamilie identifiziert gewesen zu sein, in der es offenbar sehr um die tüchtige Bewältigung der von der Realität gestellten Anforderungen ging und in der wenig Raum für die Entwicklung eigener beruflicher Ideen und Wünsche gewesen sein mag: »Meine ganze Entwicklung war sehr auf die Realität bezogen.« Aus den bis zu dieser Zeit gesammelten Erfahrungen entschließt sie sich zu einer Gegenbewegung und beschließt fortan auch auf Eigenes zu setzen. Zu dieser Zeit habe sie »einen Plan gehabt vom Leben«. Sie habe gedacht, dass sie wisse, was sie »will im Leben« und dass sie sich »nichts mehr gefallen lassen« wolle.

In einer gruppenanalytischen Selbsterfahrung, die sie im Rahmen ihrer Facharztausbildung habe machen müssen, habe sie dann in der Therapeutin erstmals eine Mutterfigur entdeckt, die »nicht chronisch überlastet schien«, wie sie es von der eigenen Mutter kannte: »Die war ja auch jemand, der beruflich sehr aktiv war und trotzdem Haus und Kinder hatte und dabei fröhlich und guter Dinge war. Ich glaube, dass solche Figuren, wie diese Therapeutin, auch 'ne große Rolle spielen, um ihnen nachzueifern.« Die Entdeckung, dass ein Beruf nicht nur Last sein muss, sondern offenbar auch Lust bereiten kann, scheint für die Gesprächspartnerin eine sehr nachhaltige Erfahrung gewesen zu sein. In der Analytikerin entdeckt sie eine Frau, die etwas Eigenes schafft und aktiv an der lebendigen Verwirklichung ihrer eigenen, auch beruflichen Ideen und Wünsche gemeinsam mit anderen arbeitet. Wie nachhaltig diese Erfahrung gewirkt haben mag, zeigt sich möglicherweise auch daran, dass die Gesprächspartnerin nach der Facharztausbildung »dann auch direkt schwanger geworden« sei.

Sie habe nach der Elternzeit einige Zeit nur so nebenbei einige Stunden therapeutisch gearbeitet, bis die Kassenärztliche Vereinigung sie angesprochen habe: Es herrsche ein Mangel an niedergelassenen Psychotherapeuten, ob sie sich nicht in einem bestimmten, unterversorgten Bezirk niederlassen wolle. Sie habe diese – »wieder einmal von außen an mich herangetragene Idee« aufgegriffen und sich niedergelassen.

Auch in der eigenen Praxis habe sie nach kurzer Zeit gemerkt: »Ich bin nicht zufrieden mit meiner Arbeit. Ich kann das nicht gut genug. Das reicht nicht mit der Ausbildung, ich habe nicht genug Handwerkszeug.« Sie habe sich dann für die analytische Ausbildung beworben, »um ein besseres Fundament zu haben«. Eine verhaltenstherapeutische Ausbildung sei für sie nicht infrage gekommen, da sie über die Facharztweiterbildung und den Zusatztitel schon »analytisch und tiefenpsychologisch geprägt« gewesen sei. Sie habe gewusst, dass die »große analytische Ausbildung mehr bietet«, als sie in ihren bisherigen Ausbildungen habe erwerben können. Sie habe auch vermehrt das Interesse verspürt, selbst eine Analyse zu machen. Ihr Sohn sei damals drei gewesen, sie habe sich aber vor Beginn der Ausbildung schon gefragt: »Wie kriege ich das alles hin?«

Eigentlich denke sie von sich, sie sei der Typ, der »kam, sah und siegte«. Deshalb sei es eine besondere Kränkung und »narzisstische Deckelung« gewesen, dass sie in einem Bewerbungsgespräch zunächst eine therapeutische Analyse empfohlen bekommen habe: »Das empfand ich als Zumutung.« Sie habe dann die Ausbildung begonnen, auch weil es ihr wichtig gewesen sei, dass ihre »Analyse eine Ausbildungsanalyse ist und nicht eine therapeutische«. Fünf Jahre habe die Ausbildung gedauert, dass sei das Minimum an Ausbildungszeit gewesen. Sie habe Glück gehabt, dass keine Patienten die Behandlung abgebrochen hätten. Es sei für Kandidaten, die Abbrüche von Patienten hätten, »oftmals schwer, dann nicht den Mut zu verlieren«.

Die Gesprächspartnerin habe die Zeit der Ausbildung als »unheimlich toll« erlebt. »So viele Angebote, so viele Seminare, so viel Austausch, das fand ich ganz fantastisch. So viel Zuwendung zu haben, also wo gibt es das schon, dass man so viele Professoren wie Kandidaten hat, das fand ich toll.« Trotzdem sei die Ausbildung für viele »sehr schwer gewesen«. Zum Beispiel die Tatsache, dass die DPV »knallhart die vierstündige Analyse über die ganze Zeit« verlange, was für viele Kandidaten nicht leicht sei, auch weil die Kassen die vierte Stunde nicht mehr bezahlten. Sie habe »Glück gehabt, auch weil ich niedergelassen war und Fälle aus der Praxis hatte«. »Im Nachhinein frage ich mich aber schon, mein Gott, wie habe ich das alles hingekriegt?« Die Lehranalyse habe dazu beigetragen, dass sie sich »geerdet« gefühlt habe. Sie habe auch immer »weniger Angst und Druck empfunden«. Auch die wirtschaftliche Sicherheit in der Beziehung und die Stabilität durch die Beziehung zu ihrem Mann seien wichtig gewesen: »Auch wenn ich denke, dass es für ihn eine ganz schöne Belastung war in dieser Zeit.« Die Beziehung sei für sie ein »Stabilitätsfaktor« in dieser Zeit der »Verunsicherung« gewesen, habe ihr »den Rücken gestärkt«. Sie glaube, ohne Partner sei die Belastung durch die Ausbildung noch viel größer.

Psychoanalyse bedeute für sie »Haltung und nicht Frequenz«. Sie könne sich heute als »ausgebildetes therapeutisches Instrument« verstehen, so arbeite sie, egal mit welcher Symptomatik ein Patient heute komme. Sie arbeite auch mit Psychotikern, weil es sie »nicht erschrecke« und eine Diagnose auch noch nicht viel sage. Sie sage den Patienten, »kommen Sie mal und dann sehen wir, was draus wird«. Sie suche keine Patienten für Analysen, sondern freue sich, wenn sich eine Analyse aus der Zusammenarbeit mit den Patienten entwickle.

Diese Arbeit sei schon sehr verschieden zur Arbeit der Kolleginnen aus ihrem Qualitätszirkel, die hätten »viele kurze Kontakte, Medikamente hoch oder runter oder andere Kombinationen, das sind die Fragen, die diese sich stellen. Das könnte ich nicht mehr.« Sie sehe es für ihre »berufliche Identität als entscheidend an, dass sie Ärztin sei: Dass der Patient als Leidender zu ihr komme und Hilfe suche. Er komme »nicht, um eine Analyse zu machen, sondern damit ihm geholfen wird«. Psychoanalyse sei für sie »nicht nur einen Patienten vier oder fünf Mal in der Woche auf der Couch zu haben, sondern die Arbeit mit dem Unbewussten und dieses Unbewusste als Tatsache und Kraft zu verstehen«. Die Psychoanalyse sei aber heute in einer Zeit der »Zahlen und Fakten, in der Studien alles sind, zu wenig greifbar«. »Da müssen wir als Analytiker auch eine Haltung zu kriegen, wie wir damit umgehen wollen. Wir sehen ja oft nur die Schwierigkeiten ...« Diese Schwierigkeiten habe die Verhaltenstherapie nicht, die hätten »ihre Curricula, das und das muss man lernen und wenn man es gelernt hat, dann ist man auch VTler«. Demgegenüber sei die analytische Ausbildung »immer so was Schwammiges, alles so schwierig, undurchschaubar, nicht klar«. In einer Verhaltenstherapie-Ausbildung habe man als Kandidat »weitgehend das Gefühl, da komme ich als der Gleiche wieder raus und hab' nur irgendwelche Skills erworben. Wenn einer sich in die Analyse begibt, glaub' ich, begibt er sich in etwas hinein, dass ist wie ein Abenteuer, man weiß, dass es unklar ist, was dabei raus kommt.« Für die Gesprächspartnerin hat sich das Einlassen auf das Abenteuer, auf das Ungewisse offenbar gelohnt. In dieser beruflichen Entwicklungsphase ging es für sie weniger darum, etwas von außen an sie Herangetragenes zu erfüllen oder zu bewältigen, sondern eher im lebendigen Austausch mit der Psychoanalyse eine eigene berufliche Identität zu entwickeln.

In Zukunft sehe sie die Analyse auch in Gefahr durch den Einfluss der Medien. Diese könnten »durch gemeine Artikel, in denen die Analytiker in die Pfanne gehauen werden, unheimlich viel Einfluss nehmen«. Das beobachte sie besonders dann, wenn die Psychoanalyse, wie zu Freuds 100. Geburtstag, wieder in aller Munde sei. Sie meine, dass die Angst, die aufkomme wenn man ahne, dass »Freud vielleicht doch recht gehabt« haben könnte, die Abwehr mobilisiere, die dann schnell warne, dass man sich mit diesen Analytikern doch nicht einlassen solle, »sonst wird man schnell zum abhängigen Idioten, der sich ausnehmen lässt«! So sehe sie einen *Spiegel*-Artikel über die Gefahren der Psychotherapie, in dem ausschließlich Psychoanalytiker als missbrauchende Therapeuten dargestellt wurden, als Reaktion auf den vorangegangenen Artikel »Freud hatte doch recht«.

Auch in der »harten Medizin« sei kein Platz mehr für »den Patienten als Ganzes«. Es gebe auch kaum noch das Gespräch mit dem Menschen in der Medizin. Ein Kollege habe ihr gegenüber geäußert: »Die psychosomatische Abteilung der Klinik sei doch die einzige Abteilung, die noch mit dem Faktor Mensch arbeite. Sonst gehe es doch nur noch um Technisierung, Facts und scheinbare Fakten.« »Da passt diese psychoanalytische Sicht so schlecht dazu.« Sie glaube auch, dass es in Zukunft Analyse nur noch für bestimmte Indikationen geben wird: »Alles, was wir nachweisen können, wo es Zahlen gibt, hat noch eine Chance, ansonsten müssen wir aufpassen, ob wir Patienten überhaupt noch behandeln dürfen.«

Durch den Weggang der psychoanalytisch ausgebildeten Kollegen, zum Beispiel aus der Klinikleitung des Krankenhauses, in dem sie ihre ersten Kontakte zur Psychoanalyse gehabt habe, gehe der Psychoanalyse ein großes »Nachwuchsreservoir« verloren. »Und an den Unis ist es ähnlich, da sind kaum mehr Personen, an denen man sich orientieren kann, denen man nacheifern will.« Wenn sie diesen »Verstehensansatz Psychoanalyse« damals nicht gehabt hätte, würde sie »heute eben denken, Psychose ist eine Entgleisung des Hirnstoffwechsels, dem man ganz einfach mit Medikamenten begegnen muss«. Sie glaube, dass es mit dem Verschwinden der Psychoanalytiker aus den Kliniken und den Universitäten »nicht mehr so eine verstehende Psychiatrie geben wird«. Aber nicht nur von außen drohe der Psychoanalyse Gefahr, sie sei es auch selbst, die drohe zu erstarren und »zur Gipsfigur zu werden«. Offenbar befürchtet die Gesprächspartnerin, dass sich das von ihr so geschätzte Lebendige in der Psychoanalyse in erstarrte Strukturen verwandeln könnte, sodass das Lebendige nicht mehr vorhanden wäre.

Andererseits seien es die Kinder von Analytikern, die häufig anfangen würden, irgendetwas anderes zu studieren, um dann auf einmal doch Psychoanalytiker werden zu wollen. Diese Beobachtung im Kollegenkreis mache der Gesprächspartnerin doch Hoffnung, dass die Psychoanalyse als Insel im Meer der »harten Fakten« nicht untergehe. Vielleicht komme zwar nicht aus der Medizin, sondern aus einem ganz anderen Bereich wieder Interesse für die Psychoanalyse auf: Menschen auf »Sinnsuche und auf der Suche nach Werten«. Die Gesprächspartnerin wirkt so, als habe sie auf ihrer langen Suche nach einem eigenen Beruf, der ihr heute offenbar viel mehr bedeutet, als »nur Arbeit« zu sein, diesen Sinn in ihrem Beruf als Psychoanalytikerin für sich gefunden.

6.5 Vom Detektivspielen über das Schauspielen zur Psychoanalyse

Narrativ zum Interview mit einer psychoanalytischen Ausbildungskandidatin (DPG)

Das Gespräch zeichnet eine eindrucksvolle Entwicklungslogik nach: vom »parentifizierten Kind« über den ersten Berufswunsch Detektivin und Aktivitäten als Schauspielerin und Regisseurin sowie bedeutsame Beziehungserfahrungen als forensische Psychologin bis hin zu einer stabilen psychoanalytischen Identität.

Die Gesprächspartnerin reagiert auf die offene Eingangsfrage, indem sie gleich sehr lebendig auf den »Ursprung« ihres beruflichen Werdegangs zu sprechen kommt – ihren ersten Berufswunsch »Detektivin«: »Ich wollte den Sachen immer auf den Grund gehen.« Zudem habe sie »immer wahnsinnig gerne Menschen beobachtet«, »wie sie miteinander sind«. Es habe ihr Spaß gemacht, sich darüber ihre eigenen Gedanken zu machen. Damals, noch im Grundschulalter, habe sie auch einen »kleinen roten Koffer« mit Detektivequipment gehabt: Pinsel, Stempelkissen, Schere, Bindfaden etc.

Als Hintergrund ihres Spürsinnes beschreibt die Gesprächspartnerin die für sie als Kind sehr undurchsichtigen Verhältnisse, unter denen sie aufgewachsen sei. So sei sie von drei Personen gleichermaßen – Großmutter, Vater und Mutter – großgezogen worden. Bei jeder dieser drei getrennt wohnenden Personen habe sie jeweils ein Drittel der Zeit einer Woche verbracht. Alle drei hätten sich nicht gut miteinander verstanden und schlecht übereinander geredet. So habe sie ihre detektivischen Fähigkeiten entwickelt, um herauszufinden, was Dichtung und was Wahrheit war.

Im Alter von 17, 18 Jahren habe sie sich durch die Schauspielerei angezogen gefühlt. In der Schule habe man die großen Dramen durchgenommen, zum Beispiel Shakespeare, in dessen Werken für sie »viel Wahrheit« gesteckt habe. Dabei hätten sie vor allem die in den Dramen enthaltenen Familiengeschichten interessiert. Um sich noch intensiver mit diesen Geschichten auseinanderzusetzen, sei sie dann von der Schauspielerei zur Regieassistenz gewechselt. In New York habe sie einmal *Die Katze auf dem heißen Blechdach* inszeniert. Währenddessen habe sie gemerkt, dass es ihr wirklich um die »Figuren« und um deren Verhältnisse untereinander gegangen sei. Am meisten Spaß habe ihr das Improvisationstheater gemacht, da man sich fast selbst spielen könne. Rückblickend meine sie, dass sie das Schauspielerische auch benötigt habe, um den dreimal wöchentlich stattfindenden Übergang zwischen den »komplett verschiedenen Welten« ihrer drei Bezugspersonen bewerkstelligen zu können.

Da ihr das Schauspielen letztlich zu sehr an der Oberfläche geblieben sei, habe sie dies als »Anstoß« genommen, Psychologie zu studieren, um so mehr in die Tiefe gehen zu können. Während ihres Studiums habe sie viel über die »Kritische Psychologie« von Klaus Holzkamp erfahren. Dessen Positionen seien zwar von denen der Psychoanalyse durchaus divergent, doch immerhin habe Holzkamp die Betrachtung des Einzelfalls propagiert. Während ihres Studiums habe es – im Gegensatz zu heute – auch noch viele Seminare zur Psychoanalyse gegeben und Studenten hätten analytischen Erstgesprächen beiwohnen können. Außerdem habe man *Die Traumdeutung* von Freud besprochen.

Anknüpfend an ihre alte Detektivleidenschaft sei ihr Spezialisierungsinteresse innerhalb der Psychologie zunächst in Richtung Rechtspsychologie gegangen. Dabei habe sie spannend gefunden, dass man immer erst den individuellen Fall betrachten müsse, bevor man zu verallgemeinernden Aussagen kommen könne. Ihre Diplomarbeit habe sie im Bereich der Kriminalitätsforschung geschrieben. Dabei habe sie belegen können, dass sich die Rückfallgefahr für einen Straftäter deutlich mindere, wenn man mit ihm in eine Beziehung eintreten könne. Dies wiederum gelinge in der Regel, wenn es für den Straftäter in seiner Kindheit ein »gutes Objekt« gegeben habe, an das die aktuelle Beziehung anknüpfen könne. Diese Erkenntnis, dass Beziehungsarbeit einen Menschen verändern kann, habe die Gesprächspartnerin begeistert.

Die Gesprächspartnerin hält den Ansatz der »Beziehungsarbeit« für tragfähiger als gängige Konzepte der Arbeit mit Straftätern. Dabei handele es sich überwiegend um verhaltenstherapeutische Ansätze, die das Antrainieren sozialer Kompetenz in den Mittelpunkt stellten. Dies funktioniere in der Regel auch mehr oder weniger gut – allein wenn ein Konflikt auftrete, gerate alles wieder durcheinander und die alten Muster kämen wieder zum Vorschein.

Mutet der Gedanke der »Beziehungsarbeit« mit den Straftätern schon sehr analytisch an, so hat sich auch der erste Kontakt der Gesprächspartnerin mit der

Psychoanalyse während eines Praktikums in der forensischen Psychiatrie ergeben. Bei Patientenvisiten habe ein Psychoanalytiker Fragen gestellt, von denen sie gedacht habe, dass sie darauf nicht gekommen wäre, die sie aber im Nachhinein völlig einleuchtend gefunden habe. Außerdem habe sie bei Therapiesitzungen des Analytikers dabei sein dürfen. Es habe ihr gut gefallen, dass er in seinen Äußerungen wenig »pädagogisch« gewesen sei und auch mal schweigen konnte. Er habe ihr auch Bücher empfohlen, die sie mit großem Gewinn gelesen habe.

Die Ausbildung zur Psychoanalytikerin mache ihr nach wie vor Spaß. Dennoch habe sie zwischendurch auch Phasen, in denen sie alles sehr anstrengend finde, weinen müsse und alles infrage stelle. Dabei merke sie immer wieder, dass ihre Weiterentwicklung sich in Schüben vollziehe. Manchmal brauche sie eine Pause von dem »Input«, der sich dann setzen müsse. Dies gelte zum Beispiel für die Gedanken von Bion. Um theoretisches Wissen, gekoppelt mit den Erfahrungen der eigenen Lehranalyse, verarbeiten zu können, brauche man schon seine Zeit, das ginge nicht auf die Schnelle in zwei bis drei Jahren. Je länger sie dabei sei, desto mehr spüre sie, dass es Zeit brauche, »nachzuempfinden«, was man an Theorie lerne.

Für ihre Ausbildung bekomme die Gesprächspartnerin ein Stipendium. Ihr Forschungsinteresse »Kriminalität und Analyse« habe geholfen, dass ihre Bewerbung um das Stipendium erfolgreich war. Mit anderen Stipendiaten sei sie in einer Arbeitsgruppe, die sich mit den Fragen beschäftige, die am häufigsten an Analytiker gestellt würden: »Wieso muss man sich auf die Couch legen?« etc. Man sammle Fragen dieser Art, überlege sich Antworten dazu und schicke diese wiederum an renommierte Analytiker, deren Stellungnahme man dazu erbitte. Es ginge darum, kurze und prägnante Antworten auf einfache Fragen zu finden. Außerdem ginge es auch darum, zu zeigen, dass die Psychoanalyse nicht aus »verstaubten Leuten, die irgendwie 'nen Spleen haben« bestehe. Dieser Verdacht komme häufig in der Öffentlichkeit auf, da in der Analyse scheinbar alles »so langsam« gehe, was in der heutigen »schnellen Welt« nicht sein dürfe. Und drei Jahre dreimal die Woche Analyse – das würden die meisten Leute für »Quatsch« halten, das sei viel zu viel Zeit. Die Arbeitsgruppe wolle hier zum Nachdenken anregen: »[D]ass es auch den Weg geben könnte, der ein wenig länger dauert und intensiver ist, auch in der schnellen Welt.« Dabei wolle man auch über den analytischen Tellerrand schauen und sich sowohl mit der Arbeitswelt als auch mit den Nachbarwissenschaften stärker vernetzen.

Die Kraft, die Kapriolen und die Aggressivität ihrer Patienten abzufedern, beziehe die Gesprächspartnerin vor allem von ihren Supervisoren, die sie für sehr gut halte. Dann habe sie noch eine Intervisionsgruppe mit anderen Kandidaten. Wenn ein Fall, den man in der Intervision bereits besprochen habe, auch im Kasuistisch-Technischen Seminar (KTS) vorgestellt werde, so erlegten sich die Mitglieder der Intervisionsgruppe als Teilnehmer des Kasuistisch-Technischen Seminars eine gegenseitige

»Schweigepflicht« auf, damit der vorstellende Kollege nicht durch intime Details aus der Intervision versehentlich bloßgestellt werde. Zwar seien die Mitglieder der Intervisionsgruppe damit im Rahmen des Kasuistisch-Technischen Seminars eine »Gruppe in der Gruppe«, was sicher nicht dem Ideal des freien Redens in einer Supervision entspreche, doch durch die Anwesenheit eines Dozenten sei bereits ein »Moment von Kontrolle« gegeben. Insgesamt sei das kollegiale Klima am Institut jedoch sehr »wohlwollend«. Einen Konflikt mit Kollegen habe sie bislang nur ein einziges Mal verspürt, nämlich als sie erfahren habe, wer noch alles bei ihrer Lehranalytikerin in Analyse sei.

Während sie im Privatleben fröhlich und locker sei, sei der Stil der Gesprächspartnerin im Umgang mit Patienten eher zurückhaltend. So achte sie sehr auf die Rahmenbedingungen und deren rituelle Momente. Mit »Deutungen und Kommentaren« sei sie auch »sehr sparsam«. Dies habe wohl auch damit zu tun, dass sie noch nicht so lange psychoanalytisch arbeite. Es habe sicher auch mit der Erfahrung zu tun, wie viel von den eigenen Fantasien man sich in die Behandlungen einzubringen traue.

Ihre Ausbildung finanziert die Gesprächspartnerin in erster Linie dadurch, dass sie für ein Familiengericht Gutachten anfertigt. Mit ihrem Stipendium könne sie ihre vierstündige Lehranalyse bezahlen. Dass sie hier mehr mache als die geforderten drei Stunden, sei dadurch zustande gekommen, dass im Theorieseminar die Frequenzfrage erörtert worden sei und es dabei geheißen habe, »eine richtige Analyse« beginne ab vier Stunden. Daraufhin habe sie ihre Lehranalytikerin gefragt, ob sie die Vierstündigkeit ausprobieren könne, um zu sehen, ob dies wirklich eine »andere Intensität« sei. Hier habe es sich gut getroffen, dass ihre Lehranalytikerin im gleichen Zeitraum auch IPV-Lehranalytikerin geworden sei. Sie wolle sich deshalb aber nicht jetzt schon unter Druck setzen, später auch die IPV-Mitgliedschaft anzustreben. Einen solchen Druck wolle sie auch von ihren Patienten fernhalten. Wichtig sei ihr, dass »ich die Dinge so mache, wie sie sich richtig anfühlen«.

Als die Gesprächspartnerin ihre Ausbildung begonnen habe, sei die Stimmung am Institut eher locker gewesen. Damals »noch ein ganz kleines« Institut, erfreue es sich heute großen Zulaufs. Mittlerweile sei auch der Semesterplan sehr dicht gedrängt, was damit zusammenhänge, dass alles immer verschulter werde und auf Basis von »Modulen« unterrichtet werde. Die Modularisierung und Verschulung der Ausbildung scheint für sie ein Ärgernis zu sein.

Eine Gefahr für die Analyse sieht die Gesprächspartnerin aber auch in der Verschulung des heutigen Psychologiestudiums, abgesehen davon, wie »behavioristisch« es heute sei. So könne sie sich nur schwer vorstellen, dass man nach einem Bachelor- und Master-Studium noch auf die Idee kommen könne, Analytiker zu werden, da man im Rahmen des Studiums sicher keine Möglichkeit habe, mit der Psychoanalyse in Kontakt zu kommen.

Manchmal werde sie von Außenstehenden gefragt, ob man sich wirklich auf ihre Couch lege: »Das weiß keiner mehr, das finden die Leute total absurd.« Für die Normalbevölkerung sei dies etwas »aus irgendwelchem komischen Film«. Dies fände sie »so schade«. Doch an der Universität sollte man, gerade in der Psychologie, »schon offen« für die Psychoanalyse sein. Aber selbst bei ihren ehemaligen Kommilitonen, die heute in Werbung und Wirtschaft tätig seien, gelte die Psychoanalyse als »Geheimwissenschaft« bzw. als »Sekte«.

Die Gesprächspartnerin empfiehlt die Psychoanalyse nicht nur für den klinischen Bereich. Bereits in der Forensik habe sie versucht, ihre Gegenübertragung wahrzunehmen und dabei das Erleben mit einzubeziehen. Sie habe dort auch eine Gruppentherapie mit kognitiv-verhaltenstherapeutischen Modellen, angewandt im analytischen Setting, durchgeführt. Dieser Methodenmix habe gut funktioniert und auch den Patienten viel Spaß gemacht. Die Gruppe habe drei Monate lang bestanden und sich zweimal pro Woche getroffen, nur zweimal habe ein Patient gefehlt. Sogar in solchen analysefernen Bereichen könne man das analytische Denkmodell gewinnbringend einsetzen. Auch bei ihren Gerichtsgutachten mache sich ihr »analytisches Verständnis« bezahlt. Insbesondere bei den Elterngesprächen versetze es sie in die Lage, so wie in diesem Interview, an bestimmten Punkten weiterfragen zu können. Bei ihren Gutachten komme es vor allem darauf an, dass sie ihr analytisches Verständnis in allgemeinverständlicher Sprache vermittle und es vor Gericht auch überzeugend vorbringen könne.

Wenn sie heute an die »detektivischen Fragen« denke, die am Anfang des Prozesses, Psychoanalytikerin zu werden, gestanden haben, so denke sie, dass es ihr vor allem auf die Kombination der benutzten Worte über das Geschehen mit den eigenen Empfindungen angekommen sei. Denn in den drei Welten ihrer Kindheit habe sie sich nicht sicher sein können, »ist gelb wirklich gelb oder ist rot wirklich rot. Der eine sagt es so, der andere so. Eigentlich gab es kein festes Rot oder Gelb.« Aber jetzt könne sie für sich selber definieren, um welche Farbe es sich handele: »Ich hab' jetzt mein Gelb und mein Rot.« Auf diese Weise könne sie Beziehungen besser halten oder sich vor manchen Beziehungen, die ihr nicht gut täten, besser schützen.

Dies habe sich auch auf die Beziehung zu ihren Eltern ausgewirkt. Je länger sie in Analyse sei, desto weniger seien die Eltern in der Lage, mit ihr umzugehen. Dies hänge sicherlich mit der »frühen Belastung« zusammen. Sie habe sehr früh auf »eigenen Füßen« stehen und »Verantwortung« übernehmen müssen. In gewisser Weise sei sie ein »parentifiziertes Kind« gewesen. Es sei auch niemand da gewesen, der ihr hätte helfen können. Sie habe sehr früh begonnen zu jobben und sei bereits mit 16 Jahren von zu Hause ausgezogen. Es sei nicht gut gewesen, dass sie in den besagten »drei Welten« habe leben müssen. Ihre Eltern kämen mit der Entwicklung, dass sie heute bei ihrer eigenen Farbe bleibe, nicht zurecht, sodass sie die Beziehung zu ihr nicht halten könnten: »Und da weiß ich auch nicht, muss ich die jetzt unbedingt halten oder guck ich erst mal, was passiert.« Es irritiere die Eltern, dass sie heute abgegrenzter sei. Sie verstünden nicht, dass sie nicht mehr für sie da sei und auch als ihr »seelischer Mülleimer« nicht mehr zur Verfügung stehe. Ihr Vater habe nach anfänglichen Vorbehalten zwar ihr Psychologiestudium akzeptiert, aber als sie mit Psychoanalyse begonnen habe, habe er »Angst« bekommen. Diese Angst versuche er zu verbergen, indem er ihr scheinbar begeistert erzähle, was er über die Psychoanalyse gelesen habe, um dann »alberne Sprüche« dazu zu machen.

Ihre eigene Mutterrolle könne sie gut mit ihrer Ausbildung vereinbaren. Sie lebe getrennt vom Vater ihres Sohnes. Das Kind sei an einem der beiden Ausbildungsabende beim Vater und für den anderen habe sie einen Babysitter. Sie achte auch sehr auf gemeinsame Zeiten mit ihrem Sohn. Dennoch seien sie und der Vater für den Sohn nicht »zwei Welten«, die gegeneinander arbeiteten. Im Gegenteil, die Betreuung ihres Sohnes funktioniere auch mit dem Vater gut. Ihr Sohn könne beide Welten gut integrieren und sei »unglaublich selbstbewusst«. Er könne jetzt schon seine Meinung klar sagen und Grenzen setzen, davon sei sie »ganz fasziniert« und denke, sie hätte sich das als Kind in der Form nie getraut.

Das Gespräch resümierend hebt die Gesprächspartnerin auf die innere Logik ihres Entwicklungsganges ab – es gebe einen roten Faden vom Detektiv über den Schauspieler bis hin zum Psychoanalytiker. Sie hätte sicher nicht planen können, Analytikerin zu werden, dafür ein gutes Abitur zu machen und anschließend Medizin oder Psychologie, am besten beides, zu studieren und dann die analytische Ausbildung aufzunehmen. So »geradlinig« wäre es nicht gegangen.

6.6 Mutig der Begeisterung folgen, auch wenn das nicht immer leicht fällt

Narrativ zum Interview mit einem Kandidaten in Ausbildung (DPV)

Der Gesprächspartner lässt sich durch eine Begegnung mit einer Analytikerin von seinem geplanten beruflichen Weg abbringen und nähert sich in der weiteren Entwicklung über Umwege der analytischen Ausbildung. Trotz aller Schwierigkeiten, die durch oder in der Ausbildung entstehen, erlebt er die Psychoanalyse als etwas Besonderes und Einzigartiges. Seine gute Erfahrung mit der Ausbildung steht im Gegensatz zu der scheinbar passiven und »depressiven« Haltung der Analytiker, der er oft zu begegnen glaubt. Die Psychoanalyse verhalte sich wie ein »Dinosaurier«, der in einer »Untergangsstimmung verharre«. Der Gesprächspartner widmet sich diesem Phänomen und plädiert für einen offensiveren Umgang der Analytiker mit dem »Premiumprodukt« Psychoanalyse.

Begonnen habe seine heutige berufliche Orientierung als der Gesprächspartner, damals 18-jährig und im Begriff ein BWL-Studium zu beginnen, während eines Urlaubs zufällig die Bekanntschaft einer Psychoanalytikerin gemacht habe. Über Psychoanalyse habe er »bis dato nichts gewusst«, obwohl Psychoanalyse für ihn »irgendwie so ein magischer Begriff gewesen« sei. Er sei von den bereitwilligen Erzählungen der Analytikerin über ihren Beruf »sehr fasziniert« gewesen, »von dieser Haltung und auch von ihr als Persönlichkeit«. Von der Psychoanalytikerin bekam er Literaturempfehlungen, die Bücher habe er direkt gelesen und sei »verblüfft gewesen, dass man so denken kann«. Was er dort gelesen habe, habe ihn »bestätigt« in dem, was er sich »so vorgestellt oder gewünscht hatte«. Offenbar war er zwar auf dem Weg in ein BWL-Studium, insgeheim wünschte er sich aber möglicherweise eine andere, erfülltere Tätigkeit. Im Verlauf der sich entwickelnden Bekanntschaft wird er von der Psychoanalytikerin auch zu ihr nach Hause eingeladen. Er lernt dort auch ihren Mann, ebenfalls einen Psychoanalytiker, und die Kinder kennen. In dieser Familie habe er »die Atmosphäre so schön erlebt, da hätt' ich mich direkt dazusetzen können«. Er habe sich gedacht: »So einen Lebensentwurf würde ich auch gerne haben.« Der Lebensentwurf seiner »Zufallsbekanntschaft« bietet dem Gesprächspartner, der sehr offen, frisch, und lebendig davon erzählt, eine alternative Lebensform zu der ihm bekannten und für ihn geplanten an.

Eigentlich sei die Idee BWL zu studieren eine »Vorprägung väterlicherseits« gewesen. Es sei der Wunsch des Vaters gewesen, der selbst ohne universitäre Ausbildung leitend in einem großen Unternehmen tätig gewesen sei, dass der Sohn BWL studieren solle. Mit diesem Wunsch des Vaters sei er zunächst sehr identifiziert gewesen. Mit BWL, habe er gedacht, könne man es »zu was bringen«, auch wenn er das Studium nicht besonders attraktiv gefunden habe. Im Zivildienst mit behinderten Kindern habe er dann erlebt, »was es bedeutet, etwas zu machen, dass man nicht machen will«. Diese Erkenntnis habe er auf das angestrebte BWL-Studium übertragen und sich dann entschieden, doch nicht BWL, sondern Psychologie zu studieren.

An dem von ihm bevorzugten Studienort, der auch eine psychoanalytische Ausrichtung gehabt habe, sei er aber nicht angenommen worden. Am zugewiesenen Studienort sei die Psychoanalyse »sehr polemisch und kritisch als nicht wissenschaftlich betrachtet worden«. Psychoanalyse habe an seiner Uni »keine Bedeutung« gehabt. Der Gesprächspartner erlebt hier, was heute an vielen Universitäten so ähnlich anzutreffen ist. Diese Darstellung habe er zwar »etwas ungerecht« gefunden, gleichzeitig habe es ihm die Psychoanalyse aber »auch schon ein bisschen verdorben«. Trotz seines anfänglichen Interesses verliert er durch diese polemische Haltung des psychologischen Institutes am Studienort zunächst die »Analyse aus den Augen«.

Private Beziehungsprobleme und auch Arbeitsstörungen hätten ihn dann um psychotherapeutische Hilfe nachsuchen lassen. Über eine Empfehlung der Analytikerin, die er im Urlaub kennengelernt hatte, sei er zu einer Lehranalytikerin gekommen, die ihm eine Heilanalyse empfohlen habe. Er besinnt sich in dieser Lebenssituation offenbar auf die eigenen guten Erfahrungen und bittet die Analytikerin, die für ihn einen alternativen Lebensentwurf verkörpert, um Hilfe bei der Auswahl einer für ihn geeigneten Psychotherapie. Mit Unterstützung der bald danach begonnenen vierstündigen Analyse habe er sein Studium abschließen können und anschließend sehr erfolgreich als Unternehmensberater gearbeitet. Zunehmend habe er aber in dieser Branche das Gefühl bekommen, dass es da viel um »heiße Luft« gehe: »Ich hatte immer Angst, dass mir mal jemand sagt, das ist wie bei des Kaisers neuen Kleidern und ich bin der Schneider.« Nach einer Zeit schon länger bestehender Unzufriedenheit kündigt er »aus einem Affekt heraus«.

Erst danach habe er sich konkrete Fragen zu seiner beruflichen Zukunft gestellt. Er habe sich gesagt: »Du wolltest eigentlich was anderes machen« und deshalb habe er das Psychologiestudium begonnen. Hätte er Unternehmensberater werden wollen, hätte er das »einfacher« haben können. Es sei eine berufliche Krise gewesen, in der er auch Abschied von den Berufsvorstellungen des Vaters für ihn genommen habe. Er kann sich auf einen eher als »eigen« erlebten beruflichen Weg begeben.

In dieser Zeit habe er sich auch zur Ausbildung zum Psychoanalytiker beworben, weil es das gewesen sei, was er »eigentlich schon länger« habe machen wollen. Die Bewerbungsinterviews seien von der großen Angst begleitet gewesen, nicht angenommen zu werden, was auch ein Hinweis darauf ist, wie wichtig ihm diese Ausbildung damals schon war. Als er dann die Zulassung zur Ausbildung bekommen habe, habe er einen jener seltenen Momente erlebt, »in dem ich mal so richtig ausgesprochen glücklich war«.

An der Arbeit in einem psychiatrischen Krankenhaus im praktischen Jahr sei er zunächst »verzweifelt«. Er habe sich dort »sehr allein gelassen gefühlt«. Erst seine Lehranalyse, die er immer noch bei der Analytikerin mache, bei der er auch die Heilanalyse begonnen hatte, habe ihm die entsprechende »innere Ausrüstung« vermittelt. So habe er, anders als seine Vorgängerin in der Klinik, die in Verhaltenstherapie-Ausbildung gewesen sei, diese Herausforderung bewältigt. Dieser Kollegin sei es nach dem psychiatrischen Jahr »echt dreckig« gegangen. Die Kollegen ohne analytische Ausbildung kämen leicht »ins Schwimmen«, er habe schwierige Situationen »hinterher immer gleich mit meiner Lehranalytikerin besprechen können«. Was könne man tun, »wenn einer sagt, ich könnte mich umbringen, oder: ich bringe meine Frau um!« Das könne einem schon »den Schlaf rauben«, da brauche man eine gute Ausbildung. Die bekomme man, davon zeigt sich der Gesprächspartner sehr überzeugt, mit der analytischen Ausbildung. Hinter dieser Qualität bleibe die Verhaltenstherapie weit zurück: »Verhaltenstherapie ist ja auch wichtig, aber man kennt das jetzt und irgendwann hat man es auch verstanden, was die meinen und wie die's machen und da ist wenig Neues und Überraschendes dabei.« Wie gut die analytische Ausbildung letztendlich wirklich sei, merke man leider aber erst später. Zunächst sei es ja die Belastung zum Beispiel im finanziellen Bereich, die zu schultern sei. »Die Vorteile die kommen viel später, die werden ja in dem Moment noch nicht deutlich. Die Leute machen aber heute immer nur das, was sofort irgendwelche Vorteile zeigt und nicht irgendwann später. Das ist so ein >Wirtschaftsverhalten<-Phänomen<.« Man will »direkt messen können, was gut ist«. Bei der analytischen Ausbildung scheint es wie bei der analytischen Langzeittherapie um langfristige und nachhaltige Wirkungen, statt um schnelle Effekte zu gehen.

In der Ausbildung habe er sich zunächst alleine seine »Sachen zusammensuchen müssen«, es habe »keine Betreuung gegeben«. »Dass mal einer gesagt hätte, Folgendes ist nacheinander zu absolvieren«, habe es nicht gegeben. Trotz dieses Mangels habe er das bis jetzt dann doch alles »irgendwie hingekriegt«. Aber man müsse »schon sehr dahinter stehen«, wenn man diese Ausbildung machen wolle, sonst komme man gegen die Schwierigkeiten kaum an. Er habe sich so etwas »wie ein Elternteil gewünscht«, das einem die Brücke baut, »wie man da geführt reinkommen könnte«. Sein Traum sei es zu Beginn der Ausbildung gewesen, eine eigene Praxis in einer Großstadt zu haben, in der es eine große psychoanalytische Gemeinschaft gebe, mit der man sich austauschen könne. Auch hier klingt der Traum des Gesprächspartners von einer großen Gemeinschaft als Familienersatz an.

Die analytische Community erlebe er als »jammernd und nur auf Bestandssicherung« ausgerichtet. Die Psychoanalyse sei auf dem Rückzug, es herrsche Pessimismus vor. Er kritisiert, dass Analytiker nicht offensiv mit der Qualität ihrer Arbeit werben. Offenbar fürchteten alle die freie Wirtschaft als »Haifischbecken«. Dabei seien »die da draußen doch froh, dass wir nichts machen«, nicht mit dem analytischen Wissen in die Beratung außerhalb des klinischen Bereiches gehen. Die Psychoanalyse habe Substanz, während herkömmliche Unternehmensberatung nur »heiße Luft« sei.

Er glaube, dass »man sehr gut ausgebildet wird, zum Beispiel im Interviewpraktikum, dass man sich sehr genau überlegt, was man tut und lernen kann, was man anders machen oder was man noch tun kann. »Das hab' ich noch nie so erlebt und das find' ich wirklich fabelhaft.« Obwohl »die Theorie manchmal schwer zu vermitteln ist«, sei die Ausbildung wirklich gut. Deshalb könne er kaum nachvollziehen, weswegen »nur noch geklagt« würde. Dabei hätten sie sehr viel mehr zu bieten, als »andere auf dem Markt«. Die Psychoanalytiker erlebe er als »untergangsorientiert«. In jedem Wirtschaftsunternehmen gäbe es Strategen, die Konzepte für die Zukunft überlegen würden: »Wenn Wettbewerber X sich so verhält, dann reagieren wir so. Die arbeiten Strategien aus. Die bereiten sich vor. Die suchen Alternativen, überlegen, was man tun kann. Und das fehlt mir bei den Analytikern völlig.« Sie setzten sich nicht konstruktiv mit »zukunftsgerichteten Fragen auseinander«, das sei »bitter«. »Die verhalten sich wie Chemiker, die sitzen so an ihrem Forschungssüppchen und haben sich noch nie den Kopf zerbrochen, ob das jetzt für den Kunden interessant sein könnte.«

6.7   Den Spielraum Schritt für Schritt erweitern

Narrativ zum Interview mit einer DPV Kandidatin

Das Interview verdeutlicht sehr anschaulich eine typische Bewegung im Berufsfindungsprozess. Die Gesprächspartnerin sucht in ihrer beruflichen Entwicklung immer wieder ihren Spielraum zu erweitern, Neues zu entdecken und Bestehendes zu verändern. Hierbei wird sie jedoch wiederholt mit der Kehrseite einer solchen Entwicklung konfrontiert. Veränderungen gehen mit der Auflösung von Bestehendem und aufkommender Unsicherheit und Ängsten einher. Dieses unvermeidbare Erleben sucht die Gesprächspartnerin auf eine besondere Weise zu bannen, indem sie sich zunächst wieder in die sicherheitsspendende Geborgenheit eines bekannten Terrains begibt, um aus diesem entängstigenden Schritt zurück, den Schwung und den Mut zu einer neuerlichen Überschreitung ihrer Grenzen zu gewinnen.

Die angehende Psychoanalytikerin zeichnet im Interview zunächst ein klares und eindeutiges Bild von ihrer Berufswahl. Sie hat sich auf das Interview gut vorbereitet, hat sich offenbar länger Gedanken gemacht und alles Wichtige zusammengetragen, was von Bedeutung ist auf dem Weg zu ihrem Beruf als Psychoanalytikerin. Dieser Berufsfindungsprozess war offenbar ein langer Weg und alles andere als einfach.

Sie beginnt damit, dass sie ihre berufliche Identität als Ärztin betont. Das hat etwas Eindeutiges, eine grundsolide naturwissenschaftliche Ausbildung, die sie suchte und im Medizinstudium auch fand. Dieses Studium war offensichtlich in ihrer beruflichen Entwicklung eine Antwort auf die Verunsicherung durch das zunächst begonnene und zu »vage« erlebte Kunstgeschichte- und Psychologiestudium: »Also ich hatte angefangen, ganz am Anfang nach dem Abitur, hatte ich Psychologie und Kunstgeschichte studiert und das war mir aber zu vage, hatte mir zu wenig Bodenhaftung, sag' ich mal, und für mich ist es wichtig, ein Stück weit der Naturwissenschaft näher zu sein.« Die Gesprächspartnerin suchte nach der Schulzeit offenbar zunächst nach einem freieren, erweiterten Rahmen, den sie in den geisteswissenschaftlichen Fächern zu finden hoffte. Dieser drohte ihr dann aber anscheinend zu beliebig zu werden. Die Naturwissenschaft und das Berufsziel Ärztin versprachen dann wiederum die erwünschte Sicherheit und eine eindeutige Orientierung. Der Arztberuf ist für sie eine

»handwerkliche Tätigkeit«; sie habe »großes Interesse an den rein medizinischen Dingen und auch an der Organmedizin«.

Die Kehrseite lernte sie in der Ausbildung jedoch auch bald kennen. Die Medizin ist schematisch durchorganisiert, medikamentöse Therapie geschieht »streng nach Leitlinien«, »alles Individuelle wird wegrationalisiert«. Die medizinische Therapie »ist ein sehr grobes Muster, das über alle drübergestülpt wird«. Eine »persönliche Beziehung zwischen Arzt und Patient ist leider da eher noch weniger möglich«. Sie leidet unter einem Mangel an »Persönlichem« und wird in ihrem Beruf darüber »sehr unglücklich«. Was zunächst als haltgebende Orientierung gesucht wurde, engt jetzt ihren Entwicklungsraum ein.

Einen Ausweg aus diesem Dilemma zwischen der Suche nach Sicherheit spendender Reduktion und der hierdurch erlebten Einengung scheint die Psychiatrie zu bieten, die neue Entwicklungsspielräume für die Medizinerin verspricht. Diese Stelle sei gut mit ihrem Familienleben als Mutter vereinbar gewesen und habe ihr einen Rahmen zur weiteren Entfaltung geboten. Als Psychiaterin entwickelt sie eine berufliche Identität, die aber weniger klassisch psychiatrisch als vielmehr psychotherapeutisch geprägt ist, denn auch in der Psychiatrie erlebt sie, dass »Beziehungsarbeit mit den Patienten immer weniger möglich ist« und dass die Psychiatrie »immer biologischer wird«. Was so vielversprechend begann, verkehrt sich dann doch wieder zu einer Festlegung, die dem entgegenläuft was sie sucht, von dem sie zum damaligen Zeitpunkt aber noch nicht weiß, wie sie es verwirklichen kann.

In dieser neuerlichen Klemme habe sie sich für einige Zeit zurück auf die naturwissenschaftlich orientierte Neurologie besonnen, »das war für mich durchaus noch mal so ein Punkt, an dem ich schauen wollte, ob ich vielleicht ja doch mehr zur Organmedizin noch mal tendiere«. Sie pendelt und schwankt, sucht und oszilliert zwischen der Sicherheit spendenden Bodenhaftung der Naturwissenschaft und den Entwicklungsversprechen neuer Perspektiven.

Obwohl sie psychotherapeutisch interessiert gewesen sei, habe sie gegen die Psychoanalyse »zu Beginn Vorbehalte« gehabt. Diese entspreche »ja auch nicht der Mode«. Andererseits habe sie schon als Jugendliche »grundsätzlich Interesse« an der Psychoanalyse gehabt, »sonst wär' ich da sicher auch gar nicht hingekommen«. Sie habe als Jugendliche Erich Fromm gelesen und sich »für die Entwicklung des Menschen« interessiert. Für sie sei die Psychoanalyse lange etwas weit Entferntes gewesen, mit »so ein[em] Touch des Exklusiven, schwer einschätzbar, auch was Okkultes«. Lange Zeit habe sie sich »überhaupt nicht vorstellen« können, »dass die Psychoanalyse mich betrifft«. In weiter Ferne gibt es da etwas, das sie auch schon lange interessiert, das sie anzieht, das aber »nicht so transparent ist« und sie auch deswegen lange Zeit nicht mit sich in Verbindung bringen kann.

Ganz anders dagegen ihr Verhältnis zur Verhaltenstherapie, die habe sie zu Beginn ihrer Facharzttätigkeit »eher hilfreich« gefunden. Die Verhaltenstherapie sei »besser handhabbar bei psychiatrischen Patienten, sicher auch leichter anwendbar«. Sie gebe »Strukturen«, was »hilfreich« sei. Diese Struktur ist es, was die Kandidatin zur Milderung ihrer Angst vor dem Vagen sucht, unter der sie dann aber wie unter einem Korsett leidet. So geht es ihr denn auch mit der Verhaltenstherapie: »Je erfahrener ich wurde«, je sicherer im Umgang mit der psychiatrischen Erkrankung, »desto weniger hat mir das, was ich an Handwerkszeug durch die Verhaltenstherapie hatte, auch gereicht«. »Wenn ich bei Suchtkrankheit nur mit Medikamenten und Therapieprogrammen arbeite, das war ja offensichtlich, das funktioniert halt nicht so gut.« So praktisch und leicht handhabbar ein »Therapieprogramm« sein mag, so begrenzt ist es offenbar auch in seiner schlichten Struktur. Die Gesprächspartnerin erfährt, »ich kann die Arbeit nur aushalten, wenn ich versuche, wirklich ein Verstehen oder ein Verstehen der Zusammenhänge zu erreichen und diese Menschen auch in ihrem Gewordensein verstehe«. Für sie sei es ein »Schlüsselerlebnis« gewesen, »in so eine Beziehung mit den Patienten zu gehen und eben in so ein Verstehen zu kommen, dass da noch was anderes ist, was man auch wahrnehmen kann in diesen Personen. Das war für mich dann so der Zugang zu den Patienten auch so über ihre ganze Geschichte über das Gewordensein, über ihre Biografie.« Sie spürt in der konkreten Tätigkeit in der Psychiatrie, was hilfreich ist, aber auch, was nicht wirkt, und sie leidet unter der Begrenzung.

Dass sie dann schließlich eine Ausbildung zur Psychoanalytikerin begonnen habe, »hat auch damit zu tun, dass ich Kontakt zu Psychoanalytikern hatte«, »dass ich wirklich Menschen kennengelernt habe«, die das gemacht haben. In diesem Kontakt konkretisierte sich die »schwer einschätzbare Analyse« und es stellte sich eine »Nähe« zur Psychoanalyse ein. Auch über die Gruppenselbsterfahrung im Rahmen der Facharztausbildung sei sie über ihren Selbsterfahrungsleiter in Kontakt zur Psychoanalyse gekommen. »Das war sicher ein ganz entscheidender Faktor.« Über ihre Selbsterfahrung wurde für sie »spürbar, was Psychoanalyse ist«. Und dass dieser Beruf auch ein Beruf für sie sein könnte: »Dass das Menschen, so wie ich sind.« Obwohl die Psychoanalyse immer noch nicht »ganz so transparent« für sie gewesen sei, sei sie über den persönlichen Kontakt für sie »greifbar und konkreter« geworden. Es entsteht eine »andere Perspektive« und »es war für mich schon ein Erlebnis, zu sehen, dass es auch wirkt, dass da auch wirklich was passiert und dass es Auswirkungen auf mich hat, das fand ich faszinierend«. Zunächst kommt ihr die Psychoanalyse als eine weit entfernte »Theorie, die die Dinge schön erklärt«, die aber scheinbar nichts mit ihr zu tun hat, näher und »es geht eben dann auch tatsächlich ins Persönliche rein«.

In einem langen Annäherungsprozess sucht und findet sie in Etappen zu ihrer schon sehr alten Idee aus der Jugendzeit zurück, »Beziehungen verstehen zu wollen«. Das ist einerseits anziehend, aber offenbar auch ängstigend und kann nicht ohne Umwege angegangen werden. Der Beruf der Psychoanalytikerin sei für sie »unheimlich spannend«. Sie verbindet die Psychoanalyse auch mit dem Versprechen auf mehr Selbstbestimmung und mehr Selbstentfaltung.

»Ja, also ich denk' mein Antrieb war sicher 'ne Unzufriedenheit und ich denk', das hat sehr viel mit mir mit meinem Menschenbild zu tun und mit der Unzufriedenheit, wie ich als Ärztin agieren musste teilweise und das nicht so gerne wollte und einfach auch, ja mehr Selbstbestimmung suche. Und sozusagen meine eigene Persönlichkeit da auch mehr entfalten möchte. Das war sicher so'n Punkt, der mich auch unter anderem da vor Jahren in diese Krise gebracht hat, dass dann an irgendeinem Punkt einfach ich mich so eingeengt gefühlt hab' und diese Muster, was ich da jahrelang gelebt hab', einfach nicht mehr aushalten konnte, und ich denk' also, dass ich da vieles infrage gestellt hab'. Zu dem Zeitpunkt war das eben noch nicht klar, dass das dann darin endet, dass ich diese psychoanalytische Ausbildung mache. Das ist sozusagen eines der Ergebnisse, dass ich mir Fragen gestellt hab' oder meine Lebenssituation sehr infrage gestellt hab', das kam eben so aus verschiedenen Quellen und da war sicher auch diese große Unzufriedenheit, dass ich meine Persönlichkeit so nicht entfalten konnte in dem Klinikbetrieb. Und ich denk', gut, das ist vielleicht auch was Normales am Anfang, ja, ist man da einfach noch nicht so weit oder passt sich da eher an, aber ich denk', so mit steigender Lebenserfahrung und auch Reifung der Persönlichkeit, ich hätte das so nicht mehr weiter tragen können oder so die Idee dann einfach, diesen normalen Weg zu gehen, Fachärztin zu werden und dann als Oberärztin in der gleichen Struktur immer die gleichen Dinge zu wiederholen und sich diesen äußeren Zwängen so ein Stück weit einzufügen. Das war mir halt nicht vorstellbar.«

Die Gesprächspartnerin macht den Konflikt zwischen dem Sicherheit spendenden engen System in der Klinik und dem Wunsch nach Freiheit und mehr Selbstbestimmung, der aber andererseits auch Angst und Unsicherheit auslöst, in dieser ausführlich wiedergegebenen Äußerung überaus deutlich.

Die Ausbildung beginnt sie aber erst nach »einer Art Lebenskrise«.

»Ich hab' während des Studiums meine Tochter bekommen, hab' also relativ lange studiert, hatte da auch meine Mühen, das Studium auch tatsächlich abschließen zu können, und hab' dann auch relativ lang jetzt gebraucht, bis ich meinen Facharzt hab'. Ich bin jetzt über 40, meine Tochter ist noch nicht volljährig. Dass ich mich jetzt entschieden hab', auch so 'ne Art Neustart zu machen, hängt sicher auch mit meiner Lebenssituation zusammen. Diese Entscheidung so vor drei Jahren, 'ne Krise, in die ich halt reingeraten war, ich musste alles für mich neu ordnen und mir 'ne neue Perspektive auch schaffen im Leben und da war es dann für mich klar, dass die Psychiatrie, so wie sie im Moment einfach in den Kliniken oder meinetwegen auch im ambulanten Bereich durchführbar ist, dass das sicher nicht das ist, was ich machen möchte, dass es die Psychotherapie sein wird, dass ich mir da auch mehr Kompetenzen noch schaffen möchte, ja, und das hat dann eigentlich am Ende relativ logisch darin gemündet, dass ich 'ne psychoanalytische Ausbildung machen wollte.«

Auch die Veränderungen in den äußeren Verhältnissen haben entscheidenden Einfluss darauf, dass die Aufnahme der Ausbildung möglich wird. Sie habe erst über die Erlaubnis des neuen Chefarztes, der ihrer psychoanalytischen Weiterbildung gegenüber aufgeschlossen gewesen sei, die Möglichkeit gehabt, die Lehranalyse zu beginnen und den Dienstbeginn an zwei Tagen zu verschieben. Diese Möglichkeit hätte in der vorherigen Klinik nicht bestanden.

»Ja, ich denk', das sind auch wirklich diese tatsächlichen äußeren Faktoren, die dazukommen, dass man dann nebenher wirklich diese Ausbildung auch macht. Auch grad jetzt kleinere Abteilungspsychiatrien zum Beispiel, da hat man relativ viele Nachtdienste oder auch in der Neurologie, das wär' undenkbar gewesen. Und es war mir ja auch nur möglich im vergangenen Jahr, eben diese Stunden bei meiner Lehranalytikerin zu machen. Es war aber wiederum nicht noch möglich, die Theorie auch gleich anzufangen, das hätt' ich auch nicht geschafft. Ich denke, das ist auch ein Problem, dass man's halt auch wirklich umsetzen kann und ich hab' jetzt die Möglichkeit so mit diesem Facharzt mit dem Zusatztitel, dass ich mich auch niederlassen kann. Wenn das nicht gewesen wäre, die Perspektive und zweitens dann die Flexibilität, die ich dadurch hab', das weiß ich auch nicht, wie ich das tatsächlich verwirklicht hätte.«

Die jetzt in Aussicht stehende Niederlassungsmöglichkeit schafft der Gesprächspartnerin wirtschaftlichen und auch zusätzlich zeitlichen Spielraum, den sie vorher nicht gehabt habe. Andere hätten diesen Spielraum leider nicht, woran auch so manche Ausbildung scheitere:

»Ja, und ich denk' da zum Beispiel an einen Kollegen aus der Psychiatrie, der durchaus, könnte ich mir vorstellen, nach den Gesprächen, die wir hatten, auch aufgeschlossen wäre, eine psychoanalytische Weiterbildung zu beginnen, der hat halt zwei kleine Kinder, meine Tochter ist groß, meine Familienplanung sozusagen abgeschlossen, aber wenn die Lebenssituation einfach entsprechend ist, dass man gefordert wird, dass man halt für eine Familie zu sorgen hat, auch zeitlich natürlich da mehr Zeit aufwenden muss, ich denk', das ist dann eher nicht möglich.«

Die Gesprächspartnerin spart aber auch nicht mit Kritik an der Ausbildung:

»Also ich glaube, was für mich so'n Punkt ist, wo ich denke, wo man viel tun könnte, einfach wie ich es im Moment erlebe, wo ich so am Anfang stehe: Vieles könnte transparenter werden in der Ausbildung. Also ich bin in so 'ner Situation, dass ich mir bestimmte Informationen irgendwie zusammensuchen muss oder von andern Kandidaten erfragen. Sicher, es gibt dann immer doch auch noch mal 'ne Ansprechperson im Institut, ja, an die man sich wenden kann, aber es bleibt alles etwas wenig transparent. Einfach wie die Ausbildung abläuft, womit ich zu rechnen hab'. Ich sag' mal, es ist ja so ein Punkt abzuschätzen, wie lang brauch' ich überhaupt? Das ist natürlich 'ne schwierige Frage, aber ich denk' heutzutage ist einfach das Leben so, dass man da sehr viel mehr Planungssicherheit braucht. Also ich denk', wenn die Ausbildung besser einschätzbar wäre, besser überschaubar, das wäre sehr hilfreich. Auch wie hoch der finanzielle Aufwand von Anfang an wirklich ist, wenn das so ein Stück weit klar wäre, wie lange brauche ich und wie viel wird das kosten, das wäre gut. Es ist ja so ganz klar dann doch nicht. Man kann sich zwar einiges ausrechnen, aber man weiß es am Anfang nicht.«

Hier spricht die Gesprächspartnerin die Rahmenbedingungen der Ausbildung an, die auch für diese Kandidatin zu Beginn nur schwer einschätzbar waren. Ein weiterer Kritikpunkt der Gesprächspartnerin ist der Rückzug der Psychoanalytiker aus Kliniken und der Öffentlichkeit.

»Und ich denke, also ein wichtiges Kriterium ist sicher dieses Sichtbarsein, Greifbarsein, Erfassbarsein von Psychoanalytikern. Also ich erinnere mich, das sind einfach so einzelne Erlebnisse oder Begegnungen, wenn dann mal ein Analytiker auf so Fortbildungen eingeladen war in der Klinik und wenn das dann entsprechend auch interessant war, das berührt dann schon. Also ich denk', es fehlt so ›Öffentlichkeitsarbeit‹. Dass die Psychoanalytiker eben nicht nur in den Kreisen bleiben, in denen sie sich sowieso immer nur bewegen. Wenn da mal von der Seite aus mal 'ne Grenze überschritten wird, da hab' ich so den Eindruck, wenn man zu so einer Veranstaltung hingeht und wenn man das noch nicht so kennt, das hinterlässt einen bleibenden Eindruck.«

Die größte Entdeckung bei der Psychoanalyse sei für sie die »Art zu denken«. »Ich denke in der Psychoanalyse wird einfach mehr gefragt als geantwortet. Ich halte das im wissenschaftlichen Bereich für schwierig oder gefährlich, wenn man zu schnell antworten will, wenn es zu viele Antworten und zu wenige Fragen gibt, wenn ich das mal so einfach ausdrücken darf. Ich denke auch, mein naturwissenschaftliches Verständnis – ich würde mich nach wie vor als naturwissenschaftlich orientiert bezeichnen – geht dahin, dass es eben das Eigentliche ist, verstehen zu wollen und auch Fragen zu stellen und auf Fragen wieder neue Fragen zu entwickeln.« Hier sehe sie einen Gegensatz der Psychoanalyse zur Verhaltenstherapie, bei der es darum gehe, den Patienten direkt und schnell zu behandeln, indem ihm »hilfreiche Strukturen gegeben werden«. Dies mache die Verhaltenstherapie geeigneter für die Klinik. Andererseits seien die Antworten, die die Verhaltenstherapie gebe, nicht ausreichend, um zu »verstehen, wie dieser Patient so geworden« sei, wie er ist.

6.8 Psychoanalyse als Weg der mühevollen Emanzipation aus übermächtigen Bindungen

Narrativ zum Interview mit einer Analytikerin, die ihre psychoanalytische Ausbildung (DPV) zum Zeitpunkt des Interviews bereits abgeschlossen hat.

Das Interview beschreibt das Analytiker-Werden als Auseinandersetzung mit den Primär-objekten in verschiedenen Lebensphasen und akzentuiert dabei die Thematik der Zeit.

Den roten Faden des Gesprächs bildet das Thema Zeit. Als Jugendliche habe sich die Gesprächspartnerin vorgestellt, Musiktherapeutin zu werden. Sie habe als Kind und Jugendliche »exzessiv« Klavier gespielt. Dies sei damals eine Art Therapie für sie gewesen. Die Musik habe ihr ein Containment für ihre »Stimmungen und Gefühle« geboten. Heute sehe sie darin eher eine »Kompensation«. Auch zur Zeit ihrer Berufswahl sei es ihr psychisch nicht gut gegangen. So habe sie bei sich selbst »Depressionen«, »Unglücklichsein« und »Stimmungswechsel« festgestellt. Für sie seien dies damals »unerklärliche Phänomene« gewesen. Um Musiktherapeutin zu werden, hätte sie Musik studieren müssen. Eine Alternative zur Musik sei die Medizin gewesen. Doch vor dem Hintergrund ihres damals geringen Selbstbewusstseins hätte sie sich »niemals getraut«, dies laut zu sagen.

Sie habe nicht die Möglichkeit gehabt, ihre beruflichen Ambitionen »in Ruhe entfalten« zu können. Dies habe daran gelegen, dass ihre Mutter sie frühzeitig gedrängt habe, »selbstständig« zu werden und möglichst schnell eigenes Geld zu verdienen. Es scheint jedoch, dass die Gesprächspartnerin zu diesem Zeitpunkt innerlich noch nicht bereit gewesen war, das Elternhaus zu verlassen, sondern verfrüht von der Mutter in die Selbstständigkeit »entlassen« wurde. Aufgrund der Scheidung vom Vater der Gesprächspartnerin habe die Mutter einen finanziellen Engpass befürchtet. Da die Gesprächspartnerin geglaubt habe, erst einmal ihre Mutter »entlasten« zu müssen, habe sie sich schon vor ihrem Abitur eine Ausbildungsstelle für Beschäftigungstherapie gesichert. Ausschlaggebend sei gewesen, dass man in diesem Beruf, ähnlich wie in der Musik, »kreativ« sein könne. Zwar habe sie auch mit Krankengymnastik geliebäugelt, doch diese Ausbildung sei bereits durch ihre Schwester »besetzt« gewesen, von der sie sich habe abgrenzen wollen.

Da die Gesprächspartnerin schon im Alter von 20 Jahren an Therapie interessiert gewesen sei, habe sie ihre Ausbildung zur Beschäftigungstherapeutin an einer psychiatrischen Klinik absolviert. Damals, Ende der 1970er Jahre, habe die Psychoanalyse noch »hoch im Kurs« gestanden. Ob Krankenschwester oder Assistenzarzt – fast jeder habe damals eine Psychoanalyseausbildung gemacht oder es zumindest vorgehabt. Es sei auch die Zeit der Psychiatrie-Enquete gewesen, im Zuge derer das Kittel-Tragen abgeschafft, die Teamarbeit eingeführt und »systemisch« gedacht worden sei. Dies alles habe sie damals »hautnah« mitbekommen und es habe sie »sehr fasziniert«. Da sie sich zu dieser Zeit noch »zu jung« gefühlt habe, habe sie sich »fest« vorgenommen, in ungefähr zehn Jahren eine Analyse zu machen.

Im Nachhinein betrachtet wäre eine therapeutische Analyse damals jedoch nicht zu früh gewesen – im Gegenteil, ihr sei heute gar nicht wirklich klar, warum sie eine solche damals nicht aufgenommen habe. Von ihren Kollegen in der Psychiatrie hätte sie sich gewünscht, dass jemand einmal freundschaftlich gesagt hätte, »für dich wär's vielleicht auch mal ganz gut«. Vielleicht habe dies aber auch jemand gesagt und sie habe es nicht annehmen können. Sie glaube, dass sie damals »Angst« davor gehabt habe, mit sich selbst »konfrontiert« zu werden.

Nach Abschluss ihrer Ausbildung habe sie weiter in der psychiatrischen Klinik gearbeitet. In dieser Zeit habe sie dort sogar Selbsterfahrungsgruppen geleitet, damit allerdings nach kurzer Zeit wieder aufgehört, da es ihr zu heikel geworden sei. Ein Vierteljahr später, ein Jahr nach dem Ende ihrer Ausbildung, habe sie auch ihre Stelle gekündigt, da sie »Abstand« gebraucht habe. An ihrem letzten Arbeitstag in der Psychiatrie habe sie »Kreislaufstörungen« gehabt, eine »psychosomatische Reaktion«, »ganz heftig«. Und bei dem Kuchen, den sie dem Team zum Abschluss gebacken habe, habe sie den Zucker vergessen.

Gebremst durch Ihre Angst, mit sich selbst konfrontiert zu werden, und noch zu jung, um ihre therapeutischen Ambitionen zu verfolgen, habe sie allerdings erst einmal ihren »starken Kinderwunsch« realisiert. Anschließend habe sie einen Studienplatz für Medizin erhalten. Da ihr langjähriger Freund an einem anderen Ort studiert habe, sei sie im ersten Jahr nach der Geburt ihrer Tochter mit dem Kind alleine gewesen, bis sich Studienplatztauschpartner gefunden hätten, sodass man an einem Ort habe zusammenziehen können. Als das Kind dreieinhalb gewesen sei, habe man geheiratet. Ihr Mann sei heute Anwendungsprogrammierer in einem großen Konzern.

In dieser Lage, mit Kind und bei knappen Finanzen, habe es »Mut« erfordert, ihr Medizinstudium wirklich aufzunehmen. Ein Freund sei dabei hilfreich gewesen, indem er sie immer wieder darauf angesprochen habe. Das Studium zu bewältigen sei in der Tat eine »enorme Belastung« gewesen. Zwischenzeitlich habe sie gedacht, sie schaffe es nicht. Von ihrem Vater, zu dem sie »keine enge Beziehung« habe, habe sie entgegen ihrer Befürchtung finanzielle Unterstützung erhalten, obwohl seine Partnerin dagegen gewesen sei. Zeitweilig habe die Weiterzahlung ihres Bafög auf der Kippe gestanden. Es habe geklappt, weil sie und ihr Mann »durch Dick und Dünn gegangen« seien.

Etwa zum Zeitpunkt ihres dritten Staatsexamens bekam sie ihr zweites Kind. Ein halbes Jahr später habe sie ihre erste Stelle als Ärztin angenommen, eine Halbtagsstelle in der Psychiatrie. Einer älteren Freundin folgend, die für sie »Vorbild oder Mutterersatz« gewesen sei, habe sie dann eine Ausbildung in Gestalttherapie aufgenommen. Nach den auf die Erfüllung externer Anforderungen ausgerichteten Jahren ihres Studiums sei ihre Gestaltausbildung für sie ein »Befreiungsschlag« gewesen, da man im Rahmen dieser Ausbildung so habe sein können, wie man ist. Außerdem habe die blockweise an Wochenenden durchgeführte Ausbildung ihr die Möglichkeit gegeben, sich von zu Hause und von dem mit den häuslichen Pflichten verbundenen Stress »zu entfernen«.

Im Rahmen ihrer Gestalttherapieausbildung habe sie ihre erste Selbsterfahrung in einer Gruppe gemacht. Dabei sei ihr bewusst geworden, dass sie Schwierigkeiten habe, in Gruppen mit ihren Angelegenheiten durchzudringen. Vielmehr neige sie dazu, davon auszugehen, dass es stets um andere gehe und nicht um sie. Dies zu erfahren sei für sie ein »Schlüsselerlebnis« gewesen. Es habe ihr gezeigt, dass sie jemand für sich »alleine« brauche, damit sie sich traue, aus sich herauszukommen.

Mit Anfang 30 Jahren habe sie dann ihre erste Analyse begonnen. Als sie nach drei Jahren die »kleine« Psychotherapieweiterbildung aufgenommen habe, sei die Analyse als Selbsterfahrung im Rahmen der Weiterbildung weitergelaufen, nunmehr von ihr selbst finanziert. Die »große Ausbildung« aufzunehmen habe sie sich zum damaligen Zeitpunkt noch nicht getraut. Es habe auch in ihrem Umfeld niemanden gegeben, der sie diesbezüglich unterstützt hätte. Sie habe auch erst einmal bei anderen beobachten müssen, wie diese es mit der »großen Ausbildung« geschafft hätten.

Besagte Analyse habe sie persönlich »auf jeden Fall vorangebracht«. In dieser Zeit habe sie es auch noch geschafft, eine Doktorarbeit zu schreiben. Allerdings sei das Ende ihrer Analyse weniger gut gewesen. Vorausgegangen seien Verwicklungen mit ihrer Analytikerin, von der sie sich nicht genügend unterstützt gefühlt habe. Deshalb habe sie das Ende ihrer Analyse forciert. Die Verwicklung mit ihrer Analytikerin habe letztlich nicht geklärt werden können. Sie glaube, dass darin »eine Wiederholung ihrer Mutterbeziehung liege, die noch nicht gelöst werden konnte«.

Im Alter von 43 Jahren habe sie dann ihre eigene Praxis gehabt, wodurch sie in die Lage versetzt worden sei, sich die teure analytische Ausbildung leisten zu können. Sechs Jahre später, mit Aufnahme derselben, habe sie die Verwicklungen mit ihrer Analytikerin mit ihrem männlichen Lehranalytiker besprechen können. Die Aufnahme ihrer analytischen Ausbildung habe sie dennoch »viel Mut gekostet«, weil sie um die damit verbundene »Belastung« und das »Risiko« des Scheiterns gewusst habe, zumal die psychoanalytische Ausbildung etwas sei, was man nur »selbst« schaffen könne. Dennoch scheint die Gesprächspartnerin mit Ausbildungsbeginn nach vielen Umwegen und langen Jahren der Hintanstellung eigener Entwürfe endlich dort angekommen zu sein, wo sie hin wollte.

Ihr Ausbildungsinstitut habe sie nach Wohnortnähe ausgesucht. Sie habe sich zwar auch das Programm von zwei weiteren Instituten schicken lassen, doch habe sie das »reichhaltige« Angebot ihres heutigen Instituts »einfach überzeugt«, zumal sie es bereits von ihrer tiefenpsychologischen Psychotherapieweiterbildung her gekannt habe. Außerdem habe es am Institut Kollegen gegeben, die sie schon aus ihrer Psychiatriezeit Ende der 1970er Jahre gekannt habe, was ihr ein »Heimatgefühl« gegeben und eine »Kontinuitätslinie« dargestellt habe. Dass das Institut zur DPV gehört, sei für sie nicht primär wichtig gewesen. Sie befürworte jedoch die vierstündige Analyse – auch wenn die DPV-Ausbildung »noch mal ein Quentchen mehr Mut« erfordert habe, da sie es als eine »Hauptschwierigkeit« der DPV-Ausbildung angesehen habe, Patienten für vierstündige Behandlungen zu finden. Diese Befürchtung habe sich jedoch nicht bewahrheitet. Überhaupt sei es ihr »fast ein bisschen unheimlich«, wie glatt ihre Ausbildung bislang verlaufen sei. So habe sie in kürzester Zeit ihr Vorkolloquium abgelegt und könne, so nichts Unerwartetes geschehe, schon Ende dieses Jahres ihren Abschluss machen.

Heute sei sie »natürlich sehr froh«, dass sie den Schritt zur Analyse gewagt habe. Wenn sie ihre Ausbildung einmal abgeschlossen haben werde, werde sie sicher »stolz« darauf sein, diesen risikoreichen Weg gewagt zu haben – einen Weg, auf dem man sich »selber erst finden« müsse. Die »Gefühlszustände« von »Freude oder Angst oder Aufregung«, durch die man dabei hindurchginge, bedingten allein schon einen »Weg des Reifens«. Dass man dies »in Anwesenheit oder im engen Zusammensein mit seinem Analytiker« intensiv durchleben könne, sei »schon toll« und mache sie »irgendwie glücklich« und »froh«. Es gebe »Sicherheit« und »Selbstvertrauen«. Zugleich sei aber die Angst »immer da«, denn man habe »immer Angst«. Dabei denke sie auch an ihre beiden Kinder, die sich gerade in einer »Schwellensituation« befänden. Auch wenn die Abhängigkeit ihres Befindens sehr damit zusammenhänge, wie es ihren Kindern gehe, glaube sie, die Ungewissheit, wie es mit ihnen weitergehe, »einfach nur aushalten« und zu müssen, auch wenn dies nicht leicht für sie sei.

Das Gespräch resümierend konstatiert die Gesprächspartnerin, dass junge Leute heutzutage eher die verhaltenstherapeutische Ausbildung wählten, da diese »nicht so viel Angst« mache. Dies denke auch ihre Tochter. Möglicherweise müsse für die Aufnahme der analytischen Ausbildung wirklich erst die »erweiterte Adoleszenz« mit ca. 30 Jahren abgeschlossen sein, bevor man anfangen könne, das »intensiv zu reflektieren«. Allerdings beinhalte eine Analyse aus ihrer Sicht auch, dass man »über ganz praktische Dinge spreche – eigentlich fast so, wie man mit Eltern über alles sprechen würde«. Diese Woche habe ihr eine Psychologiestudentin berichtet, ein tiefenpsychologischer Psychotherapeut hätte ihr gesagt, Psychoanalyse sei vielleicht nicht das Richtige für sie, da in einer psychoanalytischen Therapie nicht »intensiv« miteinander gesprochen werde. Dieses Statement habe sie für sehr »bedenklich« gehalten, gerade weil sie glaube, dass für besagte Psychologiestudentin nur eine Analyse infrage komme, da es bei ihr »tatsächlich um die Beziehung und die Verbindung mit ihren Gefühlen« gehe. Es scheint auch die gesamte Entwicklung der Gesprächspartnerin zu beschreiben, dass sie selbst dahin gekommen ist, Beziehung und Gefühle in den Mittelpunkt stellen zu können, statt »äußere« Anforderungen zu erfüllen.

6.9 Voller Zweifel Riesenhürden überwinden und doch zum Ziel kommen

Narrativ zum Interview mit einer DPV-Kandidatin

Das Interview gibt Einblicke in die Schwierigkeiten eines langen Kreiselns um die psychoanalytische Ausbildung. Die Gesprächspartnerin beschreibt einen langen beruflichen Weg mit etlichen Krisen, bis sie endlich am Beginn der Ausbildung zur Psychoanalytikerin angekommen ist. Wie hoch für sie die »Schwelle« zur psychoanalytischen Ausbildung über sehr lange Zeit hinweg war, wird an den vielen beruflichen Bewegungen vor der Bewerbung zur Ausbildung deutlich.

Der Prozess der Berufswahl »reicht sicherlich dahin zurück, dass ich aus einer Familie komme, die eher stark naturwissenschaftlich geprägt ist«, berichtet die Gesprächspartnerin. In der Familie habe es nur wenig Raum für »Emotionalität, Subjektivität, künstlerischer Aktivität und solche Dinge« gegeben. Ihr Beruf als Psychoanalytikerin sei von daher als »eigene gewählte Richtung« zu verstehen. »Sich für diesen Bereich zu interessieren und irgendwelche Ausgleiche zu versuchen, zwischen Leistung und Rationalität auf der einen und Subjektivität und dem Wert von Individualität und Emotionalität« auf der anderen Seite, sei der Versuch, »andere Gleichgewichte zu finden, als ich es aus meiner Herkunftsfamilie kenne«. Sie sei jedoch zunächst in ihrer Berufswahl noch sehr in dieser Familientradition verhaftet gewesen und habe zunächst mit »einem eher naturwissenschaftlichen Hintergrund Städtebau« studiert.

Privat habe sie jedoch viel Umgang mit Psychologie- und Soziologiestudenten gehabt. Durch diese Kontakte sei »ihr Interesse dann einfach noch mal sehr geweckt worden für die Psychologie«. »Ich erinnere ganz eindrücklich, dass ich damals noch als Studentin in einem Traumseminar war, das war für mich eine ganz enorme Entdeckung.« Diese neue Erfahrung wird von der Gesprächspartnerin in einem familiär bisher weniger beachteten Bereich gemacht und ist für sie daher neu. Sie habe dann auch das erste psychoanalytische Buch »in die Hand bekommen«. Da sei »dann die Rede von menschlichen Leidenschaften« gewesen. Sie sei »ganz verblüfft gewesen, dass das Gegenstand ernsthafter Forschung sein kann und das hat mich also sehr, sehr berührt und inspiriert«.

Gleichzeitig zu diesen Entdeckungen ging ihr »diese Berufsperspektive, was den Städtebau anging, verloren«. Zu Beginn des Studiums habe sie »auch ins Ausland gehen« wollen, »Entwicklungshilfe machen und so was. Das hab' ich dann zunehmend kritischer gesehen und mich dann erst von der Entwicklungshilfe abgewendet. Es ging dann so weit, dass ich dann das Studium abgebrochen habe.« Die neuen

Entdeckungen scheinen in dieser Lebensphase eine viel größere Anziehungskraft auf die Gesprächspartnerin gehabt zu haben als die bisher beruflich eingeschlagene Richtung, die eher der familiären Tradition entsprach.

Sie habe dann das Studienfach gewechselt und sei zur Psychologie gekommen. Das sei auch mit einem Studienortswechsel verbunden gewesen. An der Universität habe es ein großes psychoanalytisches Institut gegeben, das »damals noch mit drei Professoren besetzt war, inzwischen ist da nur noch einer«. Die Psychoanalyse habe sie von da an interessiert. Sie habe sie aber damals in ihrer »eigenen Wahrnehmung als ganz schwer zugänglich« erlebt. Psychoanalytische Institute hätten für sie etwas mit einer »Riesenhürde« zu tun gehabt, die sie sich nicht anzugehen getraut habe. »Ja, ich glaub', ich hab' die so idealisiert, dass ich mir gar nicht vorstellen konnte, dazuzugehören.«

Die akademische Psychologie habe ihr aber auch »einfach nicht mehr viel gegeben«. Sie habe die auf die empirische Weise gewonnenen Erkenntnisse als so allgemein empfunden, »dass ich nicht wirklich das Gefühl hatte, dass es für mich da wichtige Erkenntnisse herauszuziehen gibt«. Sie habe ihr Studium dann so organisiert, »dass ich eben nicht sehr viel an der Uni anwesend war, ich hab' viele Praktika gemacht im Strafvollzug und in der Aidshilfe. In einem dieser Praktika sei sie dann »mit dem Psychodrama in Berührung gekommen«. Sie habe schon während ihres Studiums mit einer Ausbildung in Psychodrama anfangen können und nicht erst, wie bei der psychoanalytischen Ausbildung, nach mindestens zwei erfolgreichen Berufsjahren. »Das hat mich auch sehr fasziniert und dann lief das Ganze über all die ganzen Jahre.« Sie habe nach dem Studium dann zunächst in einer Familienberatungsstelle gearbeitet und dort auch gut von ihrer Psychodramaausbildung profitieren können.

Dass die »Schwelle zur Psychoanalyse« für sie immer noch zu hoch war, habe sie auch während einer persönlichen Krise gespürt. Wegen eines sie sehr belastenden familiären Problems habe sie Psychoanalytikerinnen zu Erstgesprächen aufgesucht. Das sei aber »nicht gut verlaufen für mich, also ich hab' da keinen Anknüpfungspunkt finden können«. Nach dieser Erfahrung sei sie an einem Punkt gewesen, an dem sie gedacht habe, »Mensch, wer weiß, vielleicht ist das doch nicht das Richtige für dich. Ja, heute würde ich sagen, sicher so 'ne Mischung gewesen aus, ja, dass ich vielleicht damals mich nicht sehr auf so nahe Beziehung einlassen konnte. Vielleicht, dass das einfach zu schwierig war in gewisser Weise. Und die andere Seite, dass ich auch denke, ja, dass es auch nicht so gut gelaufen ist von der anderen Seite. Also, wie gesagt, das war dann noch mal so'n Erlebnis, warum es vielleicht erst mal wieder nicht auf eine analytische Ausbildung hinausgelaufen ist.«

Sie habe daraufhin mehrmals die Stelle gewechselt und dann in einem Reha-Zentrum als Psychologin gearbeitet. In dieser Einrichtung habe es eine Balintgruppe gegeben, das sei für ihre weitere Entwicklung »entscheidend« gewesen. Sie sei sieben

Jahre in dieser Klinik und auch in dieser Balintgruppe gewesen. In dieser Gruppe habe sie immer wieder erlebt, » wie man immer wieder noch 'ne andere Sicht auf Menschen und auf die Arbeit mit den Menschen bekommen kann «. Der Balintgruppenleiter sei Psychoanalytiker gewesen. Heute sei dieser Analytiker ihr Lehranalytiker.

In einer neuerlichen » starken Lebenskrise «, die sie » als ganz schwere Zeit « erlebt habe, habe sie dann » tatsächlich einfach noch mal 'ne Therapie angefangen. Aber damals noch bei einer Psychodramatherapeutin, die niedergelassen gewesen sei. Hab' dort 'ne Therapie gemacht, ungefähr 150 Stunden, einmal die Woche, so'n Setting war das. « In dieser Zeit habe sie sich auch von ihrem Partner getrennt und sei dann nach einiger Zeit mit ihrem jetzigen Mann zusammengekommen. Die Therapie habe ihr geholfen und in der Folge sei sie auch Mutter geworden. Sie habe dann aufgehört, in der Klinik zu arbeiten, und sich mit Übergangsregelungen und Sonderzulassung in eigener Praxis niedergelassen.

Sie habe aber, trotz der Erfolge der Therapie, deutlich gespürt, » dass ich an gewisse Sachen auch nicht ran gekommen bin in dieser Therapie und dass es dann noch mal so richtig hochkam, dass es eigentlich immer einen Wunsch gegeben hat, da in der Analyse weiterzumachen «. Sie habe dann lange nicht gewusst, ob sie nur eine analytische Therapie machen wolle (» soll das jetzt nur für mich sein, reicht es zu sagen, ich will das für mein Leben? «) oder ob sich im Verlauf der Analyse auch der Wunsch entwickeln würde, selbst analytisch arbeiten zu können. » Und das war dann auch so ein Hin und Her, darf ich 'ne Analyse nur machen, wenn es jetzt diesen Mehrwert hat, dass ich dann beruflich weiterqualifiziert bin, oder auch nur für mich, das hat mich 'ne ganze Weile beschäftigt. « Sie habe in diesem Konflikt ihren Balintgruppenleiter aufgesucht und mit ihm zusammen überlegt, » wo soll das überhaupt hingehen? « » Mehr und mehr « hat es sich so entwickelt, » dass ich das Gefühl hatte, ja, es wird garantiert kommen, wenn ich erst mal nur für mich diesen Weg gehe, dass dann auch dieser Wunsch kommt, selber so arbeiten zu wollen «. Das sei damals » keine leichte Entscheidung « gewesen. Zu dieser Zeit sei sie 40 Jahre gewesen und sie habe sich schon gefragt: » Welches große Projekt kann man jetzt noch starten? « Sie habe gespürt, dass diese Entscheidung eine » Weichenstellung « sein würde. Es sei ihr damals eigentlich ganz gut gegangen, auch als Familie » lief alles in relativ ruhigen Bahnen «, und sie glaube, dass sie gedacht habe, » so, jetzt möchte ich eigentlich noch den alten Traum verwirklichen «.

Die Gesprächspartnerin meint, eine psychoanalytische Ausbildung stelle eine hohe Anforderung dar. Auch für den Partner sei das » erst mal 'ne große Herausforderung, sich damit auseinanderzusetzen. Das war sicher auch erst mal ein Thema von Konkurrenz, wer darf sich jetzt hier was rausnehmen? Es ist ja für die ganze Familie eine erhebliche finanzielle Belastung, diese Ausbildung zu machen. « Sie habe mit ihrem Mann » immer mal überlegt, na ja, wie wird das, ob wir vielleicht versuchen, uns ein

Haus zu kaufen. Solche Pläne, kann ich klar sagen, die lassen sich nicht zusammen verwirklichen mit 'ner analytischen Ausbildung.« Die Entscheidung zur psychoanalytischen Ausbildung habe »gravierende« Folgen, auch finanzieller Art. Die Gesprächspartnerin hält es für »absolut falsch, zu behaupten, die psychoanalytische Ausbildung trägt sich selbst. Das stimmt einfach überhaupt nicht. Es ist eine erhebliche finanzielle Investition.« Sie halte es für unverantwortlich, den interessierten Kandidaten in dieser Beziehung nicht die Wahrheit zu sagen.

Für sie sei die Entscheidung zur Ausbildung »ein Punkt, wo man Wertsetzungen trifft«. Nach ihrer Entscheidung für die Ausbildung fühlte sie sich »wohl damit«. Auch die Diskussionen mit ihrem Mann hätten sie als Paar »weitergebracht«. Trotz all dem, was schwer gewesen sei bei der analytischen Ausbildung, habe »doch auch alles zu so 'ner Art Identitätsbildung oder einer Facette von Identitätsbildung beigetragen«. Sie glaube jetzt, dass es im Nachhinein gut war, auch wenn »es nicht immer leicht war«. Sie meint, dass sich diese Investitionen auszahlen: »Dass manche Dinge, die schwer zu bekommen sind und Opfer brauchen, dass sich das lohnt. Ich glaub', das merk' ich im Moment.« Ihr gefalle der Gedanke, dass es Dinge gibt, »die nicht im Sinne eines Schnupperkurses, wie er heute oft gewünscht wird, einfach so zu bekommen sind«.

Sie mache sich aber auch Sorgen um die Zukunft der Psychoanalyse. Wenn es nur noch eine Hand voll Analytiker in der Ausbildung gebe neben einer so überwältigend großen Mehrheit von Verhaltenstherapeuten, frage sie sich, wie die Zukunft der Psychoanalyse aussehen könne: »Wird man in Zukunft überhaupt noch wissen, was Psychoanalyse ist, oder gar danach fragen?« Sie wisse, dass man Entscheidungen auch »gegen Trends« treffen könne, was sie mit ihrer Entscheidung für eine analytische Ausbildung getan habe, aber sie sei bei dieser negativen Entwicklung doch besorgt. Verhaltenstherapie erscheine gegenüber der komplexen Psychoanalyse »einfach viel griffiger, gerade mit solchen Konzepten wie Gesundheitstrainings«.

Sie sei in ihrer Ausbildung zum Zeitpunkt des Interviews dabei, »die psychoanalytische Gemeinde, um es mal so zu nennen, kennenzulernen« und sich zu orientieren. Sie verfüge einerseits über eine relativ lange Berufserfahrung und werde in der Ausbildung nun mit unterschiedlichen Konzepten konfrontiert. »Ich schaue, was sind meine Erfahrungen, wie ich sie kenne, und was mir als Lehrmeinung begegnet, und dass es eben mehr oder weniger gelingt, diese Dinge zu integrieren.« Sie merke, dass der Prozess der psychoanalytischen Identitätsbildung bei ihr »noch sehr im Entstehen« sei, dazu könne sie noch gar nicht viel sagen. Was das Institut angehe, so versuche sie ihre »Erfahrungen zu machen, wie dogmatisch oder wie offen die sein können«. Offen spricht sie über ihre Schwierigkeiten mit der »vierten Stunde«: »Das mit dieser Vierstündigkeit, da gibt's für mich auch noch viele Fragen. Für meine Lehranalyse kann ich's ganz klar beantworten, dass ich da das Gefühl habe, dass ich unterstützt werde in meiner Entwicklung.« Am Institut sei sie immer noch sehr vorsichtig: »Ich befürchte, dass doch noch viel Anpassung erwartet wird, oder befürchte vielleicht, ich kann's noch nicht so genau sagen, da gibt's noch viele Fragezeichen, das wird sich für mich dann noch zeigen.« Einiges habe ihr schon »viel Spaß« gemacht, die Atmosphäre am Institut finde sie angenehm. »Ich sag's ja immer wieder, es geht um bestimmte Menschen, bestimmte Persönlichkeiten, die Dinge so oder so eben verkörpern, diese Erfahrungen stehen noch aus.« Insgesamt sei sie »sehr froh mit der Entscheidung« für die Ausbildung, dass sie diese in ihrem Alter doch noch begonnen habe. Mit »Zweifeln und Fragen, da denk' ich, da werd' ich mich mit auseinandersetzen und das glaub' ich, kann ich inzwischen auch immer besser. Ich bin sehr froh, das zu machen. Soweit kann ich's erst mal sagen.«

6.10   Immer an der Angst entlang dem fernen Ziel entgegen

Narrativ zum Interview mit einer DPV-Kandidatin

Das Interview zeigt, wie viel Angst eine Ausbildung machen kann, die auf der anderen Seite gegen alle Widerstände doch auch viele Jahre lang angestrebt wird. Beruflich bereits etabliert nimmt die Gesprächspartnerin ihre alte Idee, Ärztin zu werden, nochmals auf und startet einen beeindruckenden Neuanfang, der in der Weiterbildung zur Psychoanalytikerin in der DPV mündet.

Die Gesprächspartnerin, Ausbildungskandidatin der DPV, ist Fachärztin für Psychiatrie und Psychotherapie. Als solche wisse sie nach ihrer ärztlichen Weiterbildung viel von Medikamenten und Akutversorgung, aber der psychotherapeutische Teil der Facharztweiterbildung sei ziemlich »lückenhaft« gewesen. Die Verhaltenstherapie sei die erste Fachrichtung in der Weiterbildung gewesen, bedingt durch die Orientierung des Chefarztes. Der sei ein »verfeindeter Verhaltenstherapeut« und »alter Nervenarzt« gewesen. Die Psychotherapie im Allgemeinen und die Psychoanalyse im Besonderen seien in dieser Weiterbildung sehr »mager« behandelt worden. Psychoanalyse habe in diesem Landeskrankenhaus »keinen Wert« dargestellt, es sei argumentiert worden, einzig Verhaltenstherapie sei mit Studien belegt. Von dieser Meinung habe sie sich »auch zunächst beeinflussen lassen«.

Zur Facharztweiterbildung habe auch die verhaltenstherapeutische Gruppenselbsterfahrung gehört, die »hat was angestoßen, aber blieb an der Oberfläche«. Diese Selbsterfahrung habe sie »nicht so gut erlebt«. Insgesamt habe sie 75 Doppelstunden in der Gruppe, oft an Wochenenden, absolviert. Sechs Kolleginnen hätten daran teilgenommen, alle kamen aus einem Krankenhaus und seien dort auch als Ärzte in

Weiterbildung gewesen. Der Charakter sei eher der einer Lehrveranstaltung gewesen. Es sei dabei auch viel Theorie vermittelt worden und man habe gemeinsam Entspannungsübungen durchgeführt. In dieser Selbsterfahrung sei vieles »nicht zur Sprache gekommen«, es sei »nicht so ehrlich« zugegangen. Da man sich als Arbeitskolleginnen gut gekannt habe, habe man sich »keine Steine in den Weg legen« wollen, deshalb sei »vieles nicht angesprochen« worden: »Wir haben sehr viel Rücksicht aufeinander genommen.« Trotz des zunehmenden Vertrauens in der Gruppe hätte sie sich »sehr zurückgehalten« und man habe sich »gegenseitig geschont«.

Diese Facharztweiterbildung sei ihr »nicht genug« gewesen und habe ihr insgesamt »überhaupt nicht gefallen«. Anschließend habe sie sich sogleich »noch mal um eine qualifizierte Ausbildung bemüht«. Zunächst habe sie auf der Suche nach Weiterbildungsmöglichkeiten auch überlegt, ob sie nur einzelne Scheine für die Anerkennung der Ausbildung bei der Kassenärztlichen Vereinigung mache. In diesem Zusammenhang habe sie auch einen Kollegen gefragt, ob er jemanden kenne, der Auskunft über mögliche Weiterbildungen geben könnte. Der Kollege habe seinen ehemaligen Chefarzt empfohlen, bei dem sie daraufhin ein Beratungsgespräch vereinbart habe. Viel später sei dieser Analytiker ihr Lehranalytiker im Rahmen ihrer Weiterbildung zur Psychoanalytikerin geworden.

Sie habe dann beruflich in ein »analysefreundliches Krankenhaus« gewechselt, auf eine psychosomatische Station, und sich um die Zulassung zur Ausbildung bei einem DPV-Institut beworben, weil es das für ihre Region »nahe gelegene« gewesen sei. Nach ihrer Bewerbung habe sie einem Kollegen hiervon erzählt. Dieser habe ihr berichtet, dass er sich auch einmal beworben habe, aber abgelehnt worden sei. »Dann hab' ich mitbekommen, dass man abgelehnt werden kann und dann habe ich natürlich panische Angst bekommen.« »Aber da hatte ich mich schon beworben und dann wollte ich natürlich auch keinen Rückzieher mehr machen.« Es sei ja auch ihre »große Prüfungsangst«, wegen der sie sich für Analyse interessiere, »um das einfach zu hinterfragen«. Sie habe dann versucht, das Bewerbungsverfahren »durchzustehen«, habe diese Prozedur aber »schon als sehr belastend ... erlebt«. In den Gesprächen habe sie das Gefühl gehabt, »dass die mich auch ablehnen«. Es sei dann »zwar nicht so einfach gewesen« und »ganz ordentlich zur Sache gegangen«, aber sie sei »letztendlich angenommen worden«. Sie sei »wahrscheinlich schon mit dem Gefühl nicht genommen zu werden« hingegangen, weil der Kollege, den sie »als sehr nett und gut und auch als fachkompetent« erlebt habe, auch abgelehnt worden sei. »Und dann dacht' ich: jetzt komm' ich und will, dass die mich aufnehmen? Von dem Moment an war die Prüfungsangst riesig groß und das merkt man natürlich auch, wenn ich mich vorstelle.« Sie sei dann »mit Bewunderung« aus dieser »Prüfung« gegangen, »dass die Psychoanalytiker so was können, einen genau das fragen, wovor man Angst hat und man vorher denkt, hoffentlich fragen die einen das nicht«. Sie habe nach dem Bewerbungsgespräch gedacht: »Das kann alles nix werden.« Die unerwartete Zulassung zur Ausbildung habe sie »dann riesig gefreut«, sie habe selbst nicht daran geglaubt, »aufgenommen zu werden«.

In ihrem »ersten Leben« habe sie nach dem Abitur Biologie studiert. Dieses Studium habe gut zu ihren Leistungskursen gepasst und »mehr« habe sie sich in beruflicher Hinsicht damals »nicht zugetraut«. Ihr Traumberuf sei jedoch »schon lange Ärztin gewesen.« »Ja, immer schon, von Kindesbeinen schon bevor ich lesen konnte, hab' ich mich mit medizinischen Büchern und Anatomie-Atlanten befasst und das steckte irgendwie so drin, obwohl es überhaupt nicht von meinen Eltern kommt«, die ganz andere Berufe ausübten. Ihren Traumberuf habe sie nach dem Abitur »aus den Augen verloren«, indem sie zunächst Biologie studierte, weil sie gedacht habe, »das ist machbar, das kriege ich hin, wenn ich mich nicht traue Medizin zu studieren«.

Das Biologiestudium habe sie mit einer »guten Note und ohne Verzögerung« abgeschlossen. Dieser Abschluss habe ihr gezeigt, »dass ich doch was leisten kann«, was sie ermutigt habe. Sehr bald habe sie einen »Bürojob in einem Umweltamt bekommen und ökologischen Landbau geplant«. Diesen Job habe sie einige Jahre gemacht. Ihr medizinisches Interesse habe sie aber »nie verloren«, sodass sie sich für eine Ausbildung zum Heilpraktiker beworben habe. Zwei Jahre lang habe sie »neben dem Beruf Akupunktur und Homöopathie gelernt«.

Mit 30 Jahren habe sie noch einmal »so einen Schub bekommen«, sie habe sich gesagt, »du musst jetzt noch Medizin studieren, sonst wirst du nicht froh«. Sie habe aber große Angst gehabt, sich »beim Medizinertest zu blamieren«, und sie sei sehr froh gewesen, als sie erfahren habe, dass sie den »als Zweitstudienbewerberin gar nicht zu machen brauche«. Das Medizinstudium habe sie mit der Idee begonnen, Internistin zu werden. In der Inneren Medizin habe sie dann erlebt, dass man als Ärztin auf diesen Stationen nur »kurze Kontakte« mit den Patienten hat und dass man »nur das Lebensnotwendigste machen« kann. In der Inneren Medizin gehe es »wegen der schweren und lebensbedrohlichen Erkrankungen auch häufig um Depressionen«, »da kann man da aber nix machen, man hat keine Zeit für die Patienten«. Durch Kurse in Psychosomatik und Psychotherapie sei sie dann davon »abgekommen«, Internistin werden zu wollen. In der Psychosomatik habe man »doch noch etwas mehr Zeit für die Patienten«. Sie habe nach dieser Erfahrung »komplett umgepolt« und schon den Arzt im Praktikum in der Neurologie gemacht.

Dass sie »offen gewesen« sei für diese Entwicklung in Richtung der Psychosomatik, liege auch an eigenen guten Erfahrungen. Sie habe seit der Jugend wegen der »speziellen familiären Problematik« selbst psychische Schwierigkeiten gehabt und im Verlauf ihres Studiums deswegen eine Therapie begonnen. Sie habe ihre Problematik vorher einige Jahre mit sich »rumgetragen, man schämt sich ja dann auch«. Dieser erste Therapeut sei Psychoanalytiker gewesen, was sie damals aber nicht bewusst ausgewählt habe. Die eigenen guten Erfahrungen in dieser ersten Therapie seien »prägend« für sie gewesen und hätten ihre »Entscheidung, selbst so etwas beruflich zu machen, sicher mit beeinflusst«.

Zu Beginn ihrer psychoanalytischen Weiterbildung habe sie die klare Struktur in den theoretischen Veranstaltungen etwas vermisst. Da sie auch Kontakte zu anderen Kandidaten habe, habe sie in dieser Zeit erfahren, dass die DPG-Ausbildung eher nach einem Ausbildungskatalog ausgerichtet sei, was sie sich damals »auch gewünscht« habe. Die DPG-Ausbildung wirke »verschulter, das wollte ich aber zu Beginn«. Zu Ausbildungsbeginn habe sie das Gefühl gehabt, »keine Ahnung zu haben, worum es ging«, die anderen Ausbildungskandidaten seien alle schon »weiter [gewesen], die hatten schon Ahnung und zum Teil auch wissenschaftliche Ausbildungen«. Auch ihr Umgang mit Patienten in Diagnostik und Therapie sei für sie als psychiatrisch ausgebildete Ärztin »ganz anders« gewesen, so habe sie sich in der analytischen Weiterbildung »völlig umorientieren« müssen. Andererseits lerne sie auch viel Neues: zum Beispiel das »Szenische Verstehen, das find ich total klasse«. Durch die Weiterbildung habe sie auch gelernt, auf sich zu achten, auf ihre Gegenübertragung, »das hab' ich ja in der Psychiatrie nie gemacht«. Sie finde es aber noch schwierig, ihren »eigenen Stil zu finden«, weniger aktiv zu sein und den Patienten einerseits »über Verlegenheit hinweghelfen«, ohne gleichzeitig direkt einzudringen und das Gespräch zu strukturieren. Sie sei aber »neugierig«, wolle dies lernen und erhalte »heute wichtige Infos über Patienten, auch wenn der nicht spricht«. Diesen veränderten Umgang mit den Patienten erlebe sie als »große Bereicherung. Seitdem gefällt mir die Arbeit auch noch besser.«

An der DPV-Ausbildung gefalle ihr sehr gut, dass die Theorieveranstaltungen und die Lehranalyse räumlich »weit getrennt« seien. Das biete einen »ganz anderen Schutz«, anders als sie das aus der vorangegangenen verhaltenstherapeutischen Selbsterfahrungsgruppe kenne. Das »non-reporting System« der DPV sei aber kein Grund gewesen, sich dort zu bewerben. »Was die DPV war, hab' ich erst hinterher erfahren. Das fand ich gut, denn sonst hätte ich nicht den Mut gehabt, mich zu bewerben.«

Mut braucht die Gesprächspartnerin auch für das bevorstehende Vorkolloquium. Diese Prüfung sei für sie »auch sehr angstbesetzt«. »Mein erster Kontakt am Institut war, dass mir jemand erzählte, er wäre zweimal durchs Vorkolloquium gefallen. Das scheint bei uns öfter zu passieren, ich hatte nur mit Leuten zu tun, die Schwierigkeiten hatten. Das war für mich als ängstlicher Mensch ganz schlimm.«

Eine Schwierigkeit der Ausbildung in der DPV sieht sie auch darin, dass es zwischen den Instituten Differenzen bei den Ausbildungen gäbe. Die »Angebote in der Theorie und die Informationen über Ausbildungsrichtlinien« seien von Ort zu Ort unterschiedlich. Fragen wie: »Braucht man das klinische Jahr zum Vorkolloquium? Darf man als Psychologe seine Ausbildungsbehandlungen auch außerhalb der Ambulanz-

Räumlichkeiten durchführen?« würden in verschiedenen Städten anders gehandhabt. Zur Lösung dieser Probleme haben die Kandidaten an ihrem Institut kürzlich einen »Kandidatenstammtisch gegründet«, damit Informationen über die Ausbildung ausgetauscht, und neue Kandidaten »eingeweiht« werden können. Auch auf den bundesweiten Tagungen spreche sie immer mit Kandidaten aus anderen Instituten, um zu erfahren, wie die Ausbildung dort organisiert ist.

Mit ihrer Ausbildung sei sie insgesamt »ganz zufrieden«. Rückblickend hätte sie mit der Ausbildung »lieber eher an[ge]fangen«. Andererseits brauche man auch »persönliche Reife, um die Stabilität in der Ausbildung aufrechtzuerhalten«. Ein Vorteil der späten Ausbildung sei auch, dass sie diese mit ihrem »Gehalt aus eigenen Kräften« finanzieren könne. Das gelinge den jüngeren Ausbildungskandidaten »oft nicht so gut«. Gut für sie sei auch, dass sie sich von dieser Ausbildung nicht habe »abschrecken lassen, obwohl es nicht immer leicht war, vielleicht hätte ich das früher nicht so gekonnt«. Bei der Vorstellung von Fällen in Seminaren habe sie die Lehranalytiker als »sehr streng« erlebt. Sie habe sich als »Außenseiter gefühlt«, so als könne nur sie das nicht. Das sei »starker Tobak« gewesen und habe sie »sehr verletzt«. Den Vorschlag, dass man schon nach dem Vorkolloquium außerordentliches Mitglied in der DPV werden könnte, würde sie sehr begrüßen: »Meine Entscheidung für die DPV ist gefallen, da muss ich nicht überlegen, ob ich das wirklich will.« Die DPV komme ihr ein »bisschen zugeknöpft vor an manchen Stellen. Sie kommt mir elitär vor, lässt keinen rein, so erscheint das ja auch in der Öffentlichkeit. Man kann natürlich auch sagen, man will nur die, die auch durchhalten, und nicht die, die bald wieder aufgeben. Nur die ganz Mutigen, nicht die, die es nur mal versuchen wollen.« Sie denke, dass ihre »Bindung zur DPV« durch eine außerordentliche Mitgliedschaft nach dem Vorkolloquium gestärkt würde. Für »jemanden, der Angst hat, rauszufliegen, wäre eine frühere Mitgliedschaft gut«. Ihre Ängste wären so gemildert worden. Es sähe aktuell zwar nicht so aus, dass ihre Ausbildung gefährdet sei, »aber die Angst, rauszufliegen, hab' ich trotzdem«. Sehr beängstigend finde sie auch das Kolloquium zum Ende der Ausbildung: »Da ist ja wohl auch jemand durchgefallen bei der letzten Tagung«, was sie sichtlich schockiert berichtet. An ihr eigenes Kolloquium denke sie »mit Grausen«. Sie finde es »ganz schlimm, wenn man die Endausscheidung nach so einer Ausbildung nicht schafft«. Aber man könne es vorher nicht wissen, wie es ausgehe, und das sei »sehr verunsichernd«.

7 Fünf Kristallisationsprozesse auf dem Weg zum Psychotherapeuten

Den Weg zum Beruf des Psychotherapeuten, das haben die geführten Interviews gezeigt, gibt es nicht. Jeder Psychotherapeut durchläuft seine ganz individuelle Entwicklung hin zu diesem Beruf und damit einen einzigartigen Entwicklungsprozess. Solche Berufsfindungsprozesse sind hochkomplexe Entwicklungen, die äußerst vielgestaltig verlaufen und sich über viele Jahre zum Teil über Jahrzehnte hinweg entwickeln. Wir wollen an dieser Stelle – trotz aller Unterschiede in den individuellen Verläufen – den Versuch unternehmen, aus der Gesamtheit der 58 Interviews einige gemeinsame strukturelle Merkmale aufzuzeigen. Wir wollen die entscheidenden Wendepunkte auf dem Weg zum Psychotherapeuten zu einem prototypischen Verlauf zusammenfassen, um sie so genauer beleuchten zu können.

Die exemplarisch ausgewählten Narrative haben gezeigt, dass es wohl kaum einen Psychotherapeuten gibt, der zu seinem Beruf gekommen ist, indem er nach dem Abitur den spontanen Entschluss gefasst hat: »Ich will jetzt Psychotherapeut werden!« Diese Entscheidung bedarf vielmehr einer langen Vorbereitung. Erst muss, manchmal sogar auf dem zweiten Bildungsweg, das Abitur erworben werden, um studieren zu können. Um sich für ein Medizin- oder Psychologiestudium bewerben zu können, braucht man zudem einen sehr guten Schulabschluss oder muss entsprechend lange warten. Anschließend muss der anspruchsvolle Studiengang erfolgreich bewältigt und abgeschlossen worden sein, um in der Folge eine Facharztweiterbildung oder eine mindestens fünfjährige, berufsbegleitende Ausbildung zum Psychologischen Psychotherapeuten zu absolvieren. Manchmal schließt sich die Aus- bzw. Weiterbildung zum Psychoanalytiker oder zum Verhaltenstherapeuten auch erst an Aus- bzw. Weiterbildungen in einer anderen psychotherapeutischen Richtung an. Mit der Aufnahme einer psychotherapeutischen Aus- bzw. Weiterbildung ist der Prozess, Psychotherapeut zu werden, jedoch noch nicht abgeschlossen. So stellt sich anschließend die Frage, ob man dabei bleibt oder ob man seine Entscheidung für die Aus- bzw. Weiterbildung zum Psychotherapeuten noch einmal revidiert. Bleibt man dabei, so geht es um die Bildung einer individuellen beruflichen Identität als Psychotherapeut. Streng genommen handelt es sich bei der Berufsfindung bzw. der Entwicklung einer beruflichen Identität als Psychotherapeut um einen Prozess, der das gesamte Bildungs- und Berufsleben hindurch andauert und nie endgültig abgeschlossen ist.

Psychotherapeut, das zeigt unsere Untersuchung, wird man offenbar nur, wenn dieser berufliche Weg bereits in der Jugendzeit und in der Zeit als junger Erwachsener in einer gewissen Weise vorgebahnt worden ist. Bevor im jugendlichen Alter zumeist zum ersten Mal der bewusste Gedanke aufkommt, einen therapeutischen Beruf zu ergreifen, hat es in der Regel eine Reihe von »Präkonzeptionen« gegeben, die sich häufig bis in die Kindheit des Betreffenden zurückverfolgen lassen. Nach dem ersten Aufkommen solcher Gedanken, Fantasien und Wünsche in der Kindheit verschwinden sie in der Latenzzeit für mehr oder weniger lange Zeit wieder, um erst viel später erneut aufzutauchen. Danach werden diese Ideen dann aber in aller Regel auch nicht sogleich zielgerichtet verfolgt, sondern es kommt oft zu einem typischen »Kreiseln« um das spätere Berufsziel, oft in Gestalt von mehr oder weniger langwierigen Umwegen.

Diese Entwicklung soll anhand von fünf zusammenfassenden »Kristallisations- prozessen« entlang der Zeitschiene überindividuell beschrieben werden. Beim Begriff »Kristallisationsprozess« handelt es sich um ein Zitat eines Gesprächspartners, der seine berufliche Entwicklung in der Form beschrieb, dass sich der Beruf des Psy- choanalytikers für ihn langsam und über Jahre »herauskristallisiert« habe. Diese Formulierung haben wir aufgegriffen, weil sie die von uns beobachteten Entwick- lungen treffend erfasst: »Kristallisationsprozess« beschreibt die Neuanordnung von Elementen, die von einer beweglichen in eine feste Form übergehen. Ausgehend vom ursprünglichen Keim der Berufsidee können die Kristallisationsprozesse der Berufs- findung als Gestaltbildungsprozesse im Sinne der Sander'schen Aktualgenese (Sander 1962) verstanden werden. Dabei lässt sich die Bildung der Gesamtgestalt in mehreren Entwicklungsschritten über einen langen Zeitraum hinweg beobachten. Die von uns im Folgenden beschriebenen Phänomene tauchen in nahezu allen Interviews auf und werden von den Gesprächspartnern als besonders bedeutsam benannt.

Wenn wir im Folgenden die von uns beschriebenen Phänomene aus darstellungs- technischen Gründen in auf das Wesentliche reduzierter Form präsentieren, so muss immer auch mitbedacht werden, dass dies eine Vereinfachung bedeutet, die zwar dem besseren Verständnis überindividueller Verläufe der Berufswahl dient, aber die Einzigartigkeit des Einzelfalles keinesfalls infrage stellt. Auch laufen die Kristallisa- tionsprozesse nicht in einem so strengen Nacheinander ab, wie es hier den Anschein haben mag. In der Realität sind sie zumeist zeitlich ineinander verschoben und mit- einander verflochten. Zum Schutze der Anonymität unserer Interviewpartner sind wir mit wörtlichen Zitaten aus den über 1.500 Seiten Interviewmaterial sehr sparsam umgegangen und haben die hier zur Veranschaulichung verwendeten Zitate zum Schutz der Gesprächspartner auch aktiv verschlüsselt (siehe auch Kapitel 5.2) und in dieser Veröffentlichung, anders als in unserer Dissertation, nicht mit Interviewkennzahlen, die eine Zuordnung der Zitate zu den Interviews erlauben würden, versehen.

7.1 Erster Kristallisationsprozess: »Helfen« als Lösungsversuch der Adoleszenzkrise unter Wiederanknüpfung an frühe Präkonzeptionen

Nach den kindlichen Traumberufen wie »Zirkusdirektor« oder »Detektivin« entwickeln sich in der Jugendzeit erste Überlegungen zur eigenen beruflichen Zukunft. Deshalb wenden wir uns dieser Entwicklungsphase als erstem Kristallisationsprozess zu.

Die Adoleszenz ist eine Zeit der Veränderung, des Umbruchs und des Übergangs. In der Regel wird diese Zeit von den Jugendlichen als sehr verunsichernd erlebt, da sich unter dem Triebschub der Pubertät die alten Strukturen der Kindheit auflösen und neue erst entwickelt werden müssen. Eine Gesprächspartnerin begann schon in der Jugend »über die Welt und das Sein« nachzudenken. Sie habe »in der Pubertät« angefangen, über sich nachzudenken, »wie das so ist, wie das Verhältnis zur Gesellschaft ist und wie das mit dem Zusammenleben in einer Gesellschaft ist, wie ein Staat funktioniert und wie die Familie als Keimzelle eines Staates funktioniert, wie man irgendwie Gerechtigkeitsprobleme, Verteilungsprobleme löst. Was für Motivationen dahinterstecken, wie das im Umgang mit Macht ist usw.« Viele der Gesprächspartner beschreiben ein besonderes Interesse für gesellschaftliche Entwicklungen in ihrer Jugend und zeigen eine hohe Sensibilität in der Wahrnehmung dieser Phänomene.

Fast durchgängig bedeutet die Literatur für die späteren Psychotherapeuten eine gerne und oft gesuchte Orientierung für die drängenden Fragen und die wahrgenommenen Probleme bei sich selbst und anderen. Bücher spielen in der Adoleszenz unserer Gesprächspartner daher eine besondere Rolle. Sie berichten, über das Lesen Neues für sich entdeckt und Antworten auf drängende Fragen gefunden zu haben. Eine Gesprächspartnerin erklärt in diesem Zusammenhang, dass ihr Leben damals auch gekennzeichnet gewesen ist durch ein »Hangeln von Buch zu Buch«. So sei sie damals ihren Fragen nachgegangen: »Wenn ich eine Idee gut fand, habe ich weiter nach dem Autor gesucht oder ich guckte ins Literaturverzeichnis und suchte mir irgendwie das nächste Buch.« Dabei habe sie auch Erich Fromm entdeckt und über diesen Freud und Jung. Sie habe sich in der Jugend viele Bücher nach ihren Interessen zugelegt und gelesen, »so kam eins zum anderen«.

Eine andere Gesprächspartnerin hat in dieser Zeit auch das erste psychoanalytische Buch »in die Hand bekommen«. Da sei »dann die Rede von menschlichen Leidenschaften« gewesen. Sie sei »ganz verblüfft gewesen, dass das Gegenstand ernsthafter Forschung sein kann«, was sie »sehr berührt und inspiriert« habe.

Eine weitere Gesprächspartnerin hat im Alter von 13 Jahren ihren Vater aufgrund einer Krankheit verloren. Seinen Werten folgend las sie mit 15 Jahren Dostojewski und entwickelte ein besonderes Interesse an Philosophie, das bis heute anhält. Ohne den Verlust des Vaters wäre sie ein »normales pubertierendes Mädchen« gewesen. Hier wird spürbar, dass die Literatur auch eine Bewältigungsform für traumatische Ereignisse darstellen kann. Je nach individueller Konstitution und Vorbereitung in der Latenzzeit kann allerdings auch die innere Entwicklung für einen pubertierenden Menschen zu erheblichen Schwierigkeiten führen.

Manche Gesprächspartner haben in der Schule philosophische Literatur oder erste psychoanalytische Texte gelesen. Einige stoßen bei ihrer Suche auch auf Texte von Freud und sind »verblüfft, dass man so denken kann«. Eine Gesprächspartnerin entdeckte in dieser Zeit psychotherapeutische Literatur und fand sie »rasend spannend«, es habe sie »einfach so weggezogen«. Bei solcher Lektüre habe sie »die Zeit vergessen«, Freuds Texte finde sie »faszinierend und fesselnd«. Viele der späteren Psychotherapeuten haben sich in der Schule besonders für die geisteswissenschaftlichen Fächer Psychologie, Pädagogik, Philosophie, Deutsch, Geschichte und Sozialwissenschaften interessiert.

Ein weiterer wichtiger Aspekt dieses ersten Kristallisationsprozess ist die schwierige und konfliktreiche Ablösung von den Eltern, die meist mit einer Hinwendung zu »Gruppen« außerhalb der Familie, wie zum Beispiel Jugendgruppen, kirchlichen Gruppen, politischen Gruppierungen oder anderen Initiativen einhergeht. Eine Gesprächspartnerin hat zum Beispiel ihr »Abitur auf dem zweiten Bildungsweg« gemacht und hierbei eine Gruppe von Freunden gefunden, die ihr sehr wichtig geworden seien. Diese Freunde hätten nach dem Abitur Medizin studieren wollen. Da sie »gerne mit dieser Gruppe weiter zusammen sein wollte und es der Notendurchschnitt erlaubte«, habe sie sich dieser Gruppe angeschlossen und ebenfalls Medizin studiert.

Die späteren Psychotherapeuten engagieren sich oft schon früh in sozialen Projekten und sind politisch aktiv. Sie setzen sich »für eine bessere Gesellschaft« ein und damit natürlich auch für sich selbst, ohne dass ihnen das zu dieser Zeit schon bewusst wäre.

In ihrer Jugend stellten die Gesprächspartner auch erste konkretere Überlegungen an, wohin die berufliche Reise gehen soll. Dabei greifen sie überwiegend auf ihre jeweiligen, oft bis in die frühe Kindheit zurückzuverfolgenden beruflichen »Präkonzeptionen« zurück, die während der Latenzzeit anscheinend verschüttet waren. Daher ist den Gesprächspartnern dieses Wiederaufgreifen seinerzeit in der Regel nicht als solches bewusst gewesen. Ein solches Bewusstsein ist im Normalfall erst im Nachhinein entstanden, zum Beispiel unter dem Einfluss der eigenen Lehranalyse.

Bis dahin haben sich die Gesprächspartner überwiegend in dem Glauben befunden, ihre berufliche Ausrichtung habe sich erst in ihrer Adoleszenz entwickelt. Besagte Präkonzeptionen haben etwas mit früheren Beziehungserfahrungen zu tun. Eine Interviewpartnerin bringt die Bedeutung früher Beziehungserfahrungen anhand eines Beispiels aus einem anderen Bereich auf den Punkt: Sie habe sich im Rahmen ihrer Diplomarbeit zum Abschluss ihres Psychologiestudiums damit beschäftigt, unter welchen Bedingungen es gelingen könne, dass ein Straftäter nach Verbüßung seiner Strafe nicht mehr rückfällig werde. Sie habe herausgefunden, dass es aktuell für den Straftäter eine positiv wirkende Beziehung geben und dass er sich auch darauf stützen können sollte, dass es in seiner frühen Kindheit zumindest ein »gutes Objekt« gegeben hat. In analoger Weise kann man sich auch die berufliche Entwicklung vorstellen. In der frühen Kindheit wird ein Keim gesetzt, der etwas mit Beziehung im weitesten Sinne zu tun hat. Mit einer solchen Erfahrung ist der Grund gelegt, dass man sich später als Psychotherapeut weiter mit »Beziehung« beschäftigt.

Allerdings wurden entsprechende frühkindliche Beziehungserfahrungen unserer Gesprächspartner in den meisten Interviews nicht direkt thematisiert, zumal wir auch in unserer Gesprächsführung darauf bedacht waren, kein »klinisches« Gespräch zu führen, für das natürlich außerhalb eines psychotherapeutischen Settings kein Mandat besteht. Dennoch ist der Schluss auf die Existenz solcher frühkindlichen Objektbeziehungserfahrungen als Grundlage durch das Material hinreichend bestätigt.

Der spätere beruflich relevante »Wunsch zu helfen« entspringt oft einer »schwierigen Beziehung« zu den primären Objekten, das heißt zu den frühen Bezugspersonen bzw. den Eltern. In den meisten Fällen geht es um das mütterliche Primärobjekt: »Meine Mutter war sehr vorbelastet mit Depressionen ... also ich denke, dass das ein Antrieb war, die Vorstellung, o. k., wenn ich mich in der Psychologie und Psychotherapie auskenne, kann ich meine Mutter besser verstehen und ihr vielleicht auch helfen. Das sage ich aber jetzt nach den Jahren Lehranalyse.« Eine andere Gesprächspartnerin beschreibt ihre Mutter als das »Leiden in Person«. Als Kind habe sie geglaubt, dies sei ihre »Schuld«. Erst als sie als Erwachsene eine therapeutische Analyse gemacht habe, habe sie erkannt, dass es auch andere Sichtweisen auf die Wirklichkeit gebe.

Hat man selbst Eltern, die Psychotherapeuten sind und daher aus Sicht ihrer Kinder nicht wie eine »reale Person« auftreten, sondern »Diagnosen« und »Deutungen« nur so »verschleudern«, dann kann der »Selbstbehauptungswille« den Beginn des Berufswunsches markieren: »Ich hab' manchmal gedacht, ich hab' diese Ausbildung nur gemacht, um mich wehren zu können. Jetzt denke ich, jetzt können sie es mit mir nicht mehr machen. Es ist halt schwierig, wenn Eltern einerseits Eltern sind und dann noch so 'ne deutende Rolle einnehmen. Ich hab' das ja nie so genau kapiert, was da abläuft. Aber jetzt mit meiner Ausbildung, jetzt können sie es mit mir nicht mehr machen«.

Die frühe Beziehungserfahrung kann auch stark durch Erfahrungen in Gruppen bestimmt sein: In einem ausgeprägt politischen Elternhaus mit Postachtundsechziger-Atmosphäre oder in einem Elternhaus, das Teil einer sehr engen religiösen Gemeinschaft ist, in der ein Kind von Anfang an Gemeinschaftsaufgaben übertragen bekommt, ist es sehr schwer, sich zu individuieren. Diese frühen Erfahrungen können als Präkonzeption für einen Beruf, der selbst sehr an der Gruppe ausgerichtet ist, angesehen werden, was insbesondere im Instituts- und Fachgesellschaftsleben deutlich wird. Insbesondere die Ausbildung bei der DPV wird von solchen Interessenten an der psychoanalytischen Ausbildung gesucht, die den Wunsch haben, zu einer »besonderen« Gruppe zu gehören.

Frühe Erfahrungen, die in der späteren Berufswahl wieder aufkeimen, können auch darin bestehen, dass im Umfeld etwas Merkwürdiges erscheint: »Ich hab' mir als Kind immer vorgestellt, ich würd' so gern mal das beschreiben können, was in diesem Raum passiert zwischen zwei Menschen, wie die sich unterhalten, da muss doch was passieren, das musst du doch irgendwie beschreiben können, was passiert da eigentlich? Damit war ich total beschäftigt und irgendwie find' ich das nicht so weit weg von der Arbeit, die ich jetzt mache. Wenn man sich überlegt, was passiert eigentlich in der Übertragung, Gegenübertragung oder was bildet sich da grad' für 'ne Szene, was gibt's eigentlich jenseits der Worte und was hör' ich da eigentlich und wie versteh' ich das jetzt?«

Oft fragten sich die Gesprächspartner nicht nur, was ihnen in ihrem Umfeld merkwürdig vorkommt, sondern auch bei ihnen selbst: »Ich war eigentlich immer ziemlich mitten drin und hab' mich trotzdem immer völlig draußen gefühlt. Und ich war auch immer wieder mal ziemlich depressiv als Kind. So mit sechs, sieben Jahren gab's Zeiten, da war ich sehr zurückgezogen, sehr verschlossen, hab' auch niemanden an mich rangelassen bzw. meine Eltern waren dann auch eher so, dass sie von mir Normalität abverlangt haben. So was Depressives konnten die gar nicht brauchen. Dann war ich halt immer das seltsame Mädchen.« Die Erfahrung grundsätzlichen Anders-Seins kann so die spätere Berufswahl beeinflussen: »Ich dachte, mit mir stimmt was nicht, und ich möchte kapieren, was mit mir nicht stimmt. Deswegen hab' ich mich für Psychologie interessiert.«

Ob im Umfeld oder bei einem selbst etwas nicht stimmt – in der Regel gibt es Grund genug für Nachforschungen: »Also es fing vielleicht so an, dass mein Berufswunsch Detektivin war und ich wollte den Sachen immer auf den Grund gehen, um das verständlich zu machen. Und so begann es weiter, dass ich immer wahnsinnig gerne Menschen beobachtet habe und wie sie miteinander sind und mir so meine eigenen Gedanken gemacht habe.« Die Gesprächspartnerin schwärmte als Kind für Agatha Christie und Sherlock Holmes und hat begeistert Krimis gelesen. Außerdem habe sie einen »Detektivkoffer« gehabt. Biografischer Hintergrund waren hier die getrennt lebenden Eltern, sie verbrachte ein Drittel der Woche bei der Mutter, ein Drittel beim Vater und ein Drittel bei der Oma. Alle drei hätten »radikal getrennte Welten« verkörpert und stets über die anderen beiden »hergezogen«.

Die kindliche Nachforschung mag auch darin motiviert sein, dass man vor dem Hintergrund einer symbiotischen Mutterbeziehung »helfen« möchte: Die Eltern trennen sich, als die Gesprächspartnerin ein Jahr alt ist. Bis zum Alter von 14 Jahren lebt sie allein mit der Mutter. Die Mutter ist Heilpraktikerin und weiht ihre Tochter in ihre Arbeit mit ihren Patienten sowie in all ihre persönlichen Nöte ein. Ihr erster kindlicher Berufswunsch sei »Marktfrau« gewesen, was möglicherweise als Fantasie, eine omnipotente Versorgerin und Helferin zu sein, verstanden werden kann. So wird in den Interviews deutlich, dass das »Heilen und Forschen« bei vielen Ausbildungskandidaten schon lange eine bedeutende Rolle spielt, bevor viel später der hierzu passende Beruf gesucht und gefunden wird.

Zusammenfassend sind es vor allem die folgenden familiären Konstellationen, die in der Kindheit unserer Gesprächspartner zu finden waren, und die das »Heilen und Forschen« motiviert haben: früher Verlust eines Elternteils aufgrund von Krankheit, Tod oder Trennung der Eltern; zwar vorhandener, aber nicht präsenter Vater; destruktiv ausgetragene und scheinbar unlösbare Beziehungskonflikte der Eltern; transgenerationale Weitergabe von Traumatisierungen, insbesondere aus der Zeit des Nationalsozialismus; die Unmöglichkeit, in der Familie über Affekte zu sprechen; die Vereinnahmung der Kinder durch die Eltern als Container eigener Probleme bzw. als Partnerersatz – hauptsächlich durch dominante und teilweise psychisch schwer kranke Mütter; generell undurchsichtige Familienverhältnisse und die Verwischung der Generationsgrenzen; »Familiengeheimnisse« etc. In den Interviews wurde sehr eindrücklich deutlich, wie sehr sich einige unserer Gesprächspartner bemüht haben, von der Kindheit bis in die Lehranalyse hinein, ungetrennte Verhältnisse zu einem Elternteil oder beiden Eltern zu überwinden.

Es sind aber nicht nur problematische Erfahrungen aus der eigenen Kindheit, welche die Berufsfindung der späteren Psychotherapeuten angeregt haben. Häufig sind es auch grundlegend gute Erfahrungen, welche die Kindheit prägten: Das Lebensgefühl der Kindheit einer Gesprächspartnerin sei eines von »wahnsinniger Freiheit« gewesen, einfach machen zu können, was sie wollte, ohne dass »der Lebensraum wie in der Stadt durch Autos etc. eingeengt« gewesen sei. Die Welt ihrer Kindheit sei für sie ein »riesiger Abenteuerspielplatz« und eine »wunderschöne Entfaltungsmöglichkeit« gewesen. Solcherlei Erfahrungen können im späteren psychotherapeutischen Berufsleben ein genügend großes Gefühl von Sicherheit geben.

Bei einer anderen Gesprächspartnerin reicht der Prozess der Berufswahl »sicherlich dahin zurück«, dass sie aus einer Familie komme, »die eher stark naturwissenschaftlich geprägt ist«. In der Familie habe es nur wenig Raum für »Emotionalität, Subjektivität, künstlerische Aktivität und solche Dinge« gegeben. Ihr Beruf als Psychoanalytikerin sei von daher als »eigene gewählte Richtung« zu verstehen. Sich für diesen Bereich zu interessieren bedeute, »andere Gleichgewichte zu finden« »zwischen Leistung und Rationalität auf der einen und Subjektivität und dem Wert von Individualität und Emotionalität auf der anderen Seite«.

Die der Aus- oder Weiterbildung zum Psychotherapeuten vorausgehende Studienwahl ist bei den Gesprächspartnern oft dadurch geprägt, dass man sich in der Wahl seines Studienfaches identifikatorisch an ein Primärobjekt anlehnt oder dass man gegenidentifikatorisch eine Wahl trifft, die dem Primärobjekt nicht gefällt. Eine Gesprächspartnerin, deren Eltern Mediziner sind, die sich erhofften, die Tochter würde es ihnen gleichtun, studierte zunächst Landschaftsplanung. Für einen anderen Gesprächspartner hatte die Psychologie den »Reiz des Verbotenen«: »Mein Vater hat immer gesagt, bis auf Psychologie kannst du alles studieren.« Wer Psychologie studiere, habe »einen an der Klatsche« – dies habe der Vater bei seinem Sohn nicht sehen wollen. Manche Eltern, so berichteten einige Gesprächspartner, hätten das Interesse des Sohnes oder der Tochter an Psychologie als Vorwurf an die eigene Adresse empfunden. Die Mutter einer anderen Gesprächspartnerin hingegen ist Heilpraktikerin und hatte keine umfassende und abgeschlossene psychotherapeutische Ausbildung, sondern lediglich »psychologische Zusatzausbildungen« wie zum Beispiel NLP. Mit der Wahl des Faches Psychologie, das eine anschließende psychotherapeutische Ausbildung ermöglicht, schlug die Gesprächspartnerin einen Weg ein, welcher der Mutter verwehrt geblieben ist.

Auch wenn in der Adoleszenz ein erstes, oftmals starkes Interesse für Psychologie, Psychotherapie oder sogar für die Psychoanalyse geweckt ist und die Studienwahl bereits eine Voraussetzung für eine entsprechende Ausbildung schafft, ist es für die späteren Psychotherapeuten in der Regel zunächst noch kaum vorstellbar, selbst Psychoanalytiker zu werden. Von den Gesprächspartnern wird die Psychoanalyse zu dieser Zeit zumeist noch als etwas »zu Großes«, »Undurchschaubares« und »viel zu Kompliziertes« angesehen, »geheimnisumwittert« wie »ein kafkaeskes Schloss, in Sichtweite auf einem Berg aber für einen selbst unerreichbar«. »Es lagen Welten zwischen mir und der Psychoanalyse.« Die Psychoanalyse hat eine andere Gesprächspartnerin schon stark interessiert. Allerdings habe sie diese zugleich auch »als ganz schwer zugänglich« erlebt. Psychoanalytische Institute hätten für sie etwas mit einer »Riesenhürde« zu tun gehabt, die sie sich nicht anzugehen getraut habe: »Ja, ich glaub' ich hab' die so idealisiert, dass ich mir gar nicht vorstellen konnte, dazuzugehören.«

Eine Gesprächspartnerin hat als Jugendliche Erich Fromm gelesen und sich »für die Entwicklung des Menschen« interessiert. Für sie sei die Psychoanalyse lange etwas weit Entferntes gewesen, mit »so ein[em] Touch des Exklusiven, schwer einschätzbar, auch was Okkultes«. Lange Zeit habe sie sich »überhaupt nicht vorstellen« können, dass die Psychoanalyse sie betreffe. In weiter Ferne gebe es da etwas, das sie auch schon lange interessiere, das sie anziehe, das aber »nicht so transparent« sei und das sie deswegen auch lange Zeit nicht habe mit sich in Verbindung bringen können. Der Weg zum Beruf des Psychoanalytikers erscheint in der adoleszenten Lebensphase den meisten als zu schwer und als zu weit. Ein solch »geheimnisvolles« Projekt ist vielen noch zu groß. Es ist davon auszugehen, dass es für die allermeisten jungen, an Psychoanalyse interessierten Erwachsenen auch dabei bleibt. Ihr manchmal sogar leidenschaftliches Interesse für die Psychoanalyse mündet in der Regel erst dann in eine entsprechende berufliche Entwicklung, wenn weitere begünstigende Momente hinzukommen.

Die Verhaltenstherapie hingegen scheint eine besser »erreichbare« berufliche Perspektive zu bieten. Spätere Verhaltenstherapeuten gehen oft bereits während ihres Studiums davon aus, dass Verhaltenstherapie gut zu erlernen sei und mit einem überschaubaren Einsatz von »Energie, Zeit und Geld« zum eigenen Beruf werden könne. Sie erscheint im Gegensatz zur Psychoanalyse in keiner Weise als »geheimnisvoll«, weshalb sie auch als weniger ängstigend wahrgenommen wird. Keiner unserer Gesprächspartner ist ein leidenschaftlicher Verfechter der Verhaltenstherapie, wobei die Verhaltenstherapie als eine psychotherapeutische Schule, der man sich anschließen kann, in der beruflichen Biografie von Psychotherapeuten in der Regel erst später auftaucht als die Psychoanalyse, frühestens während des Studiums. Dies hängt sicherlich damit zusammen, dass die Psychoanalyse ein wesentlich »schillerndes« Image hat, das zudem durch Sigmund Freud als Gründervater sehr personalisiert ist.

7.2 Zweiter Kristallisationsprozess: Erste Weichenstellung durch persönliche Beziehungen

Im weiteren Verlauf ihrer beruflichen Entwicklung tauchen für die Gesprächspartner in aller Regel der Psychotherapie zugeneigte Objekte auf, die ihre Entwicklung zum Beruf des Psychotherapeuten entscheidend beeinflussen.

In fast allen Interviews mit angehenden und bereits ausgebildeten Psychotherapeuten haben wir von mindestens einer Person erfahren, die entweder selbst Psychotherapeut, Verhaltenstherapeut oder Psychoanalytiker oder zumindest der Professionen sehr zugeneigt ist. Diese Person findet sich meistens im näheren privaten oder beruflichen Umfeld der angehenden Psychotherapeuten. Dieses psychotherapie- oder psychoanalyseaffine »Objekt« kann zum Beispiel die Mutter einer Freundin, ein Lehrer oder ein Freund der Eltern sein. In jedem Fall ist es ein beeindruckender persönlicher Kontakt, der die weitere berufliche Entwicklung stark beeinflusst.

Eine Gesprächspartnerin hat während ihres Politikstudiums schon recht »schnell gemerkt«, dass dieses für sie »nicht das Richtige« sei und dann eine Studienberatung aufgesucht. Der Psychologe in der Beratungsstelle habe nach einer als sehr gut erlebten Beratung geäußert, »dass das meiste von dem, was ich machen wollte, eher zu einem Psychologiestudium passen würde«. Diese Erfahrung wirkt wie ein Initialerlebnis für ihre weitere berufliche Entwicklung. Sie habe sich »das dann überlegt und festgestellt, dass Psychologie mich immer fasziniert hat.« Begonnen habe die heutige berufliche Orientierung eines anderen Gesprächspartners, als er, damals 18-jährig und im Begriff ein BWL-Studium zu beginnen, während eines Urlaubs zufällig die Bekanntschaft mit einer Psychoanalytikerin gemacht habe. Über Psychoanalyse habe er »bis dato nichts gewusst«, obwohl die Psychoanalyse für ihn »irgendwie so ein magischer Begriff gewesen« sei. Er sei von den bereitwilligen Erzählungen der Analytikerin über ihren Beruf »sehr fasziniert« gewesen, »von dieser Haltung und auch von ihr als Persönlichkeit«. Von der Psychoanalytikerin habe er Literaturempfehlungen bekommen, die Bücher habe er direkt gelesen. Von dieser Art zu denken sei er sehr angetan gewesen. Insgeheim scheint er sich eine andere, ihn mehr erfüllende Tätigkeit zu wünschen. Er habe sich gedacht: »So einen Lebensentwurf würde ich auch gerne haben.« Der Lebensentwurf seiner »Zufallsbekanntschaft« zeigt dem Gesprächspartner, der sehr offen, frisch und lebendig davon erzählt, eine alternative Lebensform, die im Gegensatz zu den Erwartungen der Familie steht.

Häufig sind es auch Dozenten an der Universität, die für die Psychoanalyse begeistern: »Und dann gab's so ein Seminar und da bin ich irgendwie durch Zufall reingestolpert und dann war der Dozent, der war Analytiker und wir haben dann einen psychoanalytischen Artikel gelesen und ich dachte immer, man, das gibt's nicht, das ist ja total interessant, genau so macht es für mich Sinn. Das war so ein Aha-Erlebnis.« Bei dem Dozenten habe sich hohe Fachkompetenz mit Unkompliziertheit verbunden. Der habe »auch herzlich lachen können«, das habe ihn »zutiefst menschlich und sympathisch« gemacht. Eine Psychologin hat nach dem Studium mehrmals die Arbeitsstelle gewechselt und dann in einem Reha-Zentrum gearbeitet. In dieser Einrichtung habe es eine Balintgruppe gegeben, berichtet sie, was für ihre weitere Entwicklung »entscheidend« gewesen sei. Sie sei sieben Jahre in dieser Klinik und in dieser Balint-Gruppe gewesen. Dort habe sie immer wieder erlebt, »wie man immer wieder noch 'ne andere Sicht auf Menschen und auf die Arbeit mit den Menschen bekommen kann«. Der Balintgruppenleiter sei Psychoanalytiker und Lehranalytiker gewesen. Heute mache sie ihre Ausbildung an dem Institut, dem der Psychoanalytiker angehört.

Im Studium ist eine andere Gesprächspartnerin erstmals in Kontakt mit der Psychoanalyse gekommen. Sie sei an der Universität tiefenpsychologisch und analytisch orientierten Dozenten begegnet, die »faszinierend« auf sie gewirkt hätten, obwohl deren Angebote am verhaltenstherapeutisch orientierten Studienort »absolut exotisch« gewesen seien. Diese Erfahrungen damals hätten sie »unheimlich bewegt«. Sie habe diesen ersten Kontakt mit der Psychoanalyse wie eine Offenbarung erlebt: »Also es war so, als ginge da eine Türe auf in eine Welt, die ich vorher nicht kannte.«

Besonderen Eindruck macht es, wenn das »gute Objekt« ein angesehener Professor oder eine Professorin ist. Eine Gesprächspartnerin »schwärmt« noch heute von ihrer Professorin. Sie sei eine »wirklich sehr charismatische und beeindruckende Frau«. Insbesondere die vielseitige Biografie der Professorin, die auch einmal Verhaltenstherapeutin gewesen sei, beeindrucke sie sehr. Sie sei »ein Symbol dafür, dass man sehr wohl zwei Theorien schätzen kann. So hat sie's zumindest vermittelt. Sie hat das nie gegeneinander ausgespielt oder gesagt, das eine ist gut, das andere ist schlecht. Ich hatte eher das Gefühl, dass sie unglaublich davon profitiert, dass sie beide Verfahren kennt.« Das eigene Hin-und-Hergerissen-Sein zwischen den Schulen wird durch die Professorin für die Gesprächspartnerin aushaltbar, das »gute Objekt« kann ihr einen Umgang in diesem Konflikt vermitteln.

Vor wichtigen Fragen und in »schwierigen Zeiten« hat eine weitere Gesprächspartnerin das Gespräch mit der Mutter einer ehemaligen Schulfreundin gesucht, die Psychoanalytikerin ist und ihr eine Stelle für ein Praktikum vermittelt hat. Diese Frau sei für sie, auch bei späteren Entscheidungen, »einfach Ratgeber und Vorbild« gewesen, offenbar etwas, was die Gesprächspartnerin bei solch schweren Entscheidungen wie dem Studienwechsel oder dem Beginn der psychoanalytischen Ausbildung sucht und braucht. Als erfahrenes Vorbild hilft sie der Gesprächspartnerin, die Angst vor dem nächsten Schritt in den Beruf zu überwinden.

Das psychoanalyseaffine Objekt ist eines, das im Identitätskonflikt zwischen den Wünschen des an der Psychoanalyse interessierten jungen Menschen und den an ihn gerichteten elterlichen bzw. gesellschaftlichen Ansprüchen eine vermittelnde Rolle einnimmt. Als »genügend gutes Objekt« (Winnicott 1985) hilft es solchen spätadoleszenten Menschen einerseits, die eigene Identität zu entwickeln, und andererseits, den gesellschaftlichen Forderungen zu entsprechen. Ohne persönlichen Kontakt zu einem solchen Objekt bleibt alle Theorie grau. In dieser Begegnung konkretisieren sich die Vorstellungen und Wünsche an diesem Beruf. Dass sie schließlich eine Ausbildung als Psychoanalytikerin begonnen habe, habe auch damit zu tun, dass sie »Kontakt zu Psychoanalytikern« hatte, dass sie »wirklich Menschen kennengelernt habe, die das machen«. Prädestiniert für einen solchen Kontakt ist der Arbeitsplatz: »Ich hatte dann in der Klinik Kolleginnen, die Psychoanalytikerinnen waren, das hat es für mich greifbarer, persönlicher, fassbarer gemacht oder auch erleichtert, das auch auf mich zu beziehen, dass so eine Ausbildung für mich überhaupt infrage kommt. Dass ich erkennen konnte, dass das Menschen sind, so wie ich, hat meinen Entschluss zur Ausbildung möglich gemacht.«

In solchen Kontakten konkretisiert sich die »schwer einschätzbare Analyse«, sodass sich eine »Nähe« zu ihr einstellen kann. Eine Gesprächspartnerin ist über die Gruppenselbsterfahrung im Rahmen ihrer Facharztausbildung zur Psychoanalyse gekommen: »Das war sicher ein ganz entscheidender Faktor.« Über ihre Selbsterfahrung wurde ihr »spürbar, was Psychoanalyse ist«, und dass dieser Beruf auch etwas für sie sein könnte. So sei für sie eine »andere Perspektive« entstanden: »Es war für mich schon ein Erlebnis, zu sehen, dass es auch wirkt, dass da auch wirklich was passiert und dass es Auswirkungen auf mich hat, das fand ich faszinierend.« Von der weit entfernten »Theorie, die die Dinge schön erklärt«, die aber scheinbar nichts mit ihr zu tun habe, führe es »dann auch tatsächlich ins Persönliche rein«.

So ist das »gute Objekt« oft auch der erste eigene Psychotherapeut. Als Jugendliche oder junge Erwachsene sind die späteren Psychotherapeuten in persönlichen Krisensituationen einer eigenen Psychotherapie gegenüber aufgeschlossen. Sie suchen demnach in Krisensituationen die Hilfe eines Psychotherapeuten, häufig ohne zu wissen, ob es ein Verhaltenstherapeut oder ein Psychoanalytiker ist, an den sie sich wenden. Wird diese erste Erfahrung mit der Psychotherapie positiv bewertet, entsteht über diese Identifizierung eine stärkere Affinität zum Beruf des Psychotherapeuten und oft bereits auch zu der Schule, der der Psychotherapeut angehört: »Und da hab' ich sozusagen das Verfahren am eigenen Leibe erlebt und gemerkt, wie hilfreich das ist und auch an mir selber gemerkt, wie es wirklich um innere Konflikte geht. Das, was also theoretisch in den Büchern steht, hab' ich dann an mir selber wiederentdeckt und hab' auch gemerkt, dass, wenn man diese Konflikte bearbeitet, dann auch die Symptomatik nachlässt und es mir wesentlich besser ging, also das war so der stärkende Zugang.« Es muss jedoch keine Analytische Psychotherapie sein, wie in diesem Beispiel, es kann auch eine Tiefenpsychologisch fundierte Psychotherapie sein, die neugierig auf die Psychoanalyse macht, wie dies bei einem anderen Gesprächspartner der Fall ist. Während seiner Therapie habe sich alles »strukturiert«, sodass sich Zusammenhänge zwischen seinen »heftigen Gefühlen« und der Realität hergestellt hätten, wodurch er wieder »Orientierung« und »Lebenssinn« gewonnen habe.

Für einen Gesprächspartner, der aus dem Bereich der »Humanistischen Psychologie kommt und bereits als Tiefenpsychologe ausgebildet ist, wird ein Gruppenanalytiker analytisch ausgedrückt zum »Übergangsobjekt«: Der Gruppenanalytiker habe ihm eine Brücke zur Psychoanalyse gebaut, indem er ihn, trotz seiner anderen fachlichen Herkunft, nicht so »herablassend« behandelt habe, wie er es bei anderen Analytikern erlebt habe.

Ein anderer Gesprächspartner hat im Rahmen eines »Heimprojekts« eine angehende Analytikerin als Supervisorin kennengelernt. Durch sie sei die Psychoanalyse für ihn etwas »total Faszinierendes« geworden.

Manchmal braucht es mehr als die Identifizierung mit einem analytischen Vorbild. Einige Gesprächspartner suchen immer wieder den Rat und die Ermutigung durch ältere Analytiker, die auch um ihre Einschätzung gebeten werden. Obwohl die Entscheidung zur Ausbildung eine ganz individuelle ist, braucht es bei einigen Gesprächspartnern einen »Anstoß« durch ihre jeweiligen Vorbilder, um die Ausbildung zu beginnen. Eine solche »Schlüsselsituation« schildert ein Gesprächspartner so: Er sei seinerzeit über den Erwerb einer weiteren Zusatzqualifikation in Kontakt mit einer Psychoanalytikerin gewesen, die er sehr schätze. In einer geselligen Situation sei er mit dieser Kollegin auch auf die Psychoanalyse zu sprechen gekommen. »Sie sagte in einer Randbemerkung, Herr X., was Ihnen noch fehlt, ist 'ne Analyse. Und das war der Startschuss zur Analyse für mich und da hab' ich gesagt, die Frau hat einfach recht.« Der Schlüssel zur Ausbildung war damit gefunden: »Ich brauchte die Erlaubnis von jemandem, den ich sehr achte. Also die Frau Y., das ist für mich so eine Person.« Dieser Moment sei zwar durch seine persönliche Geschichte vorbereitet gewesen, aber er habe diese Bemerkung wie einen »Auslöser« für den Verlauf seines weiteren Lebenswegs erlebt.

In einer gruppenanalytischen Selbsterfahrung, die sie im Rahmen ihrer Facharztausbildung machen musste, entdeckt eine weitere Gesprächspartnerin in der Therapeutin erstmals eine Mutterfigur, die »nicht chronisch überlastet schien«, wie sie es von der eigenen Mutter kannte: »Die war ja auch jemand, der beruflich sehr aktiv war und trotzdem Haus und Kinder hatte und dabei fröhlich und guter Dinge war, ganz anders als meine Mutter. Ich glaube, dass solche Figuren, wie diese Therapeutin, auch 'ne große Rolle spielen, um ihnen nachzueifern.«

In der Biografie unserer verhaltenstherapeutischen Gesprächspartner ist das »gute Objekt« ein Mensch, der den Weg zur Psychotherapie weist und in diesem Sinne zum Beispiel den Anstoß für ein Psychologiestudium gibt. Eine spätere Verhaltenstherapeutin wollte eigentlich BWL studieren. Sie berichtet, der Kontakt mit einer engen Freundin habe dann aber dazu geführt, dass sie sich entschieden habe, Psychologie zu studieren, was die Freundin schon vor ihr begonnen habe. Sie habe sich dann später für eine verhaltenstherapeutische Ausbildung entschieden.

Die hier vorgestellten Begegnungen mit ihren jeweiligen »guten Objekten« lassen die Bedeutung, die sich hieraus für den Berufsweg der späteren Psychotherapeuten, Verhaltenstherapeuten oder Psychoanalytikern ergibt, offensichtlich werden. Ohne eine solche Möglichkeit zur Identifikation mit dem Beruf durch eine individuelle positive Erfahrung, auch im Zusammenhang mit eigenen persönlichen Krisen, scheint eine Hinwendung zu einem so schwierigen Beruf kaum möglich zu sein. Um so schwerer wiegt es, wie die Ergebnisse aus dem DPPT-Projekt gezeigt haben, dass es immer weniger Psychoanalytiker an Universitäten und in Einrichtungen gibt, mit denen die künftigen Psychotherapeuten in Kontakt kommen können. Dies trägt sicherlich dazu bei, dass die Zahl der künftigen Psychotherapeuten, die sich für die Psychoanalyse als ihre Schule entscheiden, rückläufig ist.

7.3 Dritter Kristallisationsprozess: Umwegiges Kreiseln um die »verrückte« Idee, Psychotherapeut zu werden

Da die psychotherapeutische Aus- bzw. Weiterbildung postgradual durchgeführt wird, geht es für die späteren Psychotherapeuten zunächst einmal darum, einen Einstieg in die eigene berufliche Laufbahn über die Auswahl ihres Studienfaches zu finden. Die späteren Psychotherapeuten haben in der Regel nach ihrem Abitur Psychologie oder Medizin studiert. Es gibt jedoch auch solche, die aus einer ganz anderen Richtung kommen, wie zum Beispiel eine Gesprächspartnerin, die nach dem Abitur erst einmal für ein Jahr ins Ausland gegangen ist. Wahrscheinlich auch durch dieses Erlebnis motiviert, habe sie anschließend Lateinamerikanismus und Politik studiert. Sie stellt fest, dass »es gar nicht so den Punkt gibt«, an dem sie sich »entschieden habe«, Psychoanalytikerin zu werden. Das sei ein »langsamer« und auch sehr vorsichtig vorangetriebener Prozess gewesen, in dessen Verlauf sie »immer klarer« ihre berufliche Richtung gefunden habe – und »schlussendlich hat es ja dann auch gepasst«. So hat sich der Weg zur Psychoanalytikerin über einige »Umwege« vollzogen, die aber offenbar notwendig waren, um sich an die psychoanalytische Ausbildung heranzuwagen. Für gewöhnlich lässt sich die Art und Weise, wie derartige Umwege beschritten werden, auch als ein »Kreiseln« um die Idee, Psychotherapeut zu werden, beschreiben. Bedenkt man zudem, wie schwer das psychotherapeutische »Geschäft« ist, so lässt sich dem Beschreiten dieses Weges auch ein Stück »Verrücktheit« attestieren, wie es eine Gesprächspartnerin ausdrückt. Noch »verrückter« klingt es in den Ohren mancher Zeitgenossen, wenn man den Aufwand der psychoanalytischen Aus- bzw. Weiterbildung berücksichtigt.

Die Psychologen sind während des Studiums oft damit konfrontiert, dass das Studium so ganz anders ist, als man erwartet oder gehofft hatte. Sie müssen sich dann auf die zumeist naturwissenschaftliche Ausrichtung des Studiums einstellen, vor deren Hintergrund die Psychoanalyse »sehr polemisch und kritisch, als nicht wissenschaftlich betrachtet« wird. Psychoanalyse habe an den Universitäten in der Regel »keine Bedeutung« mehr, wird oft geäußert. Die Darstellung der Psychoanalyse wird zwar manchmal als »etwas ungerecht« empfunden, führt aber nach Einschätzung vieler Gesprächspartner dennoch dazu, den Studenten die Psychoanalyse zu »verderben«.

Eine andere Psychologin fühlt sich im Psychologiestudium wie »ins Wasser gefallen«, denn sie habe nicht gewusst, dass es so »methodisch« geprägt sei. »Enttäuscht« sei sie von der naturwissenschaftlichen Ausrichtung des Faches gewesen, habe sich aber gesagt, dass sie dann wenigstens darin eine fundierte Ausbildung bekomme. Sie habe »dann trotz alledem gedacht, o.k. sei's drum, mit dem Studium werde ich Psychologin. Ich hatte mich dann auch erkundigt und wusste, Humanmediziner und Psychologen, die können dann letztendlich die Ausbildung, die Weiterbildung zur

Psychoanalyse, Psychotherapie machen.« Sie sei 25 gewesen, als sie angefangen habe, zu studieren, und ihr sei klar geworden: »Also auch wenn das so ein Schreckgespenst gewesen ist, die Methodik und man kriegt im Studium gar nichts von Psychotherapie mit, da hab' ich gedacht, ich hab' dann den Abschluss und werde dann gucken, dass ich zu einem entsprechenden Ausbildungsinstitut komme.«

Nach einem abgebrochenen Studium sucht ein anderer Gesprächspartner einen Beruf in »Richtung sozialer Bereich«. Die Psychologie habe sich deshalb als Studium für ihn angeboten. Mit »analytischen Vorstellungen« von Psychologie habe er an der Universität angefangen. Schon im ersten Semester sei er dann aber aufgeklärt worden, dass diese Vorstellungen »nicht mehr zeitgemäß und nicht belegt« seien. Er habe abwertend zu hören bekommen: »An der Uni kommt es auf ganz andere Sachen an.« Man habe ihm zu verstehen gegeben, »wir werden euch das schon zeigen, aus den Kinderschuhen werdet ihr bald rauskommen, das werdet ihr ablegen«. Stattdessen habe ein Professor, der nur am Computer gesessen habe, behauptet, die fünf entscheidenden Persönlichkeitsmerkmale entdeckt zu haben. Das sei ihm »komisch vorgekommen«. Eine eigene Analyse habe ihn aber gegen diesen Druck der akademischen Psychologie »imprägniert«, sodass er seine Art, analytisch zu denken, im Verlauf des Studiums nicht aufgegeben habe. Trotzdem konnte sich dieser Gesprächspartner damals noch nicht vorstellen, selbst Analytiker zu werden: Die »Früchte hingen zu hoch, das war zu weit weg, zu umfangreich und zu unüberschaubar«. An eine Ausbildung zum Psychoanalytiker habe er sich damals »gar nicht rangewagt«. Wenn er sich damals mit der Psyche beschäftigt habe, habe er »nur die Hälfte kapiert« und häufig gedacht, »da komme ich nicht dran, das ist zu hoch«. Er habe sich diesen Weg »einfach nicht zugetraut«.

Neben dem Psychologiestudium ist das Medizinstudium der andere Zugang zum Beruf des Psychotherapeuten, neben dem Studium der Pädagogik bzw. Sozialpädagogik bei Kinder- und Jugendlichenpsychotherapeuten. Als späterer ärztlicher Psychotherapeut ist man zunächst mit der Organmedizin konfrontiert. An ihrem ersten Arbeitsplatz, einer neurologischen Klinik, ist eine Gesprächspartnerin bald »sehr unzufrieden geworden«. Sie habe nur noch eine »Einordnung in Krankheitsbilder und Schädigungen« vorgenommen und »überhaupt nicht helfen können. Die einzigen, die etwas bewirken konnten, waren die Physiotherapeuten.« Sie habe als Ärztin »nicht hilfreich« sein können, »wirksam waren nur die Medikamente. Das kam mir völlig sinnlos vor, was ich da machte.« Aus ihrer Unzufriedenheit heraus habe sie zunächst überlegt, der Neurologie abzuschwören und vielleicht doch Allgemeinmedizinerin zu werden. Für ihre Facharztausbildung in Neurologie habe sie dann auch ein Jahr Psychiatrie absolvieren müssen. »Glücklicherweise« sei sie in dieser Zeit auch auf das Buch *Irren ist menschlich* gestoßen: »Das gefiel mir gut, das ist toll, die Patienten verstehen und für ihre persönliche Situation ein Auge haben, das ist bestimmt gut.«

Offenbar hat diese andere Denkweise bei ihr einen Bereich berührt, der in ihrem Beruf bisher wenig Beachtung gefunden hatte. Mehrere Ärzte machen die Erfahrung, dass die Medizin »schematisch durchorganisiert ist«, dass medikamentöse Therapie »streng nach Leitlinien« geschehe, dass »alles Individuelle« »wegrationalisiert« werde. Die medizinische Therapie sei »ein sehr grobes Muster, das über alle drübergestülpt wird«. Eine »persönliche Beziehung zwischen Arzt und Patient ist leider da eher noch weniger möglich«. Eine Gesprächspartnerin leidet unter einem Mangel an »Persönlichem« und wird in ihrem Beruf darüber »sehr unglücklich«.

In dieser Lebensphase konkurrieren auch andere Projekte mit der Idee, Psychotherapeut zu werden, wie zum Beispiel eine Facharztweiterbildung, die Übernahme von Leitungsfunktionen in Institutionen, eine Forscherkarriere, eine Niederlassung, der Wunsch ins Ausland zu gehen, Familiengründung, Hausbau etc. Bei einigen der späteren Psychotherapeuten führte der Weg zunächst auch in eine ganz andere Richtung, zum Beispiel zu einer mehrjährigen Verpflichtung bei der Bundeswehr.

Nach dem Studium konkurriert die Ausbildung bei einer Gesprächspartnerin mit einer »in Erwägung gezogenen Forscherkarriere«. Die Forschung für ihre Diplomarbeit habe ihr sehr gut gefallen und so habe sie gehofft, diese Richtung auch fortsetzen zu können. »Ich habe eigentlich gedacht, ich könnte in der Forschung bleiben.« Die angestrebte Promotion bricht sie dann aber ab: »Ich habe gemerkt, es interessiert mich doch nicht so, dass ich dafür noch Zeit opfern würde, ich bin voll ausgelastet mit der Ausbildung. Ich musste zugeben, dass ich kein Megaforscher werde, woraufhin ich auch die Stelle gekürzt bekommen habe und jetzt auch weggehe von der Uni. Im Moment ist es einfach alles viel zu viel«. Die konkurrierenden Unternehmungen stehen in ständigem Konflikt mit der noch nicht ausgereiften Idee, Psychoanalytiker zu werden – und umgekehrt.

Einige Gesprächspartner warten mit ihrer Bewerbung für die psychoanalytische Aus- bzw. Weiterbildung anscheinend länger als notwendig: »Ich habe elf Jahre studiert und wollte noch ins Ausland. Dann habe ich eine analytische Selbsterfahrungsgruppe gemacht, aber es noch lange nicht gewagt, eine analytische Ausbildung zu beginnen.« Wie sehr mit der Entscheidung gerungen wird, die psychoanalytische Ausbildung zu beginnen, zeigt auch dieses Beispiel: Nach dem Studium bewirbt sich eine Gesprächspartnerin bundesweit und sucht bereits mögliche Ausbildungsinstitute an den jeweiligen Orten. Sie lässt sich von den Instituten Infomaterial schicken. Da sie noch unentschlossen ist, ob sie eine tiefenpsychologische Ausbildung oder eine psychoanalytische machen wird, lässt sie sich immer Material für beide Ausbildungsgänge schicken. »Obwohl ich immer schon »das Große« machen wollte, war ich halt noch unentschlossen und hab' auch immer viel gerechnet, wie viel das dann kostet.« Immer noch prägen Zweifel über die eigene Eignung und die Angst vor dem Sich-Einlassen auf ein solch scheinbar unüberschaubares Unternehmen, wofür die unkalkulierbar scheinenden Kosten stehen, den Entscheidungsprozess.

Viele spätere Psychotherapeuten lernen in den Kliniken, in denen sie als Mediziner oder Psychologen nach dem Studium tätig sind, auch ihre zukünftige psychotherapeutische Schule näher kennen. Die Psychoanalyse sei für eine Gesprächspartnerin damals durch die Menschen repräsentiert worden, die sie in der Klinik kennengelernt habe. Später habe sie ergänzend zu ihrem Facharzt den Psychotherapie-Zusatztitel erwerben wollen: »Das war dann natürlich tiefenpsychologisch orientiert.« Die Psychoanalyse sei aber damals für sie »noch viel zu groß« gewesen. Es sei ihr alles »zu intensiv« und »zu verwirrend« gewesen. Sie habe zwar erlebt, wie der Klinikleiter mit Patienten umgegangen sei, doch ihr sei die Psychoanalyse »einfach zu fremd« gewesen. »Meine ganze Entwicklung hatte diesen Bereich nicht mit eingeschlossen, mir ging es damals mehr um das Reale«.

Bei vielen Gesprächspartnern fanden sich, trotz des vorhandenen Interesses an Psychotherapie, anfänglich mehr oder weniger starke Vorbehalte gegenüber der Psychoanalyse. Diese sei heute nicht mehr »in« wie in den 1970er und 1980er Jahren. Ganz anders die Verhaltenstherapie, die heute offenbar »in Mode« ist. Sie wird besonders von Berufsanfängern als »eher hilfreich« erlebt. Sie sei »leichter anwendbar« und insbesondere bei psychiatrischen Patienten auch »besser handhabbar«. Dies gelte auch für jugendliche Patienten, die »eigentlich keinen Bock« auf Psychotherapie hätten. Diese könne man gewinnen, wenn sie merken, dass sie in der Verhaltenstherapie »selbstbestimmt« seien und so wieder mehr »Einfluss« auf und »Kontrolle« über ihr Leben gewinnen könnten. Die Verhaltenstherapie gebe »Strukturen«, was »hilfreich« sei, weshalb eine Gesprächspartnerin während ihrer Facharztweiterbildung auch verhaltenstherapeutisch arbeitet. Später entwickelt sie sich jedoch in die psychoanalytische Richtung: »Je erfahrener ich wurde«, je sicherer im Umgang mit der psychiatrischen Erkrankung, »desto weniger hat mir das, was ich an Handwerkszeug durch die Verhaltenstherapie hatte, auch gereicht.« »Wenn ich bei Suchtkrankheit nur mit Medikamenten und Therapieprogrammen arbeite, das war ja offensichtlich, das funktioniert halt nicht so gut.« So praktisch und leicht handhabbar ein »Therapieprogramm« sein mag, so begrenzt ist es offenbar auch in seiner »schlichten Struktur«. Für die Gesprächspartnerin wird erfahrbar: »Ich kann die Arbeit nur aushalten, wenn ich versuche, wirklich ein Verstehen oder ein Verstehen der Zusammenhänge zu erreichen.«

Im Verlauf des Studiums machen die späteren Psychotherapeuten auch ihre ersten praktischen Erfahrungen. Eine Gesprächspartnerin berichtet, sie habe als Psychologiestudentin ihre Praktika gemacht, »um herauszufinden, in welche Richtung es gehen soll«. Sie habe in der Psychiatrie, im Schulpsychologischen Dienst und in einer Justizvollzugsanstalt für Jugendliche jeweils ein Praktikum absolviert. Ihr sei dann schnell klar gewesen, dass sie »niemals in die Justizvollzugsanstalt gehen würde«: »Ich [hätte] das Gefühl, ich würde diesem ganzen psychischen Druck nicht standhalten. Oder, ich sag's mal anders ausgedrückt, damals hab' ich gedacht, da werde ich krank. Also ich werd' selber krank bei diesem paranoid-schizoiden Klima, mit dem ich da gerade mit den Jugendlichen doch immer wieder konfrontiert war. Das war auch 'ne Zeit, da ging es mir auch gar nicht gut aufgrund des Praktikums, das war äußerst anstrengend. Es war immer ein regressiver Sog hoch zehn und dem möchte ich mich nicht auf Dauer gesehen in dieser Massivität, in dieser Quantität und natürlich auch in dieser Qualität aussetzen.« Sie sei in den Praktika immer » an die Fronten gegangen«, aber in der JVA habe sie »das Gefühl gehabt, dass dort die Grenzen eher verschwimmen als in einer psychiatrischen Abteilung«. Das sei »schon sehr archaisch und auch sehr subtil«. Solche Erfahrungen können auch stark ängstigen und überfordern und sogar die Entscheidung für den Beruf des Psychotherapeuten erneut infrage stellen.

Manchmal ist es aber auch die »äußere« Not des Lebens, die für die Aufnahme der psychoanalytischen Ausbildung noch keinen Platz lässt. Nicht zuletzt schafft man während dieses Kreiselns um die zukünftige Ausbildung auch die wirtschaftlichen Voraussetzungen, eine so aufwendige Ausbildung wie die psychoanalytische finanzieren zu können, zum Beispiel durch eine Facharztstelle. Erst ein gewisser Rückhalt durch eine gesicherte Existenz im privaten wie auch im beruflichen Feld lässt die psychoanalytische Ausbildung in Reichweite treten. Eine Gesprächspartnerin beschreibt sich in dieser Phase der Berufsfindung als »sprunghaft«. Sie brauche stets mindestens »drei Hintertürchen«, was der geforderten Festlegung in der analytischen Ausbildung extrem zu widersprechen scheint. Das umwegige »Kreiseln« davor verstehen wir in diesem Sinne als Ausdruck einer grundlegenden Ambivalenz: gegenüber der Psychotherapie im Allgemeinen und gegenüber der jeweiligen psychotherapeutischen Schule im Besonderen. Dabei ist es offenbar hilfreich, erst eine gefestigte Existenz, zum Beispiel durch Heirat, Familiengründung und Hausbau, aufgebaut zu haben, bevor man die Expedition ins »Innerafrika« (Freud) bei sich selbst und bei anderen angeht.

Manche Gesprächspartner sorgen sich bei dem Gedanken an die analytische Ausbildung um den Verlust ihrer »Lebendigkeit«, in einer im höchsten Maße fordernden Ausbildung, die hohe zeitliche und finanzielle Ressourcen beansprucht. Anscheinend bedeutet die psychoanalytische Ausbildung für die späteren Analytiker eine sehr weitgehende Festlegung, die man häufig scheut, da man sie als zu umfassend und als extrem belastend empfindet. Oft ist es auch das negative Bild von der institutionalisierten, hierarchisch organisierten Psychoanalyse, das sich mit den eigenen inneren Widerständen verbindet und oft dazu führt, die Ausbildung lange Zeit nicht zu beginnen.

Wenn die psychoanalytische Ausbildung für viele in dieser Phase der Berufsfindung immer noch »unvorstellbar« und »unvereinbar« mit dem eigenen Leben erscheint, so hängt dies auch mit den »Bildern« von Psychotherapie, Psychoanalyse und Verhaltenstherapie zusammen, die gesellschaftlich weit verbreitet sind (vgl. *Substudy I* des DPPT-Projekts). Ein Gesprächspartner fand das wenig »handfeste« Bild vom

Psychotherapeuten »ziemlich unattraktiv«. Er habe nicht nur rumsitzen und zuhören, sondern »gestalten und aktiv sein« wollen. Einem weiteren Gesprächspartner ist die Psychotherapie wie ein »Fass ohne Boden« erschienen – ohne »Fassbares« wie zum Beispiel Laborwerte, die ihm aus der medizinischen Ausbildung vertraut waren. Insbesondere das Bild der Psychoanalyse erscheint häufig als durch Projektionen geprägt. Die analytische Community wirkt für manche Studierende offenbar immer noch wie eine elitäre, verschworene und abgeschottete Gemeinschaft. Dieses »Undurchschaubare« der psychoanalytischen Gemeinschaft stößt ab: »Ich dachte, die sind so antiquiert und in Abschottung erstarrt, wissen gar nicht mehr, was heute läuft«. Oftmals wird die psychoanalytische Theorie auch als »zu schwierig«, »sehr komplex«, zu »widersprüchlich« und »zu verwirrend« wahrgenommen und daher in dieser Phase abgelehnt.

Die Verhaltenstherapie scheint dagegen aus der Perspektive der aktuellen und ehemaligen psychoanalytischen Ausbildungskandidaten bei Weitem nicht so herausfordernd und spannend zu sein. Eine psychoanalytische Gesprächspartnerin hat die Verhaltenstherapie während ihres Studiums kennengelernt. Diese Schule sei ihr aber »zu funktional, zu mechanistisch« gewesen. Das habe sie nicht überzeugen können. Ihr habe bei der Verhaltenstherapie immer etwas gefehlt. »Ich hab' gedacht, diese diffizilen Prozesse werden gar nicht so erfasst.« Sie habe »das genaue Hingucken« vermisst und sie habe »immer den Eindruck gehabt, da ist noch viel mehr und das geht bei der Verhaltenstherapie dann verloren, das kann ich nicht in eine Formel fassen. Ich musste wirklich in der Diagnostikklausur diese Reizreaktionsformeln aufschreiben und auch mit Inhalten füllen. Das war schon klar aber ich hab' mich damit ein bisschen schwer getan.« Sie habe sich durch diese Schule »nicht so angesprochen gefühlt«. Aus heutiger Sicht könne sie auch sagen, die Arbeit mit der Gegenübertragung sei es, was ihr hierbei entscheidend gefehlt, sie aber andererseits für sich auch immer gesucht habe.

Von den Kandidaten einer verhaltenstherapeutischen Ausbildung erfolgt kein entschiedener Widerspruch gegen die Sichtweise, dass die Verhaltenstherapie weniger herausfordernd sei. Eine solche Herausforderung scheint jedoch auch weniger gesucht zu werden. Vielmehr wird betont, dass die Verhaltenstherapie eine pragmatischere, effektivere und zeitsparende Lösung verspreche.

Angesichts der inneren und äußeren Widerstände, deren Bearbeitung bis in die Spätadoleszenz andauert, kreisen manche späteren psychoanalytischen Ausbildungskandidaten »wie die Katze um den heißen Brei«, um die Versuchung, eine analytische Ausbildung anzufangen, an der sie sich zugleich zu »verbrennen« fürchten. In dieser Zeit werden viele Umwege gegangen: Man schreibt sich am nächsten analytischen Institut als Gasthörer ein oder absolviert erst einmal eine benachbarte Aus- oder Weiterbildung wie zum Beispiel Gruppentherapie, Suchttherapie, Familientherapie oder Ähnliches.

Über das »Kreiseln« wird anscheinend versucht, mit dem äußeren Umfeld »über die Bande zu spielen«, um sich so leichter ausrichten zu können. Dies gilt sowohl für angehende Psychoanalytiker wie für angehende Verhaltenstherapeuten. Man macht sich dabei empfänglich für die Angebote des »Zufalls«: »Ich glaube, ich wäre nicht Verhaltenstherapeut, hätte die B. mich nicht angerufen und gesagt, *komm' wir gehen da mal hin.*« Laut Max Frisch (1975) ist der Zufall jedoch das, was »fällig« ist, das heißt, hinter dem vermeintlichen Zufall steckt eine Systematik. Das »Kreiseln« »um den heißen Brei« mag auch etwas damit zu tun haben, dass dem Betreffenden diese Systematik, die seine Suche antreibt und die möglicherweise zugleich seine inneren Widerstände speist, gar nicht bewusst ist. Ihm ist nicht klar, wofür in seinem Fall die Metapher vom »heißen Brei« steht. Immerhin reicht eine vorbewusste Ahnung davon, dass es diesen heißen Brei gibt, im günstigen Fall aus, um sich in eine therapeutische Analyse oder in eine Lehranalyse zu begeben, sodass man die Möglichkeit erhält, es zusammen mit einem anderen Objekt und dessen Fachlichkeit herauszufinden.

7.4 Vierter Kristallisationsprozess: Erneute Krisenerfahrung als Anlass, in die Ausbildung einzusteigen

Nach langem »Kreiseln« und der Etablierung in anderen Bereichen, zum Beispiel durch Familiengründung, die Annahme einer leitenden Stellung in einer Institution, den Aufbau eines »florierenden Praxisbetriebes« etc. stellt sich für einige die Frage: Wozu jetzt noch die analytische Ausbildung beginnen? Ohne eine weitere Krise kommt offenbar ein Entschluss für die analytische Ausbildung nicht so leicht zustande. Dabei kann es sich um persönliche oder berufliche Probleme zum Beispiel in Gestalt einer Ehekrise, der Trennung vom Partner, den Tod der Eltern, Probleme mit den eigenen Kindern, Krankheit, berufliche Sackgassen etc. handeln, die sich oft in Form einer latenten Unzufriedenheit äußern. In diesem Kontext reift die Erkenntnis, dass es »keinen Sinn macht, erneut die Dinge nur an der Oberfläche ›reparieren‹ zu wollen, sondern dass jetzt das Haus von Grund auf saniert werden muss«. Die Krise erweckt den Wunsch, die eigenen Belange noch einmal einer »grundlegenden Revision zu unterziehen«. Ein Gesprächspartner berichtet, er sei über den Kontakt mit depressiven Patienten selbst »depressiv« geworden. Diese Krise habe ihn erst in eine therapeutische, dann in eine Lehranalyse geführt. Ein »Schlüsselerlebnis« ist für einen anderen Gesprächspartner: Als er als Arzt nach einem Hörsturz auf einmal selbst als Patient auf der HNO im Krankenhaus gelegen habe, habe er viel Zeit zum Lesen gehabt. Er habe in dieser Zeit *Neurotische Konfliktverarbeitung* von Stavros Mentzos gelesen. Dabei habe er sich gefühlt, als sei bei ihm »ein Schalter umgelegt« worden. Allerdings habe er sich erst in Lehranalyse begeben müssen, um sich die eigene seelische Verletzlichkeit eingestehen zu können. Anders wäre es nicht gegangen. Eine therapeutische Analyse zu beginnen, dazu wäre er nicht in der Lage gewesen, denn als Arzt, so habe er geglaubt, sei man nicht »krank«.

Sehr viele Gesprächspartner waren unzufrieden mit ihrem in der Facharztausbildung erworbenem fachlichen »Handwerkszeug«. In der Praxis zeigte sich die Begrenztheit der erworbenen Kenntnisse und der therapeutischen Fertigkeiten. Eine Gesprächspartnerin hat beispielsweise nach kurzer Zeit gemerkt: »Ich bin nicht zufrieden mit meiner Arbeit. Ich kann das nicht gut genug. Das reicht nicht mit der Ausbildung, ich habe nicht genug Handwerkszeug.« Sie habe sich dann für die analytische Ausbildung beworben, »um ein besseres Fundament zu haben«. Die bisher erlernten Methoden werden als nicht mehr ausreichend empfunden: »Auch bei dieser Psychodrama-Sache hab' ich dann im Arbeiten gemerkt, dass das ein hohles Gefühl gibt im Bauch, dass man da so wild rumagiert, immer irgendwie mit so 'nem schlechten Gewissen verbunden, weil ich eigentlich gar nicht wusste, was ich da tue, wenn ich mit den Leuten arbeite. Ich hatte bei der Arbeit immer mehr das Gefühl, ich brauchte Boden unter den Füßen.« Diesen findet die Gesprächspartnerin zunehmend in der Psychoanalyse.

Ihre bisherigen Ausbildungen scheinen einer anderen Kandidatin das Gefühl vermittelt zu haben, nicht ausreichend qualifiziert zu sein: »Ich stümperte so rum. In der therapeutischen Arbeit bekam ich massive Ängste, weil ich plötzlich gemerkt hab', ich komme da in Bereiche, die sind sehr unheimlich.« Die Arbeit sei damals auf der einen Seite »fade« gewesen, auf der anderen Seite »krank machend, weil man die unverstandenen Affekte von Angst und Verlassenheit« nicht habe bearbeiten können. Die Psychoanalyse habe geholfen, »fundiertes Wissen zu erlangen«.

Eine anderer psychoanalytischer Gesprächspartner erzählt, dass er zunächst davon beeindruckt gewesen sei, wie schnell »Körpertherapie« wirke und wie verführerisch die narzisstische Gratifikation sei, die man als Therapeut für diese schnelle Wirkung bekomme. Im Laufe der Zeit habe er jedoch festgestellt, dass die Wirkung der Körpertherapie nur von begrenzter Dauer sei.

Die Ausbildung wird jedoch nicht allein aufgrund von beruflichen Krisen aufgenommen. Bei einer anderen Gesprächspartnerin war es aufgrund »einer Art Lebenskrise«: »Ich hab' während des Studiums meine Tochter bekommen, hab' also relativ lange studiert, hatte da auch meine Mühen, das Studium auch tatsächlich abschließen zu können, und hab' dann auch relativ lang jetzt gebraucht, bis ich meinen Facharzt hab'. Ich bin jetzt über 40, meine Tochter noch nicht volljährig. Dass ich mich jetzt entschieden hab, auch so 'ne Art Neustart zu machen, hängt sicher auch mit meiner Lebenssituation zusammen. Diese Entscheidung so vor drei Jahren ging eigentlich aus so einer Art Lebenskrise, sag ich mal, hervor, wo ich mich in 'ner Krise, in die ich reingeraten war befand. Ich musste alles für mich neu ordnen und mir 'ne neue Perspektive auch schaffen im Leben, und da war es dann für mich klar, dass die Psychiatrie, so wie sie im Moment einfach in den Kliniken oder meinetwegen auch im ambulanten Bereich durchführbar ist, dass das sicher nicht das ist, was ich machen möchte, dass es die Psychotherapie sein wird, dass ich mir da auch mehr Kompetenzen noch schaffen möchte, ja, und das hat dann eigentlich am Ende relativ logisch darin gemündet, dass ich 'ne psychoanalytische Ausbildung machen möchte.«

In jedem Fall scheint für unsere psychoanalytischen Gesprächspartner eine Passung zwischen der Krisenerfahrung bestimmter Lebensphasen und der Psychoanalyse zu bestehen. Das Krisengefühl, »jetzt muss sich aber was ändern«, passt sehr gut zu dem Wirksamkeitsversprechen der psychoanalytischen Behandlung, das von vielen Gesprächspartnern betont wird: »Nichts bleibt, wie es ist«, charakterisiert am prägnantesten dieses von den Gesprächsteilnehmern oft beschriebene »ungeheure, ja revolutionäre Veränderungspotenzial« der Psychoanalyse.

Angehende Verhaltenstherapeuten beschreiben allerdings weniger Krisenerfahrungen im persönlichen Bereich und weniger Unzufriedenheit mit den zuvor erlernten Psychotherapieverfahren, die in der Regel aus dem Spektrum der »Humanistischen Psychologie« stammen. Nicht, dass sie keine persönlichen Krisen hätten, sie gehen aber offenbar anders damit um. Vorherrschend scheint das Bedürfnis zu sein, die Krise aktiv zu meistern, indem Methoden der Bewältigung gesucht werden, die die Probleme lösen und damit vom Leib halten – nicht aber, indem man sich intensiv damit beschäftigt und den Ursachen auf den Grund geht. Letzteres wird als unmöglich betrachtet: »Man kann's ja auch gar nicht rausfinden, was falsch war, was in meiner Kindheit vor 30 Jahren, 40 Jahren war. Das ist ja jetzt eh nur meine Fantasie über meine Kindheit und meine Situation in meiner Kindheit. Man kann ja nie wirklich die objektive Situation von damals erfassen.« Insofern sei es »müßig«, allzu viel Energie für die Ursachenforschung zu verschwenden, was sich auch den Umgang mit Patienten in den eigenen Behandlungen auswirke: »Bei mir in der Therapie wird weniger über das Warum geredet, sondern eher über die aufrechterhaltenden Bedingungen und eher so erfolgsorientiert in die Zukunft, wo möchte ich eigentlich hin, was möchte ich verändern, dann wird's auch wieder konkret verhaltenstherapeutisch, dass man sagt, wo sind die Problemverhaltensweisen oder Ansatzpunkte, die zu verändern sind und wie kommt man da hin, die zu verändern?« Wenn beispielsweise eine erfolgreiche Mannschaftssportlerin aufgrund eines schweren »Treffers« in ihr Gesicht eine »Ballphobie« entwickle, dann sei dies ein »klassischer« Fall, den man mit den bewährten, für solche Fälle zur Verfügung stehenden verhaltenstherapeutischen Methoden in den Griff bekommen könne; wenn man allerdings, statt auf das Problem der jungen Frau einzugehen, sich mit deren Familiengeschichte beschäftige, dann helfe man ihr nicht.

Wie manche angehende Psychoanalytiker haben auch angehende Verhaltenstherapeuten vor ihrer verhaltenstherapeutischen Ausbildung Erfahrungen als »Klient« – von »Patient« spricht man in der »humanistischen« Sprachregelung nicht, auch die Trennlinie zwischen »gesund« und »krank« wird weniger scharf gezogen – mit einem Therapieverfahren aus dem Spektrum der »Humanistischen Psychologie« wie zum Beispiel Gesprächspsychotherapie, Gestalttherapie, Psychodrama, Körpertherapie etc. gemacht. Dass ein angehender Verhaltenstherapeut sich vor seiner Ausbildung einer psychoanalytischen Behandlung als Patient unterzogen hat, scheint eher selten vorzukommen.

Ebenso wie manch angehender Psychoanalytiker hat auch mancher Verhaltenstherapeut vor seiner Ausbildung ein Verfahren der Humanistischen Psychologie erlernt. Im Gegensatz zu den angehenden Psychoanalytikern, die sich im Zuge ihrer analytischen Ausbildung von den zuvor erlernten Verfahren wieder entfernen, bleibt bei Verhaltenstherapeuten die Indentifikation mit diesen zuvor erlernten Verfahren in der Regel bestehen. Oft schließt die verhaltenstherapeutische Ausbildung lediglich an das zuvor erlernte Verfahren an, ohne dass Widersprüche empfunden werden. Mehr noch, über mehr als eine Aus- bzw. Weiterbildung zu verfügen, wird als obligatorisch erlebt: »Ich finde ja immer, die guten VTler haben unterschiedliche Ausbildungen.« Dass man als Psychotherapeut so viele Ausbildungen machen könne, das mache den Beruf »so unglaublich schön«. Ständig »kribbelt« es, etwas Neues anzufangen und »neuen Input« zu bekommen.

Die Verhaltenstherapie dient anscheinend häufig dazu, das ursprünglich gelernte, zumeist »humanistische« Verfahren, mit denen man identifiziert geblieben ist, zu »legalisieren«. Da die humanistischen Verfahren nicht kassenzugelassen sind, steht mit der Verhaltenstherapie ein verlässliches Label zur Verfügung, unter dem man alles unterbringen kann, was man zuvor an Kompetenzen erworben hat – analog zur Abrechnung beispielsweise einer Gestalttherapie als Tiefenpsychologisch fundierter Psychotherapie. Ausschlaggebend für die Aufnahme einer verhaltenstherapeutischen Ausbildung war bei einigen der Interviewten auch das Gefühl, dass Schluss sein müsse mit dem »Herumwerkeln« im nicht anerkannten Bereich. Dies müsse mit einem soliden, auch wissenschaftlich anerkannten Gerüst verbunden werden, das auch innerhalb und außerhalb der Fachwelt Anerkennung verschaffe.

Allerdings gibt es auch Fälle, in denen im Zuge eines immer tieferen Einsteigens in die Verhaltenstherapie die Identifikationen mit den zuvor gelernten humanistischen Verfahren geringer werden und immer mehr eine genuin verhaltenstherapeutische Identität entsteht. Auch waren einige der interviewten Verhaltenstherapeuten bereits von Anfang an oder über das Studium verhaltenstherapeutisch identifiziert. Dies traf bei den Interviewten besonders auf Psychologiestudenten zu, die an den Universitäten oftmals keine andere psychotherapeutische Schule außerhalb der Verhaltenstherapie kennengelernt haben.

7.5 Fünfter Kristallisationsprozess: Psychotherapeutische Identitätsbildung zwischen Idealisierung und Enttäuschung

Hier geht es um das Bemühen angehender Psychotherapeuten, eine Identität nicht nur als Psychotherapeuten zu erlangen, sondern auch eine Identität in ihrem Verfahren zu erwerben. Dies liegt nicht nur daran, dass die Ausbildung in Deutschland – wie wir glauben mit gutem Grund, denn es schützt Behandler und Patienten vor willkürlichem Vorgehen – verfahrensspezifisch organisiert ist. Für die späteren Psychoanalytiker unter unseren Gesprächspartnern war das Erlangen einer Identität mit dem eigenen Verfahren sogar von Anfang an mindestens gleichwertig, wenn nicht sogar höher bewertet als das Erlangen einer psychotherapeutischen Identität. Dies schafft auf berufspolitischem Gebiet mitunter Spannungen – fühlt man sich zum Beispiel mehr als Psychoanalytiker im Sinn der hochfrequenten, zeitlich nicht limitierten und »tendenzenlosen« Analyse? Oder fühlt man sich mehr als Psychotherapeut, der im Rahmen des Gesundheitswesens Versorgungsleistungen zu erbringen hat? Da das Versorgungssystem mit gesetzlichen Normen und Regelungen verbunden ist, die einzuhalten sind, wirkt es sich auf die Art, wie man psychoanalytisch arbeitet aus, was zwangsläufig zu Konflikten zwischen der Identität als Psychoanalytiker und der als Psychotherapeut im Versorgungssystem führt – ein Konflikt, der sich seit Inkrafttreten des PsychThG verschärft hat. Da es jedoch nur eine verschwindend geringe Anzahl von Patienten gibt, die eine analytische Behandlung ohne Inanspruchnahme einer Krankenversicherung privat bezahlen können und die Psychoanalytiker ihre wirtschaftliche Existenz sichern müssen, führt kein Weg daran vorbei, die psychoanalytische Identität mit der eines Psychotherapeuten im Versorgungssystem zu integrieren.

Mit dem fünften Kristallisationsprozess tritt die psychoanalytische Identitätsbildung in ihre entscheidende Phase ein, nämlich in die Ausbildung selbst. Für unsere verhaltenstherapeutischen Gesprächspartner wurde die verhaltenstherapeutische Identitätsbildung im Gegensatz dazu überhaupt erst in dieser Phase wichtig – für keinen von ihnen war es ein lang gehegter Wunsch, einmal »Verhaltenstherapeut« zu werden. Eher schon bestand bei ihnen das verfolgte Ziel darin, Psychotherapeut zu werden. Im Rahmen ihrer Entwicklung zum Psychotherapeuten trat die Verhaltenstherapie im Zuge des fünften Kristallisationsprozesses als »Integrator« bisher erworbener Identitätsbestandteile auf, die zum Teil aus humanistischen Therapieverfahren übernommen wurden.

Eine Gesprächspartnerin, die sich nach langem Ringen zur psychoanalytischen Ausbildung entschlossen hat, berichtet davon, dass die Entscheidung zur Ausbildung »ein Punkt« sei, »wo man Wertsetzungen trifft«. Nach ihrer Entscheidung für diese

Ausbildung fühle sie sich »wohl damit«. Sie glaube jetzt im Nachhinein, dass die Entscheidung richtig war, auch wenn »es nicht immer leicht war«. Sie denke, dass sich diese Investitionen auszahlten: »Dass manche Dinge, die schwer zu bekommen sind und Opfer brauchen, dass sich das lohnt. Ich glaub', das merk' ich im Moment.« Ihr gefalle der Gedanke, dass es Dinge gebe, »die nicht im Sinne eines Schnupperkurses, wie er heute oft gewünscht wird, einfach so zu bekommen sind«.

Die Ausbildung beginnt mit der Bewerbung. Bei verhaltenstherapeutischen Instituten wird die Bewerbung formal geprüft (vgl. Kapitel 2.3.2). Der Bewerber kann sich sicher sein, am Ausbildungsinstitut aufgenommen zu werden, wenn er die formalen Voraussetzungen erfüllt. Zu Beginn der psychoanalytischen Ausbildung steht dagegen das Auswahlverfahren, das die persönliche Eignung des zukünftigen Kandidaten sicherstellen soll (vgl. Kapitel 2.3.1). In diesem Rahmen hat der Interessent in der Regel bei drei Lehranalytikern des Institutes ein Bewerbungsgespräch, bei manchen Instituten sind es zwei Bewerbungsgespräche und ein Gruppengespräch.

Zunächst einmal ist die Entscheidung zu treffen, wo man sich bewirbt. Hier greift vor allem das jeweilige Image der psychoanalytischen Fachgesellschaften und Institute. So gilt zum Beispiel die DPV als »orthodox«, was manche, die sich selbst als liberale Geister sehen, von einer Bewerbung abschrecken kann. Mancher macht aber auch die Erfahrung, das zwischen dem Image und der Realität ein Unterschied besteht: »Mir hat man immer gesagt, geh' bloß nicht zur DPV, die sind päpstlicher als der Papst! Da habe ich gedacht, o. k., das wird schon was zu sagen haben, wenn mich so viele Leute warnen. Dann bin ich eben zum DGPT-Institut gegangen, das es hier auch noch gab.« Dort habe man dem Gesprächspartner allerdings vorgeworfen, sich aus einer laufenden therapeutischen Analyse heraus zu bewerben – wo käme man denn da hin, wenn Patienten jetzt auf einmal Analytiker werden wollten, ob denn der eigene Analytiker überhaupt wisse, dass er sich für die analytische Ausbildung beworben habe? Angesichts dieser Reaktion sei der Bewerber dann doch zum DPV-Institut gegangen. Dort habe man seine therapeutische Analyse freundlich als hilfreiche Vorerfahrung kommentiert.

In diesem Zusammenhang bescheinigen manche Gesprächspartner dem vermeintlich »konservativen Verein« DPV, mittlerweile weniger »orthodox« zu sein. So wird zum Beispiel positiv bewertet, dass man sich im Gegensatz zu anderen psychoanalytischen »Vereinen« bei der DPV die Interviewer für die Bewerbungsgespräche aussuchen darf und sie nicht zugewiesen bekommt. Auch wird auf die »Strukturreform« der DPV Bezug genommen und darauf, dass Kandidaten mittlerweile an den Mitgliederversammlungen teilnehmen können. Es habe sich vieles gebessert bei der DPV, das Klima in der Vereinigung ist nach dem Dafürhalten vieler Kandidaten liberaler geworden.

Welche Schwierigkeiten mit dem analytischen Auswahlverfahren verbunden sein können, beschreibt ein Gesprächspartner so: »Nach dem ersten Gespräch war ich angekratzt, beim zweiten bin ich rausgetaumelt.« Er habe anschließend das Gefühl gehabt: »Mensch, bin ich ein Versager.« Nach dem dritten »Auswahlgespräch«, das gut verlaufen sei, habe es dann noch ein viertes geben müssen, um eine Entscheidung herbeizuführen. Es sei »nicht leicht gewesen«, dieses Verfahren »zu überstehen«. Er habe »zu viel Angst gehabt« und deshalb in den ersten Gesprächen »zu wenig« von sich gezeigt. So sei kein »eindeutiges, schlüssiges Bild« von ihm entstanden. Im vierten Gespräch habe er Wohlwollen gespürt und gedacht: »Das war jetzt nicht die rote Karte.« Er sei letztendlich doch, entgegen seiner eigenen Erwartung, zur Ausbildung angenommen worden.

Angenommen zu werden stellt eine nicht unerhebliche narzisstische Bestätigung dar, während eine Ablehnung oft eine erhebliche narzisstische Kränkung darstellt. Als ein Gesprächspartner seine Zulassung zur Ausbildung bekommen habe, habe er einen jener seltenen Momente erlebt, in dem er » mal so richtig ausgesprochen glücklich war«. Hingegen sei eine Ablehnung »wie ein Korb, den man von einer Geliebten bekommt«. Aber auch eine Annahme der Bewerbung, die mit Empfehlungen bzw. Auflagen verbunden wird, kann das Verhältnis zur Psychoanalyse bzw. zur psychoanalytischen Institution stören. Dies zeigte sich bei einer anderen Gesprächspartnerin, die dachte, sie sei eigentlich der Typ, der »kam, sah und siegte«. Deshalb sei es eine besondere Kränkung und »narzisstische Deckelung« gewesen, dass ihr in einem Bewerbungsgespräch zunächst eine therapeutische Analyse empfohlen wurde: »Das empfand ich als Zumutung.«

Manchmal hilft auch ein wenig echte oder künstliche Naivität, um die Hürde der Bewerbung zu nehmen: »Was die DPV war, hab' ich erst hinterher erfahren. Das fand ich gut, denn sonst hätte ich nicht den Mut gehabt, mich zu bewerben.«

Den Beginn der psychoanalytischen Ausbildung erlebten einige psychoanalytische Gesprächspartner wie eine »Offenbarung«: »Als ginge da eine Tür auf in eine Welt, die ich vorher nicht kannte.« Das »Fremde« der Analyse, vorher noch in weiter Ferne, eher gemieden und als unheimlich erlebt, wurde zum faszinierend Anderem, dem man sich leidenschaftlich zuwendet: »Indem meine Selbsterfahrung mir auch was brachte, da wurde mir immer klarer, das ist das Einzige, was mir hilft. Und mein Leben wurde besser, schöner, farbiger.« Man hat die hohe Schwelle zur Ausbildung endlich überwunden, »hat die Seiten gewechselt« und »gehört fortan zum erlesenen Kreis«.

Bei angehenden Verhaltenstherapeuten ist der Beginn der Ausbildung eher etwas Nüchtern-Pragmatisches und damit weniger hoch besetzt, zumal es hier häufig mehr die zuvor erlernten Verfahren der »Humanistischen Psychologie« sind, denen die eigene libidinöse Besetzung gilt. Ist der angehende Psychotherapeut von seinem Studium her bereits ein überzeugter Verhaltenstherapeut, so bedeutet der Beginn der Ausbildung die schlüssige und folgerichtige Fortsetzung des Studiums, in der sich die im Studium gelernte Art zu denken und mit den psychischen Phänomen umzugehen fortsetzt. Bei den angehenden Psychoanalytikern schien es für einige zu Beginn nicht ganz leicht gewesen zu sein, am Institut anzukommen. Nicht wenige sprechen von »Anfangsschwierigkeiten«. So hat sich ein Gesprächspartner zunächst alleine seine »Sachen zusammensuchen« müssen, es habe »keine Betreuung gegeben«. »Dass mal einer gesagt hätte, Folgendes ist nacheinander zu absolvieren«, habe es nicht gegeben. Trotz dieses Mangels habe er das bis jetzt dann doch alles »irgendwie hingekriegt«. Aber man müsse »schon sehr dahinterstehen«, wenn man diese Ausbildung machen will, sonst komme man gegen die Schwierigkeiten kaum an. Er habe sich so etwas »wie ein Elternteil gewünscht«, das einem die Brücke baut, »wie man da geführt reinkommen könnte«.

Entscheidend dafür, wie man in die Ausbildung hineinkomme, sei, »ob man Vertrauen hat. Man muss sehr großes Vertrauen haben und ich glaube nicht, dass es so viele Menschen gibt, die das haben.« Dem Vertrauen in die Analytiker, die Ausbildung und in die Wirkung der Analyse steht die Angst entgegen, »etwas eingeredet oder gar eine Gehirnwäsche zu bekommen«. Man müsse schon darauf vertrauen, dass der Analytiker »keinen Schindluder« mit einem treibt. Man müsse »Vertrauen in die Welt« haben, um sich zu trauen, diese Ausbildung zu beginnen.

Dass man Vertrauen braucht, um sich auf die psychoanalytische Ausbildung einzulassen, reflektiert einen wichtigen Aspekt psychoanalytischen Arbeitens selbst. Hier müsse man, so eine Gesprächspartnerin, bereit sein, sich auf etwas einzulassen, von dem man nicht sofort wisse, was es sei: »Man weiß eben nicht, wo man selber am Ende landet mit seinem Verstehen.« Als Analytiker brauche man »Neugier« sowie »Freude und Lust an Kontemplation oder so was Schwebendem«. Man müsse »zuhören und auf sich wirken lassen« und beides auch »mit einer gewissen Form von Hingabe« können. Der Beruf habe auch stark damit zu tun, »wie tief man sich auf einen anderen Menschen einlassen kann und ob man das mit Freude tut«. Zeit zu haben, sich einem anderen zuzuwenden, sich einzulassen und »das Feuer, etwas verstehen zu wollen«, all dies gehört für die Gesprächspartnerin zu diesem Beruf.

Als besonders positiv im Rahmen der Ausbildung wird immer wieder die Lehranalyse gewürdigt. Diese biete – wie etliche unserer Gesprächspartner betonen – Halt und Unterstützung in der Ausbildung: »Da hatte ich das Gefühl, mein Lehranalytiker, der hält mich wie so ein Bergsteiger an einem Seil und sichert mich, und er hat mich eigentlich sehr ermutigt, soweit man das in der Analyse macht, sehr diskret ermutigt, weiterzumachen und Analytikerin zu werden.« Die positive persönliche Erfahrung in der Lehranalyse trägt wahrscheinlich bei aller Kritik an anderen Ausbildungsbestandteilen dazu bei, dass die Gesprächspartner mit der Psychoanalyse überwiegend sehr wertschätzend verbunden zu sein scheinen. Als Schutz der Lehranalyse wurde in diesem Zusammenhang von den psychoanalytischen Gesprächspartnern das »Non-Reporting System« der DPV angesehen, das den Lehranalytiker von der Mitsprache bei der Evaluation der Ausbildung seiner Lehranalysanden ausschließt.

Probleme ergaben sich jedoch daraus, dass der Lehranalytiker in der Regel nicht nur eine am Institut bekannte Person war, sondern auch im Rahmen der Institutsausbildung eine zentrale Rolle spielte. So erwies sich zum Beispiel die Wahrnehmung von Konflikten, in denen der eigene Lehranalytiker am Institut stand, manchmal als Störung der Lehranalyse. Das Verhältnis zu den »Couch-Geschwistern« war für manche unserer Gesprächspartner unproblematisch, für andere hingegen sehr konfliktbeladen und von Rivalität bestimmt. Der Umstand, dass man seine Couch-Geschwister bei einer Institutsausbildung in der Regel kennt, unterscheidet Lehranalysen grundlegend von therapeutischen Analysen. Besonders an kleineren Instituten ergeben sich hieraus mitunter Probleme bezüglich der Wahrung der Abstinenz. Dies auch im Hinblick darauf, dass Analytiker und Analysand nach abgeschlossener Ausbildung in der Regel zu Institutskollegen werden.

Als positiv werden von den Gesprächspartnern in psychoanalytischer Ausbildung überwiegend auch die Theorie- und Fallseminare empfunden. Ein Gesprächspartner berichtet, er sei »schlicht begeistert«, denn in den Seminaren werde »etwas gemeinsam entwickelt und nicht nur Fertiges vorgesetzt«. »Sehr anregend und bereichernd«, finde er die »aktive und persönliche Auseinandersetzung« mit Themen und Texten. Am besten finde er es, wenn ihn die Inhalte »nachhaltig beschäftigen«. Außerdem habe er den Eindruck, dass die Dozenten nicht nur über etwas sprächen, sondern, dass das, was sie anböten, auch durch die Persönlichkeit des Dozenten und dessen Erfahrung »gedeckt« sei. Gelobt wird oft auch die Diskussionskultur an den Instituten: »Die DPV-Orientierung, ich glaub', das ist wirklich das Hinterfragen. Nichts blieb, wie es war. Also Verläufe in der Patientenbesprechung, das war immer ein dynamisches Denken, ein Sich-Fortentwickeln, es blieb nichts stehen. Und das hab' ich besonders bei diesen Kollegen so geschätzt und die gehörten zu diesem Institut.« Er habe sich auf den Beginn der Ausbildung »riesig gefreut«. »Die Vorstellung, mit intelligenten Menschen nicht nur über Fälle, sondern auch über theoretische Fragen diskutieren zu können«, habe ihn gereizt. »Diese Lust in Seminare zu gehen, also die Vorstellung, mich abends ins Institut zu setzen oder mit Analytikern zusammenzusetzen und über etwas intensiv nachzudenken, das ist wirklich ein Genuss.« Aber nicht nur »diese intellektuelle Geschichte« interessiere ihn, es gehe bei der Analyse um mehr: »Es hat fast etwas mit Lebendigkeit zu tun, ja es geht um Lebendigkeit auch im Kontrast zum Tod.« Der Gesprächspartner versteht diesen Punkt als eine »deutliche Motivation, die analytische Ausbildung zu beginnen«.

Manche Gesprächspartner stellen jedoch mitunter eine Diskrepanz zwischen der Fähigkeit, ein guter Analytiker zu sein, und den didaktischen Fähigkeiten eines guten

Ausbilders fest. Diejenigen Gesprächspartner, die an kleineren psychoanalytischen Instituten in Ausbildung sind, kritisieren oftmals, dass es zu wenige Möglichkeiten bei der Auswahl des Lehranalytikers und der Supervisoren gäbe, da die Ausbildung » nur von einer Handvoll Lehranalytiker« durchgeführt werde. Vor dem Hintergrund einer nur geringen Anzahl an Dozenten habe es auch theoretisch größere Defizite am Institut gegeben, so eine Gesprächspartnerin: »Da gab's Löcher, wo ich sehr unzufrieden war, das reicht so nicht, das erklärt nicht genug, das war für mich nicht stimmig.«

Als sehr heikel wird der Umgang an den Instituten mit Kritik erlebt, insbesondere wenn es um die Arbeit von Ausbildungskandidaten geht. Es gäbe unter den Kandidaten in der psychoanalytischen Ausbildung zwar » auch Naturtalente«: »Die kommen da mühelos durch, die werden immer gelobt und die kriegen ständig irgendwas.« Aber die meisten Kandidaten hätten doch so »ihre Schwierigkeiten« in der Ausbildung, seien »irritierbar und störbar«. Hier fehlt es anscheinend seitens der Ausbilder nach dem Dafürhalten einiger Gesprächspartner an einer konstruktiven Weise, Kritik zu üben: Kandidaten würden in den technischen Seminaren bis heute »mit Deutungen überhäuft« – »schrecklich finde ich das«. Wenn man seine unvermeidlichen Fehler »immer nur vor den Kopf gehauen kriegt, dann bessert man sich nicht«. Statt die Kandidaten in der Ausbildung wiederholt zu »kränken«, sollte die Ausbildung ihnen »an die Hand geben, wie man mit Affekten umgeht«.

Ein großes Thema für viele Gesprächspartner ist die »Transparenz« in der psychoanalytischen Ausbildung. Bemängelt wird, dass wenig transparent sei, wie die Ausbildung ablaufe, was sie koste und wie lange sie dauere. Man müsse sich die nötigen Informationen selbst mühsam zusammensuchen. Gewünscht werden verlässliche Strukturen, die den Verlauf der Ausbildung vorhersehbar werden lassen, damit man »Planungssicherheit« hat. Eine Gesprächspartnerin findet sogar, es habe für die Kandidaten auch »etwas Unmenschliches«, dass die Ausbildung »so unkalkulierbar« sei: »Man setzt so viele Jahre da rein, weiß aber nicht, ob man das schafft. Und das finde ich, ist nicht so gut. Und das würde mich, wenn ich mich heute nach einer Ausbildung umgucken würde, sehr abschrecken.«

Das Thema Transparenz überschneidet sich bei vielen Gesprächspartnern, die sich in psychoanalytischer Ausbildung befinden, mit dem Thema Finanzen. Dies liegt auch daran, dass die psychoanalytische Ausbildung einen hohen finanziellen Aufwand erfordert, dessen Höhe im Vorhinein kaum abzuschätzen ist: »Diese Ausbildung bedeutet einen Riesenaufwand. Gut, dass ich vorher nicht so richtig wusste, was auf mich zukommt, sonst hätte ich es vielleicht nicht gemacht.« Oder: »Im Nachhinein frage ich mich, wie habe ich das alles hingekriegt?« Im Vorhinein nicht zu kalkulieren ist zum Beispiel, ob die eigenen Ausbildungspatienten die Behandlung abbrechen. Hat man das Pech, dass eine Ausbildungsbehandlung abgebrochen wird, so kann dies die Ausbildung erheblich erschweren und zu einer Verzögerung des Abschlusses – zum

Teil sogar um Jahre – führen. Daher sei es für Ausbildungskandidaten, deren Patienten die Behandlung abbrechen, »oftmals schwer, dann nicht den Mut zu verlieren«. Verschärft hat sich das Thema Ausbildungsfinanzierung für viele Gesprächspartner durch das PsychThG. Dieses lässt die Frage der Vergütung für die Tätigkeit im »Praktischen Jahr« offen. Infolgedessen wird sie entweder gar nicht oder nur sehr gering vergütet. Ein Gesprächspartner habe deshalb sein praktisches Jahr als »sehr hart« erlebt. Es sei für ihn schon »deprimierend« gewesen, »für einen qualifizierten Job keinen Cent zu verdienen und auch noch für das Essen in der Kantine zahlen zu müssen«. Überhaupt wird die finanzielle Belastung der psychoanalytischen Ausbildung von einer Mehrheit der Gesprächspartner kritisch gesehen: »Mit jedem Monat häufe ich einen Schuldenberg an.« Die immer schwieriger werdende Situation der Niederlassung lässt die Kandidaten häufig am Sinn ihrer Ausbildung und der hohen Investition zweifeln. Eine Analytikerin fragt sogar: »Wie verrückt muss man sein, um heute noch Analytiker zu werden?«

Andere Gesprächspartner gewichten den Kostenaspekt anders. So lässt eine Gesprächspartnerin das Argument, die analytische Ausbildung sei zu teuer, nicht gelten: »Wenn ich eine andere Form von Facharzt machen würde, dann würde ich Hunderttausende von Euro ohne mit der Wimper zu zucken in irgendwelche komischen Geräte stecken. Ich würde mir nichts dabei denken, keiner würde sich etwas dabei denken.« Sie finanziere mit der Ausbildung zur Psychoanalytikerin jetzt gerade ihr »Sonogerät«.

Viele Gesprächspartner sorgen sich darum, ob sich ihre Investition in finanzieller, zeitlicher und psychischer Hinsicht später einmal bezahlt machen wird. Dies ist mit »Sorgen um die Zukunft der Psychoanalyse« verbunden, von der auch die eigene berufliche Perspektive abhängt. Wenn es neben einer überwältigend großen Mehrheit von Verhaltenstherapeuten nur noch eine Hand voll Analytiker in Ausbildung gibt, dann stellt sich für eine Gesprächspartnerin folgende Frage: »Wird man in Zukunft überhaupt noch wissen, was Psychoanalyse ist oder gar danach fragen?« Sie wisse, dass man Entscheidungen auch »gegen Trends« treffen könne, was sie mit ihrer Entscheidung für eine analytische Ausbildung auch getan habe, sie sei aber angesichts dieser negativen Entwicklung doch besorgt.

In Ausbildung begriffen befinden sich die Gesprächspartner in einer vulnerablen Situation, die sie in besonderer Weise für die Entwertung der Psychoanalyse vor dem heutigen Zeitgeisthintergrund sensibilisiert. Sie fühlen sich dabei bisweilen wie Zu-spät-Gekommene: »Früher waren das ja paradiesische Zustände in den Kliniken, was die Dozenten so erzählen. Heute ist alles evidenzbasiert. Da kommen dann so kognitiv-verhaltenstherapeutische Programme und der Chefarzt ist VTler und Arzt und hat natürlich für Analyse nichts übrig. Die Analyse bewegt sich heute in einem Umfeld, das ist eher feindlich gesinnt.« Daher habe man es als psychoanalytischer Ausbildungskandidat gerade in den Kliniken nicht leicht, da man als jemand angesehen werde, der »die falsche Ausbildung« habe. Zum Teil müsse man sich dort Bemerkungen anhören wie: »Guckt euch den an, das ist noch einer von den Dinosauriern!« Häufig werde man auch in suggestiver Weise angesprochen: »Also sag' mal, das mit dem Ödipuskomplex, das glaubt ihr nicht mehr wirklich, oder?« Hier sei es schwer, nicht zu sehr in die Defensive zu geraten und mit »heutigen Begriffen« zu antworten. Ein Gesprächspartner berichtet, er versuche es manchmal, indem er darauf hinweise, dass »auch in einem neuen Auto noch die Prinzipien der ersten Motoren von vor 150 Jahren wirken«.

Trotz der genannten Kritik an der Ausbildung und den fraglichen Zukunftsaussichten ist die überwiegende Mehrheit unserer psychoanalytischen Gesprächspartner – im Einklang mit den Ergebnissen des DPPT-Projekts – mit der Ausbildung zufrieden. Eine Gesprächspartnerin beschreibt die positiven Seiten ihres Berufes: »Manche Kollegen sagen, das ist eine schwere, harte Arbeit. Mir macht das Spaß. Natürlich gibt es schwierige Zeiten und es gibt auch Patienten, die einem da wirklich einen Schrecken versetzen, aber im Großen und Ganzen freue ich mich jeden Tag auf meine Praxis. Ich mache die gerne.« Psychotherapeut sei »ein Beruf, der eine hohe Flexibilität« biete, so habe sie immer ihre Arbeitszeit relativ frei einteilen können. Insofern sei es ein Beruf, der auch gut mit Familie zu vereinbaren sei. Außerdem könne man »über die Kassenzulassung gutes Geld verdienen«. Darüber hinaus habe sie bei verschiedenen Projekten mitgearbeitet und auch selbst einige ins Leben gerufen. Vor Kurzem habe sie noch einmal ein neues Forschungsprojekt begonnen, in dessen Rahmen sie auch promoviert habe. So viele Spielräume biete nur die Analyse und das mache sie »glücklich«. In ihrer Arbeit als Psychoanalytikerin sei sie immer wieder aufs Neue »herausgefordert«, sie habe ständig etwas, wo sie »immer wieder irgendwas durcharbeite, irgendwelchen Fragen nachgehe, forsche, was ausprobiere, erkenne. Es gibt ja wenig Berufe, wo man immer besser wird im Alter.« Heute sei sie, nach »all den Jahren, viel gestandener, angstfreier und entspannter«.

Viele Gesprächspartner erwiesen sich als stark mit der Psychoanalyse identifiziert: »Bei Studenten, da schwärme ich von der Analyse.« Die Gesprächspartnerin ist in der Lehre an einer Universitätsklinik sehr engagiert und gibt ihre »Kurse wirklich mit Begeisterung«. Manchmal entsteht vor lauter Begeisterung der Gesprächspartner der Eindruck, als dürfe kein »schlechtes Licht« auf die Psychoanalyse fallen. Möglicherweise lässt der ungeheuer hohe persönliche und zeitliche Aufwand, den die Ausbildung verlangt, die Gesprächspartner zu deren Idealisierung neigen – wenn man so viel investiert, *muss* es sich doch lohnen. Hier fragt es sich, wie es gelingen kann, diese möglicherweise in bestimmten Phasen der Ausbildung unabdingbare Idealisierung in ein realistischeres Bild zu verwandeln? Die Interviews zeigen, dass dieser Prozess notwendig ist, aber offenbar oft mit erheblichen Schwierigkeiten einhergeht und in der Regel mit Abschluss der Ausbildung nicht abgeschlossen ist.

Es fällt auf, dass die Zufriedenheit mit der Ausbildung bei den von uns interviewten DPV-Ausbildungskandidaten überwiegend höher ist als bei DPG-Ausbildungskandidaten. So klagen die DPG-Kandidaten über hohen »Leistungsdruck«: Die Ausbildung beinhalte sehr viel »Paukerei«. Beklagt wird auch eine Verschlechterung des Klimas an den Instituten, da die »jungen und ehrgeizigen« DPG-Kollegen in den »IPA-Track« der DPG strebten, während dadurch die Älteren, die dies nicht mehr anstrebten, abgekoppelt würden und die bisherige DPG-Ausbildung, inklusive der Dreistündigkeit, »entwertet« werde.

Den Unterschied von DPV- und DPG-Ausbildung beschreibt eine Gesprächspartnerin so: Zu Beginn ihrer psychoanalytischen Weiterbildung bei der DPV habe sie die klare Struktur in den theoretischen Veranstaltungen etwas vermisst. Da sie auch Kontakte zu anderen Kandidaten habe, habe sie in dieser Zeit erfahren, dass die DPG-Ausbildung eher nach einem Ausbildungskatalog ausgerichtet sei, was sie sich auch für die DPV-Ausbildung gewünscht hätte. Während ihr eine solche »Verschulung« zu Beginn ihrer Ausbildung entgegengekommen wäre, zumal sie den Eindruck gehabt habe, alle anderen seien schon weiter als sie, habe sich ihre Einstellung während der Ausbildung verändert. Je mehr sie sich in szenisches Verstehen und die Beachtung der Gegenübertragung eingeübt hätte und je mehr es ihr gelungen sei, einen eigenen Stil zu entwickeln, desto mehr hätte sie begonnen, die Freiheiten zu genießen, die ihr die weniger verschulte DPV-Ausbildung bereitgestellt habe.

Die analytische Ausbildung findet, dies wird in allen Interviews deutlich, als Gruppenprozess statt. Eine psychoanalytische Identität entwickelt sich in einem langen, konfliktreichen Prozess, in dem der Gruppe (Lehranalytiker, Supervisoren, Mitkandidaten, Instituts- und Fachgesellschaftsöffentlichkeit etc.) eine bedeutende Rolle zukommt. Der Umgang der analytischen Gruppe mit ihren Ausbildungskandidaten sowie der Umgang der Ausbildungskandidaten mit dieser Gruppe werden dabei auf vielfältige Weise kritisch betrachtet. Die meisten Kandidaten fühlen sich in dieser Beziehung an ihrem Institut gut unterstützt. Bei den Gesprächspartnern in DPV-Ausbildung scheint das eigene Institut so etwas wie die Kernfamilie zu bilden, während die DPV für das weitere verwandtschaftliche Umfeld steht: »Ich finde schon, dass die Psychoanalyse eben auch 'ne Gemeinschaft ist, die sich doch sehr 'ne gemeinsame Identität gibt und die eben auch von Außen belächelt, entwertet und angefeindet wird. Ich find' schon, dass das mehr eine Gruppe ist als für mein Gefühl diese Verhaltenstherapeuten und eben auch relativ klein und relativ überschaubar. Ich glaube schon, dass ich so etwas gesucht hab', 'ne Gruppe, die sich mit Inhalten identifiziert.« Das analytische Setting ist für diese Kandidatin eine »geniale Erfindung Freuds«. Eine andere Gesprächspartnerin berichtet, sie habe mit der Psychoanalyse auch eine neue Familie gesucht, eine »geistige Familie«, die aber »nicht so unterdrückend, nicht so reglementierend« sei wie ihre christlich geprägte Herkunftsfamilie.

Ganz wichtig ist den Gesprächspartnern, die eine DPV-Ausbildung absolvieren, zumeist, innerhalb der DPV ihren Platz zu finden und an der Veränderung dessen, was ihnen dort nicht gefällt, mitzuwirken. Eine Kandidatin bemängelt eine gering ausgebildete »Konfliktkultur« innerhalb der DPV. Diese sei geprägt von vielfältigen »Animositäten« untereinander und dem Glauben, man dürfe sich erst dann äußern, wenn das, was man zu sagen habe, »lehranalytikerreif« sei. Diese »Über-Ich geprägte Haltung« wirke wie eine »Spaßbremse«. Insbesondere vermisse sie ein Forum, zum Beispiel für das Kasuistisch-Technische Seminar für Kandidaten, in dem auch die etablierten Institutsmitglieder Fälle zur Diskussion stellen könnten. Eine andere Kandidatin begrüßt die überregionalen bis internationalen Strukturen und hofft auf mehr Austausch, damit eine gewisse »Enge« in der Gruppe vermieden werden könne. Solche Voten von Kandidaten verstehen wir als Ausdruck der Furcht, dass im Zuge der analytischen Identitätsbildung das im Sinne Schneiders »Nicht-Identische« verloren geht und man dann »nur noch Analytiker« sei.

Hinsichtlich der Vierstündigkeit, die als Teil der DPV-Gruppenidentität angesehen wird, ergaben unsere Interviews ein weites Spektrum an Positionen: Bei den Gesprächspartnern in DPV-Ausbildung reichte es von der Anerkennung der Vierstündigkeit als einen bedeutsamen identitätsbildenden Faktor auf dem Weg zum DPV-Analytiker bis hin zu einem weitgehend überzeugungslosen Praktizieren der Vierstündigkeit, »weil es in der Ausbildung gefordert« wird. Bei den Gesprächspartnern in DPG-Ausbildung erwies sich die Ambivalenz gegenüber der Vierstündigkeit als mindestens ebenso hoch: Auf der einen Seite lernte man sie erst seit Einführung des »IPA-Tracks« in der DPG kennen und besetzte sie entsprechend hoch, auf der anderen Seite wurde die Dreistündigkeit gegen ihre vermeintliche »Entwertung« durch die Einführung der Vierstündigkeit im Rahmen des IPA-Tracks verteidigt.

Bei der Diskussion um die Vierstündigkeit greift in besonderem Maße der eingangs beschriebene Konflikt zwischen einer DPV-Identität und einer Identität als Psychotherapeut im Versorgungssystem. Von den Ausbildungskandidaten ist gerade bei der Vierstündigkeit das Kunststück gefordert, beides miteinander zu integrieren: Auf der einen Seite mögen die DPV-Ausbildungsrichtlinien die Vierstündigkeit fordern und der Ausbildungskandidat mag vom Wert der Vierstündigkeit überzeugt sein. Auf der anderen Seite finden sich Patienten, die sich von der Vierstündigkeit überzeugen lassen, zum Teil nur schwer, zumal die vierte Wochenstunde – wenn überhaupt – nur phasenweise von der Krankenkasse übernommen wird. Hinzu kommt, dass die IGel-Liquidation der vierten Stunde, eine Möglichkeit, die dann greift, wenn der Gutachter die phasenweise Vierstündigkeit abgelehnt hat oder die entsprechende Phase vorbei ist, rechtlich umstritten ist. Insofern ist es als eine nicht zu unterschätzende Leistung von Ausbildungskandidaten anzusehen, wenn sie diesen Schwierigkeiten standhalten. Manch einer der bereits »fertigen« Psychoanalytiker ist jedoch der Meinung, das

Bestehen der DPV auf der Vierstündigkeit sei eine »erhebliche Belastung für die Ausbildung«. Es brächte die Ausbildungskandidaten in eine »unheimliche Klemme«, »in eine unheimliche Not«, was »furchtbar« sei. Diese hohen Ansprüche an die Kandidaten hätten etwas »Gnadenloses, irgendwie auch was Verlogenes«, zumal es ein offenes Geheimnis sei, dass die wenigsten DPV-Analytiker vierstündig arbeiteten, abgesehen von den Lehranalytikern oder prominenten Analytikern. Eine Ausbildungskandidatin, die in der Vierstündigkeit hingegen etwas sehr Wertvolles sieht, beklagt das Gefühl, von den »eigenen Leuten« bei der Verteidigung der Vierstündigkeit den Wind aus den Segeln genommen zu bekommen, indem diese nach ihrem Kolloquium häufig nicht mehr vierstündig arbeiteten. Für einen anderen Kandidaten schafft die Vierstündigkeit aufgrund des durch sie intensivierten Prozesses schlicht eine zu große »Nähe« in der Beziehung zum Patienten, was sich vor dem Hintergrund verstehen lässt, dass er eine »psychotische« Mutter hat, was ihn als Kind »extrem geängstigt« hat. Indem sie Psychoanalyse als »Haltung und nicht Frequenz« versteht, versucht eine weitere Gesprächspartnerin, einen Ausweg in der Diskussion um die Vierstündigkeit als identitätsstiftendes Merkmal der DPV zu finden. Sie suche keine Patienten für Analysen, sondern freue sich, wenn sich eine Analyse organisch aus der Zusammenarbeit mit den Patienten entwickle.

Bezüglich der Vierstündigkeit ist anzumerken, dass sich die DPV des Problems, das hierin für ihre Kandidaten liegt, durchaus bewusst ist. So hat sie versucht, den teilweise bestehenden Nöten von Kandidaten, vierstündige Fälle zu finden, entgegenzukommen, indem sie Vierstündigkeit nicht mehr von Anfang bis Ende einer Ausbildungsbehandlung fordert, sondern von »überwiegend« vierstündigen Ausbildungsbehandlungen ausgeht. Bemerkenswert ist jedoch, dass manche Kandidaten diese Änderung der Regularien anscheinend kaum glauben können. So geschehen bei einigen Interviewpartnern, die durch den Interviewer darüber aufgeklärt wurden. Interessant ist auch, dass diese veränderte Haltung der DPV bei Mitgliedern und Kandidaten kaum bekannt ist, obwohl innerhalb der DPV immer wieder auf diese Möglichkeit aufmerksam gemacht wurde.

Gelingt es dennoch nicht, die Ausbildung bei der DPV mit zwei vierstündigen Fällen zu beenden, die beide seit jeweils ca. 300 Stunden andauern, so haben diese Kandidaten die Möglichkeit, zumindest den staatlichen Abschluss zu machen, an dem die wirtschaftliche Existenz hängt, insofern er mit der Approbation (Psychologen) und der sozialrechtlichen Zulassung (Ärzte und Psychologen) verknüpft ist. Obwohl vom staatlichen Abschluss mehr abhängt, bezieht sich die Angst vor einem Scheitern bei den meisten Ausbildungskandidaten der DPV eher auf das Kolloquium als auf den staatlichen Abschluss. Dass auch ohne DPV-Kolloquium in vielen Fällen die Möglichkeit besteht, affiliiertes Mitglied der DPV zu werden, neben der Möglichkeit, Vollmitglied in der DGPT zu werden, scheint für die Kandidaten kein Trost zu sein.

Wenn ein Scheitern im lediglich der eigenen fachlichen Reputation dienenden DPV-Teil der Ausbildung mehr gefürchtet wird als ein Scheitern im berufs- und sozialrechtlich relevanten Teil der Ausbildung, so scheint es dabei um existenziellere Dinge zu gehen. Worum es hier geht, ist offenbar »Identität« und Gruppenzuge-hörigkeit – »Identität« verstanden als ein Konzept, das sich ganz zentral nicht nur auf die Beziehung des Einzelnen zu sich selbst, sondern auch auf die Beziehung des Einzelnen zu einer Gruppe bezieht. Hier wird spürbar, was es heißt, dass Identität auf der Verinnerlichung von Beziehungserfahrungen beruht (siehe Kapitel 4.2).

Die Angst vor dem Scheitern schwingt in fast allen Interviews mit Gesprächspart-nern in Ausbildung mit, nicht nur bei denen, die ihre Ausbildung bei der DPV absol-vieren: »Mein erster Kontakt am Institut war, dass mir jemand erzählte, er wäre zwei Mal durchs Vorkolloquium gefallen. Das scheint bei uns öfter zu passieren, ich hatte nur mit Leuten zu tun, die Schwierigkeiten hatten. Das war für mich als ängstlicher Mensch ganz schlimm«. Es sähe »aktuell zwar nicht so aus«, dass ihre Ausbildung gefährdet sei, so die Gesprächspartnerin weiter, »aber die Angst, rauszufliegen, hab' ich trotzdem«. Ein Gesprächspartner sei »durch das Vorkolloquium gefallen«. Danach sei er vom örtlichen Ausbildungsausschuss gefragt worden, ob er nicht die Ausbildung aufgeben wolle. Diese Frage habe er als »fundamentale Infragestellung« erlebt. Er habe »über ein Jahr« gebraucht, um sich noch einmal zum Vorkolloquium anzumelden.

Noch beängstigender als das Vorkolloquium erscheint das Kolloquium am Ende der DPV-Ausbildung: »Da ist ja wohl auch jemand durchgefallen, bei der letzten Tagung«, berichtet eine angehende Psychoanalytikerin sichtlich schockiert. An ihr eigenes Kolloquium denke sie »mit Grausen«. Sie finde es »ganz schlimm, wenn man die Endausscheidung nach so einer Ausbildung nicht schafft«. Aber man könne es vorher nicht wissen, wie es ausgeht, und das sei »sehr verunsichernd«. Manche Ausbildungskandidaten nehmen ihr Scheitern im Kolloquium sogar vorweg, indem sie ihre Meldung zum Kolloquium zurückziehen, aus Angst, den Ansprüchen nicht zu genügen, was dabei oft auf den Patienten geschoben wird. So habe ein Patient kurz vor dem Zentralseminar einer Gesprächspartnerin, das heißt jener Prüfung am örtlichen Institut, bei der es um die Zulassung für das bundesweite DPV-Kolloquium geht, dieser durch Abbruch der Behandlung einen »Strich durch das Zentralseminar gemacht«. Sie habe dann Zentralseminar und Kolloquium abgesagt, obwohl sie »von vielen Seiten bestürmt worden« sei, es trotzdem zu machen. »Ich hab' mich dem dann auch, ich sag's mal so, nicht gänzlich gewachsen gefühlt und ich hab' auch gemerkt, ich wollt' mich dem auch nicht mehr stellen.« Sie habe die »Befürchtung gehabt«, in der Diskussion von den Prüfern »zerrissen zu werden«. In den darauf folgenden Jahren habe sie keine Patienten mehr finden können, mit denen sie vierstündig hätte arbeiten können. Es habe sie »eine Zeit lang sehr geschmerzt, die Ausbildung nicht beenden zu können«. Die Gesprächspartnerin glaube heute, dass man die drei Buchstaben

DPV nicht brauche, »um gute Arbeit zu machen«. Sie betont jedoch, sie werde die affiliierte Mitgliedschaft bei der DPV beantragen, um so auch einen Status innerhalb der DPV zu bekommen.

Dass beim Thema DPV-Kolloquium die emotionalen Wogen hochschlagen, ist nicht verwunderlich, wenn man sich vergegenwärtigt, dass es hier um die Zugehörigkeit zu *der* klassischen psychoanalytischen Vereinigung geht. Dennoch sollte nicht außer Acht gelassen werden, dass die meisten Kandidaten ihr Kolloquium als eine gute und lehrreiche Erfahrung beschreiben. Würde man die verschiedenen psychoanalytischen Gesellschaften gemäß ihrer Images in der Öffentlichkeit als Baum darstellen, so wäre die DPV wohl am ehesten beim Stamm anzusiedeln. Nun ist das Kolloquium ein Initiationsritus und als solcher naturgemäß mit »Schmerzen« verbunden: Es gehört schon viel Mut dazu, sich und seine Arbeit mit dem Patienten, die in einem sehr intimen Rahmen stattfindet, vor der bundesweiten Fachöffentlichkeit der DPV zu präsentieren. Es nimmt auch nicht Wunder, dass immer wieder Stimmen laut werden, diese Prüfung abzumildern oder sie ganz abzuschaffen. Auch wenn bei den Vorschlägen, die Regelungen rund um das Kolloquium zu modifizieren, sicherlich der eine oder andere bedenkenswerte dabei ist, so erscheint es aus der Perspektive von Identitätsbildung nicht ratsam, die Grundcharakteristik des Kolloquiums zu verändern. Die meisten Kolloquien finden heute in einer wohlwollenden Atmosphäre statt und die Ausbildungskandidaten stellen fest, dass die Diskussion mit Mitgliedern anderer Institute als dem eigenen bereichernd ist, da sie auf diese Art neue Sichtweisen auf die eigene Arbeit kennenlernen, die sie am eigenen Institut nicht kennenlernen konnten. Hinzu kommt, dass die Diskussion mit Kollegen aus anderen Orten in der Regel viel freier von Rivalität ist, als dies unter den »eigenen Leuten«, die man vom eigenen Institut her kennt, der Fall ist. Es hebt die DPV unter den Fachgesellschaften heraus, dass sie diese Art von Ausbildungsabschluss etabliert hat und es stärkt ihre fachliche Reputation und ihre Gruppenidentität, dass alle ihre Mitglieder durch diese »Initiation« hindurchgegangen sind – und dies gerade in einer Zeit, in der Initiationsriten immer mehr an Bedeutung verlieren, wodurch Identitätsbildungsprozesse immer schwerer werden, was im Erleben vieler Menschen zu Haltlosigkeit und Zersplitterung führt.

Der Begriff der »psychoanalytischen Identität«, die es im Verlauf der Ausbildung zu entwickeln gilt, wird von den Gesprächspartnern vor allem auf die Freud'sche Methode bezogen: »Da steckt eine ziemlich unbeugsame Wahrheit drin, also wirklich verstehen zu wollen, was wahr ist über einen selber – ob das nun schön ist, ob das hässlich ist oder weh tut oder einen glücklich macht – wirklich verstehen zu wollen, was die persönliche Wahrheit ist. Das meine ich in Freuds Texten zu sehen. Und auch so was mit Wissenschaft, Neugier und Forschungsdrang.« Winnicott erscheint in den Interviews häufig als Referenz: »Dem Verrückten etwas entgegenhalten«, eine »haltgebende Beziehung«, welche einen »Möglichkeitsraum« eröffne.

Der an vielen Instituten immer wieder ausgefochtene »Schulenstreit« wird im Zusammenhang mit der Identitätsbildung in der Regel als wenig konstruktiv und nicht hilfreich erlebt. Viele Gesprächspartner geben zwar schulenbezogene Vorlieben an, verwehren sich aber dagegen, sich dogmatisch festzulegen. Relativ häufig war die Klage, manche Supervisoren bzw. Dozenten hielten dogmatisch an der eigenen Schulrichtung fest und seien wenig tolerant gegenüber anderen Dozenten.

Nachdem bis hierhin so viel von Identitätsbildung bei angehenden Psychoanalytikern die Rede war, wenden wir uns nun der Beantwortung der Frage zu: Wie sieht es diesbezüglich bei Verhaltenstherapeuten aus? In den entsprechenden Interviews zeigte sich auf manifester Ebene wenig, das auf eine Identität im engeren Sinne hindeutet, aber viel Pragmatisches: Die verhaltenstherapeutische Ausbildung wird von den Gesprächspartnern offenbar sehr pragmatisch angegangen, sie betrachten sie als etwas, das man machen »muss«, auch wenn es manchmal »hart« ist, damit man später berufliche Vorteile hat. Effizienzorientierung scheint im Vordergrund zu stehen. Dies passt zu dem bereits aus der Literatur zur Verhaltenstherapie gewonnenen Eindruck (siehe Kapitel 4.4.2), dass weder das Identitätskonzept als solches, noch die verhaltenstherapeutische Identität im Besonderen in der verhaltenstherapeutischen Community ein Diskussionspunkt sind. Da Verhaltenstherapie sowohl in der Literatur als auch von unseren Gesprächspartnern primär als die Anwendung wissenschaftlich erprobter Methoden zur Modifikation dysfunktionalen Verhaltens und Erlebens sowie beteiligter kognitiver Strukturen verstanden wird, die unabhängig ist von der Person desjenigen, der sie anwendet, könnte man paradox formulieren: Die verhaltenstherapeutische Identität scheint vor allem darin zu bestehen, dass man keine solche Identität hat, da man sich weder zu einer bestimmten Identität bekennt, noch überhaupt von Identitätsbildungsprozessen ausgeht. Wozu man sich bekennt ist der Dreiklang »wissenschaftlich – pragmatisch – wirtschaftlich« (vgl. Kapitel 4.4.2), doch insofern dies ein Bekenntnis zum Mainstream ist, fehlt einem solchen Bekenntnis das Spezifische. Dieses ist jedoch notwendig, um im Sinne des Schnittstellenbegriffs von Identität zu sprechen, demzufolge Identität die Vereinigung von Spezifischem (Individuellem) mit Allgemeinem (Gesellschaftlichem) ist.

Auffällig ist jedoch, dass die verhaltenstherapeutischen Gesprächspartner ihre Ausbildung zumeist mit vergleichsweise wenig Begeisterung begonnen, sie aber gegen Ende durchaus libidinös besetzt haben. Dabei gilt die libidinöse Besetzung der Verhaltenstherapie vor allem dem Umstand, dass sie wie ein Gerüst fungiert, mit dessen Hilfe sich Versatzstücke aus den verschiedensten Bereichen – von der klassischen Konditionierung bis hin zur Traumdeutung – integrieren und nach der individuellen Façon des Verhaltenstherapeuten, geprägt von seinem Arbeitsstil, zu einem »neuen« Ganzen zusammensetzen lassen.

Da Identität das Spezifische und Individuelle mit dem Allgemeinen und Gesellschaftlichen verbindet, machen sich viele psychoanalytische Gesprächspartner nicht nur über die eigene psychoanalytische Identität Gedanken, sondern auch über die Lage der analytischen Community. Diese erlebt ein Gesprächspartner als »jammernd« und als »nur auf Bestandssicherung« ausgerichtet. Er glaube, dass die Psychoanalytiker selbst nicht von der Qualität ihrer Arbeit überzeugt seien: »Auf jedem Produkt stehe heute ein Gütezeichen, nur die Psychoanalyse zeigt sich selbst nicht von ihrer Qualität überzeugt.« Dies stehe ganz im Kontrast dazu, dass »man sehr gut ausgebildet wird, zum Beispiel im Interviewpraktikum, dass man sich sehr genau überlegt, was man tut und lernen kann, was man anders machen kann oder was man noch tun kann. Das hab' ich noch nie so erlebt und das find ich wirklich fabelhaft«. Deshalb könne er kaum nachvollziehen, warum »nur noch geklagt« würde.

In der Tat sehen einige psychoanalytische Gesprächspartner die Psychoanalyse als »in die Ecke gedrängtes Opfer«. Es werde ihr »in der heutigen Zeit sehr schwer gemacht« und so gebe es immer weniger psychoanalytisch geführte Abteilungen in Kliniken. Die Psychoanalytiker seien sehr »pessimistisch«, »auf dem Rückzug und »untergangsorientiert«. Manche unserer Gesprächspartner möchten die Psychoanalyse offenbar aufrütteln, um aufzustehen und zu kämpfen. In jedem Wirtschaftsunternehmen gebe es Strategen, die Konzepte für die Zukunft entwickeln: »Wenn Wettbewerber X sich so verhält, dann reagieren wir so. Die arbeiten Strategien aus. Die bereiten sich vor. Die suchen Alternativen, überlegen, was man tun kann. Und das fehlt mir bei den Analytikern völlig.« Die Analytiker setzten sich nicht konstruktiv mit »zukunftsgerichteten Fragen auseinander«, das sei »bitter«. »Die verhalten sich wie Chemiker, die sitzen so an ihrem Forschungssüppchen und haben sich noch nie den Kopf zerbrochen, ob das jetzt für den ›Kunden‹ interessant sein könnte.«

Ein weiterer häufig genannter Kritikpunkt ist der Rückzug der Psychoanalytiker aus der Öffentlichkeit. »Und ich denke, also ein wichtiges Kriterium ist sicher dieses Sichtbar-Sein, Greifbar-Sein, Erfassbar-Sein von Psychoanalytikern. Also ich erinnere mich, das sind einfach so einzelne Erlebnisse oder Begegnungen, wenn dann mal ein Analytiker auf so Fortbildungen eingeladen war in der Klinik und wenn das dann entsprechend auch interessant war, das berührt dann schon. Also ich denk' es fehlt so an ›Öffentlichkeitsarbeit‹. Dass die Psychoanalytiker eben nicht nur in den Kreisen bleiben, in denen sie sich sowieso immer nur bewegen.«.

Was der Psychoanalyse zurzeit am meisten fehlt, sind aus Sicht einer Gesprächspartnerin »charismatische Persönlichkeiten«: »Die brauchen wir wirklich.« Das sei früher anders gewesen: »Ja, diese Analytiker, da in den 50er, 60er Jahren, die waren eher rebellisch, die Leute wie der Mitscherlich, der Richter oder so, die waren auch krumm und schief und haben sich positioniert, die hatten was Charismatisches, und jetzt gibt es ja mehr so 'ne Generation, bisschen was Softes, Smartes, Aalglattes oder auch Bürokratisches, Unscheinbares. Und so gewinnen wir gar nicht die Herzen der anderen.«

Im Rückblick verweisen fertig ausgebildete Psychoanalytiker auf das Problem, dass man erst im Nachhinein merke, wie gut die analytische Ausbildung wirklich sei. Zunächst stehe die Belastung im Vordergrund, zum Beispiel im finanziellen Bereich. Dies wird vor dem Hintergrund des heutigen Zeitgeistes, der bestimmt ist von dem Diktat des »Was bringt das? Was kostet das? Wie schnell geht das?«, als sehr problematisch für die Psychoanalyse angesehen: »Die Vorteile, die kommen viel später, die werden ja in dem Moment noch nicht deutlich. Die Leute machen aber heute immer nur das, was sofort irgendwelche Vorteile zeigt und nicht irgendwann später. Das ist so ein ›Wirtschaftsverhalten-Phänomen‹.« Man wolle immer »direkt messen können, was gut ist«. Bei der analytischen Ausbildung gehe es jedoch, wie bei der analytischen Langzeittherapie, um langfristige und nachhaltige Wirkungen, statt um schnelle Effekte.

Ein Gesprächspartner ist der Meinung, dass Berufsanfänger stärker unter dem Zeitgeistdiktat stehen als bereits länger im Beruf stehende Psychotherapeuten. So entwickelt er »die Idee, dass man eigentlich die niedergelassenen Psychotherapeuten für die Ausbildung gewinnen müsste, die schon einige Zeit im Beruf sind. Weil die dann irgendwann merken, so kommen sie nicht weiter, sie werden krank, und die haben schlaflose Nächte und sie kriegen ihre Depressionen. Diese Leute, die wären die geeigneten Ansprechpartner für die analytische Ausbildung.« Die schon niedergelassenen Psychotherapeuten seien nicht mehr so abhängig, wie es Kandidaten seien, »die können das machen aus einer anderen, sicheren Position heraus«.

Einigen Gesprächspartnern gelingt es, die analytische Ausbildung im fortgeschrittenen Stadium als einen Prozess der langsamen Entidealisierung zu erleben. Wenn diese Entwicklung gelingt, kann sich eine Versöhnung mit den unvermeidlichen Beschränkungen der Ausbildung sowie der Erfahrung der eigenen Grenzen und der Grenzen der psychoanalytischen Methode einstellen: »Im Nachhinein hätte ich es nicht anders machen können.« Trotz ihrer zum Teil äußerst kritischen Einstellung bietet die Psychoanalyse für die meisten psychoanalytischen Gesprächspartner ein enormes Potenzial der Erkenntnis und der potenziellen Veränderung. Die Ausbildung ist für sie ein »Rahmen«, der viel Kreatives und Lebendiges ermöglicht: »Ich genieße es ins Nachdenken zu kommen, ich will keine Antworten, ich will Fragen!« So wie diese Gesprächspartnerin haben viele die Zeit ihrer Ausbildung insgesamt als »unheimlich toll« erlebt. »So viele Angebote, so viele Seminare, so viel Austausch, das fand ich ganz fantastisch. So viel Zuwendung zu haben, also wo gibt es das schon, dass man so viele Professoren wie Kandidaten hat, das fand ich toll.«

8 Zusammenfassung und Diskussion der wesentlichen Ergebnisse

8.1 Die Ergebnisse vor dem Hintergrund der identitätstheoretischen Überlegungen

Zur inhaltlichen Systematisierung der Befunde haben wir uns entschlossen, das Konzept der »psychotherapeutischen Identität« zugrunde zu legen, in seinen Varianten der »psychoanalytischen« und der »verhaltenstherapeutischen« Identität. Das Konzept der psychotherapeutischen Identität leitet sich ab vom Identitätskonzept, das in psychoanalytischen Kreisen umstritten ist, da es kein genuin psychoanalytisches Konzept ist, sondern ein »Schnittstellenkonzept« zwischen verschiedenen Wissenschaften, wie Bohleber (1996) herausstellt (zum Identitätskonzept vgl. auch die Ausführungen in Kapitel 4). Doch gerade weil es ein Schnittstellenkonzept ist, erschien das Identitätskonzept für diese Untersuchung besonders geeignet. Es liegt nicht nur an der Schnittstelle zwischen den Wissenschaften, sondern markiert auch die Schnittstelle zwischen Individuum und Gesellschaft, wie Bohleber (1996) weiter ausführt. Dabei arbeitet er die Paradoxie des Identitätsbegriffes heraus: Auf der einen Seite bedeutet »Identität«, dass sich die Person als einzigartig konstituiert und ihren eigenen Weg geht, auf der anderen Seite erfüllt sie genau damit die Anforderungen der Gesellschaft. Das bedeutet aber auch, dass Identität immer konflikthaft ist. An dieser konflikthaften Schnittstelle vollzieht sich auch die Berufswahl.

Die meisten Forscher, die sich mit der Identität befasst haben, haben das Entwicklungsalter der Adoleszenz bzw. der Spätadoleszenz im Blick. Dies hängt damit zusammen, dass sich in dieser Entwicklungsphase eine Reihe von Festlegungen herausbildet, die für das gesamte Erwachsenenleben der Person, die nun kein Kind mehr ist, prägenden Charakter haben: so zum Beispiel die endgültige Verfestigung der Geschlechtsidentität oder die Entwicklung der beruflichen Identität. Angelegt sind diese Festlegungen jedoch bereits in der Kindheit. Dies entspricht hinsichtlich der Geschlechtsidentität dem Freud'schen Ansatz von der Zweizeitigkeit der Sexualentwicklung. Wie Psychoanalytiker nach Freud, zum Beispiel Margaret Mahler, herausgefunden haben, entwickelt sich der Keim dessen, was sich später einmal als »Identität« eines Menschen darstellt, allerdings nicht erst während der ödipalen Phase, sondern bereits im präödipalen Entwicklungsalter. Nach Mahler (1978) entwickelt sich die Identität aus frühen Formen des Selbst, das heißt frühesten Formen der Wahrnehmung seiner selbst. Diese Wahrnehmungen entstehen über Spiegelungsprozesse und Interaktionen mit dem mütterlichen Primärobjekt. In diesen Prozessen des Sich-aufeinander-Abstimmens erfährt das Kind die Grundstruktur für die Beziehung zu einem Objekt und für die Erfahrung des Selbst. Dabei bildet sich nach Stern, wie Bohleber feststellt, ein »präpräsentationales Kern-Selbst-Gefühl« (1996, S. 290), das die regulierende Mutter-Kind-Interaktion enthält und so »die Basis und die Verankerung unseres Identitätsgefühls« (ebd.) bildet. Es trägt dazu bei, sich bei aller Veränderung dennoch als mit sich selbst gleich fühlen zu können. Green (1993) sieht nach Bohleber in der Interaktion zwischen Mutter und Kind, die in der Zeit stattfindet, bevor das Kind das symbolische und repräsentationale Denken erworben hat, eine »rahmengebende Struktur« (Bohleber 1996, S. 290). Diese wird anstelle des mütterlichen Objekts zum primären Objekt der Verschmelzung. Wenn das Kind später realisiert, ein Wesen zu sein, das eine von der Mutter unabhängige Existenz hat, so ist damit ein erster entscheidender Schritt der Identitätsbildung vollzogen. Nach 18 bis 20 Monaten erkennt das Kind sein eigenes Spiegelbild und kann sich nun als »Objekt eigener und fremder Beobachtung« (Bohleber 1993, S. 57) erfahren. Es ist nun einerseits stolz auf seine Eigenständigkeit, aber zugleich voller Angst, nicht mehr Teil der mütterlichen Kraft und Sicherheit zu sein, was nach Mahler die »Rapprochement-Krise« auslöst.

Nach dem Moratorium der Latenzzeit, in dem es für das infantile Ich darauf ankommt, Kraft zu sammeln für die Stürme der Adoleszenz, kommt es in der Adoleszenz darauf an, durch fortschreitende Integrationsprozesse zu einem einheitlichen Ganzen der Persönlichkeit zu gelangen. Hier geht es insbesondere um die Etablierung des »Primats der Genitalität« (Freud 1905b) und um die Lösung von den infantilen Objekten. Für Blos (1985) spiegeln sich in der Adoleszenz »kaleidoskopartig sämtliche vorangegangenen Entwicklungen«, wie Bohleber (1993, S. 49) feststellt. Die »gigantische Aufgabe der Konsolidierung«, so Blos (1985) nach Bohleber (1993, S. 49) macht die Spädadoleszenz auch zu einer Zeit der Krise. Loewald (1986) und Bohleber (1993) weisen darauf hin, dass die von Freud betonte Zweizeitigkeit der psychosexuellen Entwicklung die adoleszente Krise nicht einfach zu einer Neuauflage infantiler Konflikte macht. Vielmehr wird nach Bohleber (1993, S. 56) die Kindheit im Lichte der erworbenen genitalen Sexualität »neu gelesen«. Demzufolge bietet die

Adoleszenzkrise die Chance neuartiger Lösungen für alte infantile Konflikte. Nach Loewald (1980, S. 69) kann es so zu einer »Neuschöpfung aus Altem« kommen. Bohleber (1993) stellt in diesem Zusammenhang vor allem die Reflexivität heraus, die der Jugendliche während der Adoleszenz erwirbt: Er kann sich selbst mit seiner Vergangenheit in diesem Alter erstmalig selbst zum Objekt machen und darüber in abstrahierender Weise reflektieren. Dies ermöglicht ihm, seine Selbstbilder zu rekonstruieren und in die Zukunft zu projizieren. Auf diese Weise erlebt sich der Jugendliche selbst ganz anders, nämlich als in einem Kontinuum stehend.

Die Kontinuität mit sich selbst steht auch im Mittelpunkt des klassischen Identitätsbegriffes von Erikson (1973). Demnach geht es darum, eine »Ich-Identität« zu entwickeln. Bei gegebener Ich-Identität besteht ein »Identitätsgefühl« darin, sich in verschiedenen lebensweltlichen Zusammenhängen und in verschiedenen Zeiten seines Lebens als »der Gleiche« bzw. als mit sich selbst identisch zu erleben. Bohleber kritisiert an dieser Konzeption, dass das »Nicht-Identische« dabei zu sehr außer Acht bleibe. Das Identische sei auch vom Nicht-Identischen her bestimmt, das heißt auch vom Unbewussten her: »Das Unbewußte als das Nicht-Identische ist für die Identität immer auch das Andere, auf das sie bezogen ist« (Bohleber 1996, S. 297). Identitätsbildungsprozesse sind dabei immer auch als innerer Dialog zu verstehen, zwischen dem was ein- und dem was ausgeschlossen wird.

Diesen Gedanken Bohlebers greift Gerhard Schneider auf und entwickelt daraus eine »dialektische Konzeption personaler Identität« (2005, S. 362). Er versteht Identität als ein »spannungsvolles« und »dynamisches Gefüge«, dessen Dialektik sich zwischen zwei Polen abspielt – der »Positivität« und der »Negativität von Identität«: Der Pol der Positivität entspricht in etwa der von Erikson geprägten klassischen Auffassung von Identität als dem, was über die Zeiten hinweg und in verschiedenen Situationen gleich bleibt. Dies ist die Setzung einer Ordnung des So-bin-Ich. Der Pol der Negativität hingegen beschreibt die Möglichkeit der Veränderung dieser Ordnung. Es geht hier um das Potenzial des Anders-Werdens. Wichtig ist, beide Seiten zusammen zu denken, denn die Verabsolutierung der Positivität würde zu Erstarrung führen, wohingegen eine Verabsolutierung der Negativität Zerfallsprozesse nach sich ziehen würde. Erhalten werden kann nur das, was sich wandelt. Der Wandel sichert das, was bestehen will.

Was vor diesem Hintergrund die psychotherapeutische Identität im Besonderen angeht, so war von der Literatur her zu erwarten, dass »Helfen« ein entscheidendes Motiv für die Wahl des Psychotherapeutenberufes darstellt. Darauf weisen vor allem Untersuchungen von Wolfgang Schmidbauer (1999, 2003) und Eva Jaeggi (2003) hin. Des Weiteren zeigen ihre Untersuchungen, dass es den angehenden Psychotherapeuten in der Regel über den Umweg, andere zu therapieren, um Selbstbehandlung bzw. Selbstheilung geht. Gelingt es, über die (Selbst-)Behandlung zu einer höheren Integration der eigenen Persönlichkeit zu gelangen, so könnte man dies als kunstvolle »Lösung« eigener Identitätsprobleme ansehen.

Legt man die Literatur zur psychoanalytischen Identität zugrunde, so drängt sich der Eindruck einer aktuellen Krise der psychoanalytischen Identität auf. Dies verwundert nicht, hatte doch schon Freud (1937) das Psychoanalytiker-Dasein als »unmöglichen Beruf« bezeichnet, in dem das Scheitern vorprogrammiert sei, ähnlich wie bei Pädagogen und Politikern. Zunächst einmal geht von der »Außenwelt« in der heutigen Zeit eine akute Bedrohung für die Psychoanalyse aus: Ihr langfristiger Verbleib im deutschen Gesundheitssystem als Analytische Psychotherapie erscheint unsicher, ihr Status als Wissenschaft wird massiv bestritten. Es scheint für die Psychoanalyse ans »Eingemachte« zu gehen. Bei genauerem Hinsehen gilt dies allerdings weniger für die Psychoanalyse als Ideengebäude, sondern vielmehr für die Psychoanalyse als Institution. Als Institution ist sie vor allem durch den Kandidatenrückgang bedroht, der ihre Generativität angreift.

Verschiedene Autoren kritisieren eine übermäßige Anpassung der Psychoanalyse an die Kategorien des Versorgungssystems (vgl. Ermann 1996) und die Preisgabe ihres zivilisationskritischen Potenzials (vgl. Bruns 1994; Körner 1995) mit dem Ziel, den Verbleib im Versorgungssystem zu sichern. Einig sind sich viele Autoren (vgl. Pollak 1999; Körner 2003) darin, dass die Virulenz der Frage nach der psychoanalytischen Identität bereits als Krisensymptom anzusehen ist, signalisiert sie doch, dass man sich ihrer nicht sicher ist. Pollak sieht in der psychoanalytischen Identität »eine besondere Verknüpfung der Person und der Berufstätigkeit des Psychoanalytikers« (1999, S. 1270f.). Diese ist für Erlich (2003) dadurch gekennzeichnet, dass der Psychoanalytiker an der Schnittstelle zwischen Innen- und Außenwelt arbeitet, wobei die »innere Welt« viel stärker gewichtet werde. Dies bringt die Psychoanalytiker, so Erlich und Pollak, in einen Gegensatz zur Forschung, zur Berufspolitik und zu den Medien, das heißt zu jenen öffentlichen Feldern, auf denen präsent zu sein, heute von herausrageder Wichtigkeit ist. Gerade in der heutigen Zeit scheint das Bild, das man von sich zeigt, zum Beispiel im Internet im Allgemeinen oder in einem der sozialen Netzwerke wie zum Beispiel Facebook im Besonderen, wichtiger zu sein als das, was man im substanziellen Sinne »ist«. Wer sich dem bestehenden Zwang zur Permanentkommunikation gänzlich zu entziehen versucht, läuft Gefahr, als nicht mehr existent betrachtet zu werden. Der Hang der Psychoanalytiker zur Innerlichkeit scheint daher wenig hilfreich hinsichtlich der Bemühungen, psychoanalytische Bastionen zu verteidigen.

Erlich sieht hier auch die Gefahr eines »Strebens nach Reinheit«, in das sich »religiöse Untertöne« mischen (2003, S. 366). Deshalb plädiert er für eine »Entmystifizierung der analytischen Haltung und Identität« (ebd.). In der Tat ist der Vergleich psychoanalytischer Institutionen mit einer Religion bzw. einer Kirche ein Topos, der sowohl in der Literatur (vgl. Cremerius 1990; Jaeggi 2003) als auch in der allgemeinen Rede über Psychoanalyse immer wieder anzutreffen ist. So verweist Pollak darauf, dass das quasi-religiöse Bedürfnis nach »Wahrheit« und »Reinheit« der Entwicklung eines »professionellen Habitus« (1999, S. 1291) entgegensteht.

Probleme in den analytischen Instituten ergeben sich vor allem aus unaufgelösten Übertragungen aus den Lehranalysen, die ins Institutsleben hineinwirken, da Lehranalytiker und ehemalige Lehranalysanden sich hier als Kollegen weiterhin begegnen. Einige Autoren (vgl. Beland 1983; Pollak 1999; Wirth 2007) befassen sich mit den Verwicklungen, die hieraus entstehen können: »Unbewusste familiäre Strukturen mit Loyalitätsbindungen, Familienfehden, Generationskonflikten, Geschwisterrivalitäten« (Pollak 1999, S. 1285) sowie eine übertriebene Berufung auf den »Urvater Freud« werden als »zentrale Kristallisationskerne psychoanalytischer Identität« herausgestellt (Wirth 2007, S. 178).

Kritik am Ausbildungssystem der DPV hat in jüngerer Zeit vor allem Thomä (2005) geübt, der der Auffassung ist, die Lehranalyse habe mit der »analytischen Kompetenz« weniger zu tun als man glaube. Viel wichtiger für die Entwicklung analytischer Kompetenz seien die Erfahrungen von Kandidaten in ihrer Supervision. Für die Forderung einer ausbildungsbegleitenden Lehranalyse in einer Frequenz von vier bis fünf Wochenstunden gäbe es keine hinreichende wissenschaftlich-klinische Begründung. Er plädiert daher dafür, die Lehranalyse völlig zu privatisieren, das heißt, sie jeglichem institutionellen Einfluss zu entziehen. Für Gerhard Schneider (2007) wäre damit jedoch das Kind mit dem Bade ausgeschüttet. In einer Erwiderung auf Thomä beruft er sich darauf, dass »Kompetenz« und »Identität« nicht dasselbe seien, wie man bei Thomä meinen könnte. Für Schneider drückt sich psychoanalytische Identität in einer analytischen Haltung aus, die gerade dann zum Zuge kommt, wenn in Krisensituationen von Behandlungen die analytische Methode massiv angegriffen und der Rekurs auf eine trianguläre Position bzw. die Arbeitsbeziehung nicht mehr möglich ist. In einer solchen Situation könne der analytische Raum nicht methodengeleitet, das heißt vermöge der Kompetenz des Analytikers, wiederhergestellt werden, da die Voraussetzung der reflexiven dritten Position fehle. Vielmehr müsse sich der analytische Raum selbst wiederherstellen – dies gehe nur, wenn der Analytiker den Angriff auf sich und seine Methode »überlebe«, was er nur könne, wenn er eine analytische Identität habe. Der Ort der Entwicklung einer analytischen Identität sei jedoch die Lehranalyse – insofern gebe es ein institutionelles Interesse an der Lehranalyse des Kandidaten. Die Institution sei qua Ausbildung sogar verpflichtet, dafür Sorge zu tragen, dass der Kandidat eine analytische Identität entwickle, was einer gänzlichen Privatisierung der Lehranalyse im Wege stehe.

Gegenüber den Gefahren institutioneller Verwicklungen aus unaufgelösten Übertragungsverhältnissen, quasi-religiösen Bedürfnissen nach »Reinheit« und »Wahrheit«, sowie der Tendenz, sich in Innerlichkeit gegenüber der Außenwelt abzuschotten, betont Sandler die authentische Auseinandersetzung mit den eigenen Positionen und denen anderer:

> »Nur, wenn wir wirklich bemüht sind, die Arbeit anderer zu verstehen, und wenn wir wissen, warum wir zustimmen oder anderer Meinung sind, können wir unsere eigene Sichtweise in Frage stellen und unser Verständnis dafür, was es bedeutet, Psychoanalytiker zu sein, erweitern« (Sandler 2003, S. 375).

Hierzu brauche es eine »gefestigte, aber nicht rigide psychoanalytische Identität« (ebd.) und die Bereitschaft, die Herausforderung des Pluralismus anzunehmen.

Hinsichtlich der verhaltenstherapeutischen Identität fällt bei der Literaturdurchsicht zunächst einmal auf, dass hier anscheinend sehr viel weniger Emotionen und Konflikte im Spiel zu sein scheinen. Auch das Verhältnis zwischen innerseelischer und »äußerer« Wirklichkeit scheint aus verhaltenstherapeutischer Sicht keine wirklichen Probleme zu bergen. Dies mag mit der Zentrierung auf das »Verhalten« bzw. auf das Nach-außen-Sichtbare zusammenhängen. Bereits der geringe Stellenwert der Selbsterfahrung in der verhaltenstherapeutischen Ausbildung zeigt an, dass die Innenwelt nicht unbedingt als die ureigenste Angelegenheit von Verhaltenstherapeuten begriffen wird. Von daher nimmt es nicht Wunder, dass Verhaltenstherapeuten allem Anschein nach die Berührungsängste von Psychoanalytikern gegenüber der Öffentlichkeit, der Politik, der Forschung und den Medien nicht zu kennen scheinen. Vielmehr entsteht der Eindruck, als seien Verhaltenstherapeuten hier weitgehend ambivalenzfrei, sodass es für sie leichter sein dürfte, zum Beispiel in der Berufspolitik bestimmte Positionen zu besetzen und auszubauen. Den in der Öffentlichkeit aktiv in Erscheinung tretenden Psychoanalytikern, den aktiven »Berufspolitikern« unter ihnen, den Forschern oder denen, die sich Problemen widmen, die eher im »Außen« sichtbar werden (z. B. der Rückgang der Kandidatenzahlen), wird aus den eigenen Reihen schnell der Makel des »Unanalytischen« angeheftet, weil es zunächst um »äußere« Phänomene zu gehen scheint. Diese Kritik, kein »richtiger Analytiker« zu sein, fürchten viele Kollegen, weshalb es besonders schwer zu sein scheint, sich als Psychoanalytiker mit »sichtbaren, realen äußeren Phänomenen« zu beschäftigen, die natürlich nach unserer Auffassung immer auch die andere Seite der »inneren«, unbewussten Bedingtheit in sich tragen.

Das möglicherweise beeindruckendste Merkmal verhaltenstherapeutischer Identität besteht, so ein Befund unserer Untersuchung, in der hohen Integrationskraft der Verhaltenstherapie. Dieser Eindruck ergab sich uns bereits von der Literatur her und wurde dann durch unser empirisches Material bestätigt. Die Verhaltenstherapie lebt offenbar davon, immer neue Konzepte zu integrieren. Ihre große Stärke scheint darin zu bestehen, so etwas wie ein Gerüst zu sein, in das immer weiter Neues integriert werden kann. Die einzige Bedingung hierfür scheint zu sein, dass sich das, was integriert werden soll, »wissenschaftlich« fassen lässt – im Sinne des positivistisch-naturwissenschaftlichen Mainstreambegriffs von Wissenschaft. So kann zum Beispiel die Arbeit mit Träumen genauso verhaltenstherapeutisch sein wie eine Coping-Strategie, so lange sie sich dem gängigen Wissenschaftsbegriff unterordnet.

Auch wenn Psychoanalytikern immer wieder vorgeworfen wird, ihre Konzepte von nicht-analytischen Einflüssen »rein« halten zu wollen, so ist doch die Realität eine andere. Als paradigmatisch für die Bereicherung psychoanalytischer Theoriebildung kann die Integration der Konzepte der Säuglings- und Bindungsforschung angesehen werden. Mit der Zeitschrift *Psyche* verfügt die deutschsprachige Psychoanalyse schon seit Jahrzehnten über ein Fachorgan von großem internationalen Renommee, dessen Programm es schon immer gewesen ist, den Dialog mit den Nachbarwissenschaften zu fördern. Aber auch Psychoanalytiker und Universitätsprofessoren wie zum Beispiel Prof. Marianne Leuzinger-Bohleber (Kassel/Frankfurt) und Univ.-Prof. Dr. Patrizia Gampieri-Deutsch (Wien) setzen sich seit Langem für den Dialog mit den Nachbarwissenschaften ein. Prof. Dr. med. Heinz Böker (Zürich) beispielsweise hat sich große Verdienste um den Dialog zwischen der Psychoanalyse und der Psychiatrie erworben. Seit einigen Jahren ist ein fruchtbarer Dialog zwischen der Psychoanalyse und den Neurowissenschaften entstanden, der seitens der Psychoanalyse durch Personen wie Marianne Leuzinger-Bohleber (Kassel/Frankfurt), Marc Solms (Kapstadt/Südafrika), Viviana Strauss (Düsseldorf) und Klaus Röckerath (Köln) vorangetrieben wird. Zu nennen ist hier auch der renommierte, im Jahr 2007 leider verstorbene italienische Psychoanalytiker Mauro Mancia. Vor diesem Hintergrund stellt sich die Frage, warum die Psychoanalyse offenbar »hermetischer« wahrgenommen wird als sie ist. Möglicherweise hängt dies damit zusammen, dass sich Bilder von Realitäten nach allgemeiner Erfahrung langsamer verändern als die Realitäten selbst, sodass das Image der Psychoanalyse in der Außenwahrnehmung ihrer inneren Entwicklung hinterherhinkt.

Ein weiteres positives Identitätsmerkmal der Verhaltenstherapie dürfte in ihrer Identifikation mit der akademischen Psychologie liegen, als deren verlängerter Arm sie sich versteht. Der damit verbundene antiärztliche Affekt mag dabei mit der Geschichte der Psychoanalyse verwoben sein. Wie Fiedler (2010) herausarbeitet, sind die Psychologen gewissermaßen »Verstoßene« der American Psychoanalytic Association, die es ihnen seit Ende der 1920er Jahre zunehmend erschwerte und später ganz verwehrte, zur psychoanalytischen Ausbildung zugelassen zu werden. Nach Freuds Tod war der inneranalytische Kampf um die »Laienanalyse« endgültig verloren. Dies führte dazu, dass Psychologen in Amerika eigene Vereinigungen gründeten und sich mit der damals aufstrebenden Verhaltenstherapie gegen die ärztlich dominierte Psychoanalyse verbündeten. Der Reimport von Psychoanalyse, Psychologie und Verhaltenstherapie nach dem Zweiten Weltkrieg aus den USA nach Deutschland reimportierte allerdings auch die amerikanische Frontstellung der Ärzteschaft und der Psychoanalyse gegenüber der Psychologenschaft und der Verhaltenstherapie.

Zur Einschätzung des Rückganges der Kandidatenzahlen scheinen auch die folgenden gesellschaftlichen Einflussgrößen bedeutsam, die wir in dieser Untersuchung herausarbeiten konnten: Die Psychoanalyse hatte in den 1970er und 1980er Jahren ihre Hochzeit und galt damals als Vorreiter gesellschaftlicher Emanzipation. Heute steht offensichtlich weniger das Visionäre und Aufklärerische hoch im Kurs, sondern das, was möglichst leicht nachprüfbare Effektivität und Kostengünstigkeit verspricht. Das Credo der Verhaltenstherapie, »wissenschaftlich« im Sinne des herrschenden positivistisch-naturwissenschaftlichen Wissenschaftsverständnisses, »empirisch« im Sinne des Rekurses auf den neuesten Stand quantifizierender Forschung und »wirtschaftlich« im Sinne eines möglichst geringen Aufwandes an Zeit und Geld zu sein, kommt dem Zeitgeist anscheinend weitaus stärker entgegen als die aufklärerische Psychoanalyse, die nicht nur ein anderes wissenschaftstheoretisches Grundverständnis hat, sondern mit dem Unbewussten auch einen Gegenstand, der sich mit den Mitteln empirisch-quantifizierender Forschung nur schwer erfassen lässt. Dies hat dazu geführt, dass sich die Verhaltenstherapie vor allem an den Universitäten eines einzigartigen Siegeszugs rühmen kann: Waren von 47 Lehrstühlen der klinischen Psychologie in der Vergangenheit viele durch Psychoanalytiker besetzt, so sind die Lehrstuhlinhaber heute fast ausschließlich Verhaltenstherapeuten. Eine Ausgangsthese dieser Untersuchung bestand deshalb darin, dass viele Studierende, die sich zu Beginn ihres Studiums noch für die Psychoanalyse interessierten, durch den universitären Einfluss von ihrem ursprünglichen Interesse abgebracht wurden. Die abnehmende Akzeptanz der Psychoanalyse im universitären Bereich hat eine nicht zu unterschätzende Wirkung auf die potenziellen Interessenten für eine psychoanalytische Ausbildung. Die negative Beurteilung der Psychoanalyse als »unwissenschaftlich« und »unzeitgemäß« verunsichert die Interessenten und erschwert ihnen die, wie wir zeigen konnten, ohnehin schon schwierige Entscheidung noch mehr.

Der negative Einfluss der verhaltenstherapeutisch geprägten Universitäten auf das Interesse an der Psychoanalyse verbindet sich mit einem sinkenden Ansehen der Psychoanalyse im klinischen Bereich, in dem zunehmend die Verhaltenstherapie die anwendungsorientierte Methode der Wahl geworden ist. Dagegen hat sich im Jahr 2006 anlässlich des 150. Geburtstages von Freud gezeigt, dass die Psychoanalyse im geisteswissenschaftlichen Bereich nach wie vor eine hohe Anerkennung genießt, ebenso im Dialog mit den Neurowissenschaften (vgl. Mauro Mancia, Heinz Böker, Eric Kandel, Marianne Leuzinger-Bohleber, Viviana Strauss, Klaus Röckerath und viele andere).

8.2 Die wesentlichen Ergebnisse der Interviews

Unsere Interviews haben zunächst einmal bestätigt, dass die psychotherapeutische Identitätsbildung ein äußerst komplexer Vorgang ist. Dies war im Hinblick auf den »unmöglichen Beruf« des Psychoanalytikers (Freud 1937) kaum anders zu erwarten. Bereits die Nennung des Begriffs »Identität« in der Eingangsfrage verursachte bei vielen Gesprächspartnern mehr oder weniger große Irritationen. Oft hatte es den Anschein, als würde der Gesprächspartner, beeindruckt von dem »großen« Wort, erst einmal unwillkürlich und respektvoll innerlich zurückweichen. Häufig waren die ersten Reaktionen Zweifel: »Ich weiß gar nicht, ob ich überhaupt eine psychoanalytische Identität habe, das gibt es so doch gar nicht, das ist doch alles ganz vielfältig!« In den Interviews wurde dann in der Regel ein biografischer Zugang zur Thematik gefunden. Das bedeutet, unsere Gesprächspartner haben sich offenbar gefragt: Was hat sich bei mir im Verlauf der Jahre entwickelt? Was hat meine heutige Arbeit als Psychoanalytiker bzw. Verhaltenstherapeut geprägt? Dies hatte zur Folge, dass die meisten Interviewpartner ihre Adoleszenz als Einstieg in das Interview gewählt haben, jenes Lebensalter, in dem sie zum ersten Mal konkreter und realitätsbezogener darüber nachgedacht haben, wohin die berufliche Reise gehen soll.

Wir haben dies als Identitätsbildungsprozess verstanden, der sich von der Kindheit über die Adoleszenz bis zum Tag des Interviews entwickelt hat, denn die Identität bildet sich, wie wir in Kapitel 4.2 ausführlich dargelegt haben (vgl. auch die Zusammenfassung in Kapitel 8.1), von Geburt an aus frühen Formen des Selbst und kann als lebenslanger Prozess angesehen werden. Folgerichtig kamen viele Gesprächspartner im Verlauf der Interviews immer wieder auf die Zeit vor ihrer Adoleszenz zu sprechen, indem sie von bedeutsamen Erfahrungen ihrer Kindheit berichteten, von denen sie den Eindruck hatten, dass diese sich auf ihren adoleszenten und spätadoleszenten Identitätsbildungsprozess ausgewirkt haben.

Die Adoleszenz ist jenes Alter, in dem der junge Mensch vor dem Hintergrund anstehender Berufsentscheidungen zum ersten Mal auf die Frage seiner Identität (Wer bin ich – und bin ich wer?) selbst eine Antwort zu geben hat. Hierzu ist der Betreffende in dieser Lebensphase erstmals in seinem Leben in der Lage, was zugleich auch ein gesellschaftlicher Anspruch an ihn ist. Bis dahin war er mit den Forderungen der Gesellschaft nur indirekt, das heißt vermittelt über seine Eltern und andere Erziehungspersonen konfrontiert.

In der Regel ist die adoleszente Antwort auf die Identitätsfrage, die in Gestalt erster Berufsentscheidungen umgesetzt wird, noch keine endgültige Festlegung, sondern eine erste Antwort, die in mehr oder weniger periodischen Abständen immer wieder einer Revision unterzogen wird. Dabei kristallisiert sich schrittweise über viele Jahre hinweg immer klarer die eigene Identität heraus.

In unserer Darstellung des komplexen Kristallisationsprozesses beruflicher Identitätsbildung haben wir diese Entwicklung in insgesamt fünf Teilprozesse untergliedert, die wir in Kapitel 7 ausführlich dargestellt haben. Damit wollten wir die unseres Erachtens entscheidenden, überindividuellen Wendepunkte auf dem Weg zur psychotherapeutischen bzw. psychoanalytischen oder verhaltenstherapeutischen Identität erfassen und prototypisch darstellen. Im Folgenden werden wir die prototypischen Kristallisationsprozesse nochmals kurz in Erinnerung rufen und die hieraus gewonnenen Erkenntnisse zusammenfassend darstellen.

Als Ausgangspunkt des *ersten Kristallisationsprozesses* haben wir die Adoleszenzkrise beschrieben. Die Adoleszenz tritt als Krise auf, insofern das seelische Gleichgewicht, das beim jungen Menschen bislang besteht, gestört wird. Die Störung geschieht von zwei Seiten her: Von »innen« aufgrund des pubertären Triebschubs sowie der sich vollziehenden körperlichen und psychischen Veränderungen, die mit erweiterten Fähigkeiten einhergehen, und von »außen« aufgrund der stärker spürbar werdenden gesellschaftlichen Anforderungen, sich zum Beispiel auf einen Beruf festzulegen (siehe Kapitel 4.3). Die Adoleszenz ist somit eine Zeit der Veränderung, des Umbruchs und des Übergangs vom Leben als Kind in der Ursprungsfamilie, über das Leben mit Freunden und in der Peergroup, bis hin zur beruflichen Etablierung und zur Gründung einer eigenen Familie.

Von den vielen Veränderungsaufgaben der Adoleszenz ist die Lösung von den Eltern sicherlich die schwierigste. Viele unserer Gesprächspartner hatten diesbezüglich, aufgrund ihrer familiären Umstände, besondere Schwierigkeiten diese Probleme zu bewältigen. Diese Entwicklungsbedingungen sind jedoch nicht so zu verstehen, dass es sich bei unseren Gesprächspartnern um »pathologisch« auffällige Personen handelt. Dass Interessenten für den Psychotherapeutenberuf nicht per se »kränker« sind als der Bevölkerungsdurchschnitt, hat sich auch in *Substudy I* des DPPT-Projekts bestätigt. Erfahrene Kliniker wissen, dass die genannten familiären Umstände ubiquitär sind. Unsere Gesprächspartner sind nicht im pathologischen Sinne auffällig, sondern haben einen besonderen Umgang mit ihren biografischen Problemstellungen. Letzteres hängt damit zusammen, dass sie versucht haben, die Lösung eigener Probleme zu verfolgen und zugleich die Frage der Berufswahl zu lösen. Indem sie beruflich anderen helfen, versuchen sie deren Probleme und damit indirekt auch die eigenen Probleme zu bearbeiten.

Das Motiv zu helfen, das in der Literatur zum Psychotherapeutenberuf (siehe Kapitel 4.4) eine so große Rolle spielt, wurde durch unsere Untersuchung bestätigt. Helfen zu wollen ist allerdings nichts Negatives. Es ist auch nicht negativ zu bewerten, wenn dahinter das Motiv steht, sich selbst zu helfen. Sicherlich ist es zunächst leichter, eigene Angelegenheiten bei anderen abzuhandeln als bei sich selbst. Doch dass man mit dem Leichteren beginnt, hat seine Logik. Der Adoleszente, der beseelt ist von der Idee, anderen zu helfen, um somit seinen Beitrag für eine »bessere« Welt zu leisten, der in diesem Sinne vielleicht auch noch sozial und politisch engagiert ist, wie viele unserer Gesprächspartner, muss erst einmal darauf kommen können, dass all dies auch mit ihm selbst zu tun hat. Von daher ist es nicht verwunderlich, dass unsere Gesprächspartner ihre Lehranalyse benötigt haben, sofern sie sich nicht zuvor schon einer therapeutischen Analyse unterzogen haben, um derlei Zusammenhänge nicht nur zu erkennen sondern auch emotional annehmen zu können.

Das Motiv, anderen zu helfen, um sich selbst zu helfen, bildet den Brückenschlag zu beiden Polen der zu lösenden Schnittstellenproblematik der Identitätsbildung (Bohleber 1996). Daher kann man das Motiv, zu helfen, auch als kreative Antwort auf die Frage verstehen: Wie bringe ich das, was ich für mich selbst will, mit dem zusammen, was die Gesellschaft von mir will?

Das Nachdenken über Beziehungen und Beziehungsgestaltung wurde von unseren Gesprächspartnern während ihrer Adoleszenz erneut aufgegriffen und in intensiver Form betrieben. Dabei gewinnt vor allem die Literatur an Bedeutung. Weit häufiger als Interessenten vieler anderer Berufe suchten die späteren Psychotherapeuten über das Lesen etwas Neues für sich zu entdecken und sie hofften, mithilfe der Literatur Antworten auf drängende Sinnfragen ihres Lebens zu finden und sich Klarheit über eigene Lebensentwürfe zu verschaffen. Manche Gesprächspartner haben in der Schule erste psychoanalytische Texte gelesen und waren von der psychoanalytischen Art zu denken häufig tief beeindruckt. Hinichtlich dieser Sinnsuche mithilfe der Literatur unterscheiden sich die späteren Psychotherapeuten wahrscheinlich von anderen Adoleszenten. Die Lektüre versetzt sie in die Lage, elaborierter über die Dinge nachzudenken. Die Literatur hilft den Gesprächspartnern bei der Bewältigung der schwierigen Übergangszeit. Sie konnten in dieser Zeit auch erstmals die eigene Person und ihre eigene Vergangenheit zum Objekt machen, darüber reflektieren und daraus eigene Zukunftsentwürfe ableiten.

Viele der späteren Psychotherapeuten haben sich in der Schule besonders für die Fächer Psychologie, Pädagogik, Philosophie, Deutsch, Geschichte und Sozialwissenschaften interessiert, was das frühe soziale und gesellschaftliche Interesse zeigt. Hieraus haben sich bei unseren Gesprächspartnern oft erste Ansätze für die Wahl eines Studienfaches ergeben: in der Regel Medizin, Psychologie oder ein geisteswissenschaftliches Fach. Auffällig ist, dass diese Wahl häufig identifikatorisch oder gegenidentifikatorisch bestimmt war. Die Orientierung an den Eltern – identifikatorisch oder gegenidentifikatorisch – führte oft zu »Ehrenrunden«: Es wurde erst einige Semester ein Fach studiert, zu dem die Gesprächspartner keinen innerlichen Bezug herstellen konnten; sie glaubten aber, dies »erzwingen« zu müssen, bevor das unerquickliche Studium schließlich abgebrochen werden konnte.

Noch wichtiger als die Literatur war in der Adoleszenz allerdings die Erfahrung mit anderen Menschen. Haben die Peergroups für Jugendliche ohnehin eine wichtige Funktion für die Bewältigung der Adoleszenz, so schien dieses Moment bei unseren Gesprächspartnern, genauer gesagt bei den späteren Psychoanalytikern, in seiner Bedeutung noch einmal gesteigert zu sein. Für sie war die Gruppe besonders wichtig. Sie wandten sich vor dem Hintergrund der konfliktreichen Ablösung von ihren primären Objekten vor allem »Gruppen« außerhalb der Familie zu. Dabei taucht der Wunsch auf, zu einer »besseren Gruppe« als der eigenen Familie zu gehören. Dies lässt sich auch im Sinne des von Freud beschriebenen »Familienroman der Neurotiker« (1909) verstehen: Die Idee, eigentlich Spross einer anderen, »besseren« Familie als der eigenen zu sein, entlastet vom ödipalen Konflikt, denn wenn man »von außen« kommt, ist das inzestuöse Moment eigener Wünsche nach inniger Verbindung mit den Primärobjekten oder den Geschwistern aufgehoben.

Der Wunsch, zu einer »besseren« Gruppe zu gehören, geht mit einem Wunsch nach guter Führung einher. Dieser bezieht sich zum einen auf konkrete Personen, die in irgendeiner Weise als »charismatisch« erlebt werden, seien es Lehrer, Urlaubsbekanntschaften oder Vorgesetzte. Zum anderen bezieht sich dieser Wunsch aber auch auf eine Fantasie über das Wesen von Personen, wie zum Beispiel den »Urvater Freud« (Wirth 2007, S. 178). Vergegenwärtigt man sich die beschriebenen konfliktreichen Familienverhältnisse und das »Zuviel« oder »Zuwenig« an mütterlicher bzw. väterlicher Führung, das viele unserer Gesprächspartner erfahren haben, so erscheint der Wunsch, zu einer »besseren Familie« zu gehören und Führung zu erfahren, wie eine normale Reaktion darauf.

Während spätere Psychoanalytiker und Verhaltenstherapeuten unter unseren Gesprächspartnern sich hinsichtlich des Motivs zu helfen, sowie hinsichtlich des Anknüpfens an frühere Präkonzeptionen und der Auseinandersetzung mit Beziehungsproblemen wenig unterschieden, gab es in Bezug auf den Wunsch nach enger Gruppenzugehörigkeit einen deutlichen Unterschied. Dazugehören war unseren verhaltenstherapeutischen Gesprächspartnern zwar auch wichtig, es bezog sich aber weniger auf eine konkrete als auf eine abstrakte Gruppenzugehörigkeit. Ihnen war es beispielsweise wichtiger, Anschluss an »die Wissenschaft« oder an das System der öffentlichen Gesundheitsfürsorge zu haben. Das bedeutet, es ging hier mehr um die Absicherung, das zu tun, was alle machen, um so Entlastung im eigenen Tun zu erfahren. Es scheint zur verhaltenstherapeutischen Identität zu gehören, dass »Anschlussfähigkeit« (siehe Kapitel 4.4.2; vgl. Daiminger 2004) an möglichst viele Gruppen und an die Großgruppe, das heißt an die Gesellschaft als Ganzes über einer konkreten Gruppenzugehörigkeit rangiert und letztere eher abgelehnt wird. So wird von verhaltenstherapeutischer Seite durchaus mit Stolz vorgebracht, weder einen »Urvater« zu haben, noch überhaupt ein Interesse daran zu haben, sich um charismatische Personen zu scharen.

Innerhalb der Gruppe der von uns interviewten angehenden Psychoanalytiker schien das beschriebene gruppale Element von denjenigen am stärksten betont zu werden, die ihre Ausbildung bei der DPV absolvieren. So zeigte sich bei den von uns interviewten DPV-Kandidaten, die überwiegend in den 1960er oder 1970er Jahren geboren wurden, häufig der adoleszente Wunsch, einer besseren Gruppe anzugehören. In diesem Zusammenhang war jedoch vielen unserer Gesprächspartner die Geschichte der DPV wichtig, denn indem man sich einer bestimmten Gruppe zuordnet, zum Beispiel um bei ihr eine Ausbildung zu machen, ordnet man sich auch, ob man will oder nicht, in eine bestimmte Tradition ein. Dabei spielt auch eine Rolle, dass der Aufbau der DPV von renommierten jüdischen Analytikern, die während der Zeit des Nationalsozialismus im Exil waren, entscheidend gefördert wurde. Wir möchten nicht so weit gehen, zu behaupten, dass solche historischen Betrachtungen für unsere Gesprächspartner bei der Wahl der Ausbildungsinstitution ein konkretes Entscheidungskriterium waren. Angenommen werden kann aber, dass solche Aspekte im Hintergrund eine Rolle gespielt haben, worüber sich unsere Gesprächspartner nicht unbedingt bewusst gewesen sein müssen. Zumindest dürften es diese historischen Aspekte sowie das hohe fachliche Renommee der DPV-Ausbildung und die internationale Anerkennung der DPV durch ihre IPA-Mitgliedschaft manchen unserer Gesprächspartner erleichtert haben, sich mit der DPV zu identifizieren.

In den Biografien mancher Gesprächspartner fanden sich, soweit das in den Interviews deutlich werden konnte, Hinweise darauf, dass der Wunsch, zu einer »besseren« Gesellschaft zu gehören, auch ein Wunsch ist, der transgenerational weitergegeben wurde. Warum sollten nur traumatische Erfahrungen transgenerational weitergereicht werden und nicht auch Wünsche? Zwar ist dieser Wunsch sicherlich auch mit traumatischen Erfahrungen verbunden – auf der individuellen Ebene unserer Gesprächspartner wie auf der gruppalen Ebene im Kontext transgenerational weitergegebener Traumatisierungen aus der Zeit des Nationalsozialismus –, doch ist er an sich nichts Negatives. Es gibt viele sehr beeindruckende Interviews in unserer Untersuchung, die diese Verbindung zwischen der individuellen und der zeitgeschichtlichen Ebene auch in Bezug auf die Berufswahl und den Wunsch, »Psychoanalytiker der DPV« zu werden, belegen.

Das Erleben vieler unserer Gesprächspartner, wonach die Psychoanalyse für sie zunächst etwas »zu Großes« und »Undurchschaubares« gewesen sei, so etwas wie »ein kafkaeskes Schloss, in Sichtweite auf einem Berg, aber für einen selbst unerreichbar«, stellt sicherlich auch eine Idealisierung der Psychoanalyse dar. Diese dürfte damit zusammenhängen, dass die Gesprächspartner sich die Psychoanalyse als eine »bessere« Gruppe vorgestellt haben. Wenn man zu dieser Gruppe dazugehört, so bedeutet dies, »auserwählt« zu sein – aber auserwählt zu werden, erscheint erst einmal so schwer wie das Erreichen des Schlosses auf dem Berg.

Es lässt sich in diesem Zusammenhang nicht verleugnen, dass der Wunsch, zu einer besseren Gruppe zu gehören, ein im weitesten Sinne »religiöses« Moment enthält. In der Tat besteht hier eine weitere Passung zur Psychoanalyse, insofern Freud als ihr Begründer dem Judentum angehörte, das bekanntlich als das »auserwählte Volk« gilt, wofür es Bewunderung wie Hass auf sich gezogen hat. Sicherlich ist es jedoch nicht das Motiv unserer Gesprächspartner, sich mit der Psychoanalyse bzw. der DPV einer Religionsgemeinschaft anzuschließen. Die DPV wird zwar mitunter polemisch als eine solche dargestellt, doch da die Wirklichkeit komplizierter ist, plädieren wir hier für mehr Sachlichkeit. Richtig scheint aber zu sein, dass das Bedürfnis, zu einer besseren Gruppe zu gehören, Idealisierungen Tür und Tor öffnet, sodass auf diese Weise eine Anfälligkeit dafür entsteht, bestimmte Aspekte der Realität auszublenden, einhergehend mit einer möglicherweise unguten Leidensbereitschaft für das Ideal. Es wäre sicherlich interessant, zu untersuchen, inwieweit institutionelle Probleme der DPV hierin begründet sind.

Wenn vorher die Rede davon war, dass das Motiv, einer besseren Gruppe angehören zu wollen, möglicherweise transgenerationell weitergegeben wird, so deuten Berichte unserer Gesprächspartner bezüglich ihrer sich im Alter der Spätadoleszenz befindenden Patienten und Kinder darauf hin, dass eine solche Weitergabe abgerissen zu sein scheint. Vielmehr weicht die Denkweise der Patienten und Kinder unserer Gesprächspartner, die heute vor wichtigen beruflichen Entscheidungen stehen oder sie gerade getroffen haben, anscheinend deutlich von der gruppalen Denkweise vieler unserer Gesprächspartner ab. So ziehen beispielsweise auch Kinder von Psychoanalytikern, die damit liebäugeln, in die »Psycho-Richtung« zu gehen, eher eine verhaltenstherapeutische als eine psychoanalytische Ausbildung in Betracht. Dies hat sicher auch mit dem Wunsch der Abgrenzung von den Eltern zu tun, doch es ist auch als Hinweis zu werten, dass eine solch enge Gruppenzugehörigkeit, wie sie manche aus der Generation unserer Gesprächspartner gesucht haben, von vielen Angehörigen der jüngeren Generation nicht mehr gewünscht wird. Nicht mehr die enge und beständige Bindung an eine einzige, aus der eigenen Sicht »besser« beurteilte Gruppe ist für die in der heutigen Zeit vor diesen Fragen stehenden Adoleszenten die erste Wahl, sondern ein möglichst vielgestaltiges, gut verteiltes moderates Einlassen auf verschiedene Gruppen. Eine allzeit flexible und nicht so »feste« Bindung, die ohne zu viel Verlust schnell wieder gelöst werden kann, wird von jungen Menschen heute viel häufiger angestrebt. Hierzu passt die Verhaltenstherapie als bewegliches Gerüst, in das vieles integriert werden kann, offenbar viel besser als das vermeintlich in sich »geschlossene« System Psychoanalyse, dem man sich nur als Ganzes nähern kann, dem man sich »hingibt« und das man sich in langjährigen Prozessen anverwandeln muss. Möglicherweise ist dies ein Grund dafür, dass die Zahl der Interessenten für die psychoanalytische Ausbildung zurückgeht, insbesondere was das Interesse an der Ausbildung bei der DPV angeht.

Wenn es heute für junge Menschen, die am Seelischen interessiert sind, kein »erhabenes« Ziel mehr ist, der Gruppe der Psychoanalytiker anzugehören, so scheint dies mit einem Wechsel des Zeitgeistes in Verbindung zu stehen, insbesondere mit dem in Kapitel 4.1 beschriebenen Übergang von der »Festen« zur »Flüssigen Moderne«, deren Signum das Internet ist. Dieser Wechsel hat sich radikaler vollzogen als die Veränderung der psychoanalytischen Institutionen, die wesentlich langsamer vonstattengeht. Bekanntlich hatten die heute gültigen Ausbildungsrichtlinien nach dem »Eitingon-Modell«, von geringfügigen Änderungen abgesehen, auch schon zu Eitingtons Lebzeiten in den 1920er Jahren des letzten Jahrhunderts Gültigkeit. Dass die »Anschlussfähigkeit« an bestimmte allgemeingültige Normen und Werte wichtiger zu sein scheint, als die »feste« Zugehörigkeit zu einer bestimmten Gruppe, geht auch konform mit der Annahme, dass vor dem heutigen Zeitgeisthintergrund der Beweglichkeitspol des Identitätskonzeptes im Vordergrund steht. Der feste Pol tritt hingegen in den Hintergrund, scheint er doch im Widerspruch zu den umfassenden Flexibilitätsforderungen der heutigen Gesellschaft zu stehen.

Die Verhaltenstherapie wurde sowohl für unsere verhaltenstherapeutischen als auch für unsere analytischen Gesprächspartner erst in einer späteren Lebensphase ein Thema, meist erst ab dem dritten Lebensjahrzehnt. Dass sie erst relativ spät wahrgenommen wurde, lässt sich damit in Verbindung bringen, dass die Verhaltenstherapie außerhalb des klinischen Bereichs weniger in Erscheinung tritt. Im Gegensatz zur Psychoanalyse, die wie ein Kulturgut erscheint, das in Filmen und in anderen kulturellen Produktionen immer wieder auftaucht, und deren Gedankengut bereits in die Alltagssprache eingegangen ist, ist das Image der Verhaltenstherapie weit weniger schillernd. Anders als die Psychoanalyse ist die Verhaltenstherapie nicht mit einer bestimmten Weltanschauung verbunden, die auch außerhalb ihrer Anwendung als klinische Behandlungsmethode in Erscheinung tritt. So geriet die Verhaltenstherapie bei unseren Gesprächspartnern erst ins Blickfeld, als die Frage nach der eigenen beruflichen Zukunft als Psychotherapeut bedeutsam wurde.

Wie in Kapitel 4.4.2 beschrieben und durch unser empirisches Material bestätigt scheint es keine klare Konzeption dessen zu geben, was Verhaltenstherapie ist und was nicht. Innerhalb der psychoanalytischen Community hingegen wird im Hinblick auf die Frage, was »Psychoanalyse« ist und was nicht oder ob etwas »noch Psychoanalyse« ist, heftig gestritten (siehe Kapitel 4.4.1). Dieser Streit scheint nur möglich, weil es konkurrierende Auffassungen und Bilder gibt, was »Psychoanalyse« ist, was bezogen auf die Verhaltenstherapie nicht der Fall zu sein scheint. Da unter das Label Verhaltenstherapie alles subsumierbar ist, was a) empirisch-wissenschaftlich ist im positivistisch-naturwissenschaftlichen Sinne, b) was nachweisbar »wirkt«, mithin effizient ist, und c) wirtschaftlich ist im Sinne einer guten Kosten-Nutzen-Relation, kommt es offenbar nicht zu einer scharfen Konkurrenz von verschiedenen Auffassungen über Verhaltenstherapie.

Während die Psychoanalyse eine stark emotionalisierende Wirkung zu haben scheint, sodass manche sie von Anfang an lieben oder hassen, entwickelt sich die libidinöse Besetzung der Verhaltenstherapie durch ihre Freunde und Gegner offenbar eher langsam. Hierzu passt, dass sich einige unserer verhaltenstherapeutischen Gesprächspartner erst auf dem Feld humanistischer Therapieverfahren, bei denen der emotionale Ausdruck hoch im Kurs steht (Psychodrama, Gestalttherapie, Familienaufstellungen, Bioenergetik etc.), als Klient und/oder als das Verfahren Lernender »abgearbeitet« haben, bis sie dann zum ruhigeren verhaltenstherapeutischen Arbeiten übergegangen sind.

Der Aspekt der psychoanalytischen Ausbildung als »Gruppengeschehen« hat uns den *zweiten Kristallisationsprozess* entdecken lassen. Das in fast allen Interviews mit angehenden oder bereits approbierten Psychoanalytikern auftauchende »gute Objekt« – ein Lehrer, ein Dozent, ein Supervisor, die Mutter einer Freundin, eine Urlaubsbekanntschaft etc. –, das der Psychoanalyse zugeneigt ist, war immer eine Person, die in irgendeiner Weise »faszinierend« bzw. »charismatisch« erlebt wurde und die auf diese Weise eine hohe Anziehungskraft auf unsere Gesprächspartner ausübte. In welcher Lebensphase das gute Objekt auftauchte, war bei unseren Gesprächspartnern verschieden.

Das gute Objekt vermittelte zwischen der Anziehung der Psychoanalyse auf unseren jeweiligen Gesprächspartner und dem, was bei ihm an Widerstand gegen die Psychoanalyse vorhanden war, wie zum Beispiel der Gedanke, das Psychoanalytiker zu werden etwas »zu Großes«, etwas für den »Normalsterblichen« Unmögliches sei. Daher war es die Funktion des guten psychoanalyseaffinen Objekts, in einem innerseelischen Konflikt unserer Gesprächspartner vermittelnd aufzutreten. Das gute Objekt übernahm eine triangulierende Funktion, indem es unsere Gesprächspartner ermunterte, dem zu folgen, was latent in ihnen angelegt war, also auf die Psychoanalyse zuzugehen, sofern sie ihnen wirklich am Herzen lag. Das gute Objekt als in die Psychoanalyse »eingeweihte Person« korrigierte dazu bestimmte Vorstellungen unserer Gesprächspartner von der Psychoanalyse, indem es gesellschaftliche Vorurteile hinterfragte oder indem es die eigenen Erfahrungen mit der Psychoanalyse als Anhaltspunkt zur Verfügung stellte. Im ganz konkreten Kontakt mit dem guten Objekt und seiner triangulierenden Funktion bekamen die angehenden Psychoanalytiker unter unseren Gesprächspartnern zum ersten Mal ein vorgestaltliches und wahrscheinlich nicht bewusstes Gefühl dafür, was es heißt, »in Analyse zu sein«. Die Art und Weise, wie das psychoanalyseaffine Objekt mit unseren Gesprächspartnern umging – einerseits verständnisvoll und abwartend, andererseits die Dinge in überraschender Weise anders sehend, könnte man insofern als die Vorgestalt einer analytischen Erfahrung auffassen, zumal auch alle anderen Kernelemente der psychoanalytischen Kur vorhanden waren: ein unbewusster Konflikt, Übertragung und sicher auch Gegenübertragung seitens des guten Objekts.

Ganz besonders wichtig war unseren psychoanalytischen Gesprächspartnern die Wahrnehmung, dass ein gutes Objekt, das auf der einen Seite zum Beispiel argumentative Brillanz zeigen konnte, auf der anderen Seite aber auch sehr menschlich wirkte und zum Beispiel beim Mittagessen in der Krankenhauskantine herzlich lachen konnte. Solche Erfahrungen haben unseren Gesprächspartnern vermittelt: Man muss kein »Übermensch« sein, um Psychoanalytiker zu werden, ergo ist auch die Psychoanalyse nichts »Übermenschliches« und mithin »Unerreichbares«.

Die Hilfestellung des guten Objekts bezog sich oft nicht nur auf eine Vermittlung im innerseelischen Konflikt unserer Gesprächspartner, sondern auch auf eine Vermittlung an der Schnittstelle zwischen ihren Wünschen, einzigartig zu sein, und den Forderungen der psychoanalytischen Community, denen sich der künftige Ausbildungskandidat erst einmal zu unterwerfen hat, zum Beispiel in Gestalt des Bewerbungsverfahrens, in dem seine persönliche Eignung für die Ausbildung geprüft wird. Hier hatte das gute Objekt vor allem die Funktion, unseren Gesprächspartnern die Belange der Institution verständlich zu machen, zum Beispiel wozu es »gut« ist, die Eignung eines Bewerbers zu überprüfen, um dem der Eignungsprüfung inhärenten Moment einer potenziellen Kränkung entgegenzuwirken.

Nachdem wir zunächst angenommen hatten, das Auftauchen des guten Objekts sei ein spezifisches Phänomen im Rahmen der Entwicklung zum Psychoanalytiker, war es eine überraschende Erkenntnis, dass sich vergleichbare gute Objekte auch in der Biografie von Verhaltenstherapeuten fanden. Hier waren es naturgemäß keine Objekte mit Affinität zur Psychoanalyse, sondern solche mit einer Affinität zum Psychischen bzw. zur Psychologie im Sinne der akademischen Psychologie. Es handelte sich hier beispielsweise um die Schwester eines späteren Diplom-Psychologen und Verhaltenstherapeuten. Oder um die Mitarbeiter eines verhaltenstherapeutischen Universitätsinstitutes, die eine talentierte Psychologie-Studentin so in ihren Kreis aufnahmen, dass ihr Weg in die Verhaltenstherapie geebnet war. Der Bezug des guten Objektes zur akademischen Psychologie stellte dabei keinen Widerspruch zur Psychotherapie dar, insofern sich die Verhaltenstherapie als eng mit der akademischen Psychologie verbunden versteht (siehe Kapitel 4.4.2).

Das jeweilige gute Objekt trat in den Berichten unserer verhaltenstherapeutischen Gesprächspartner allerdings nicht so prägnant und schnell erkennbar auf wie bei unseren psychoanalytischen Interviewpartnern. Dies hängt sicherlich damit zusammen, dass die persönliche Beziehung im Rahmen der verhaltenstherapeutischen Ausbildung, Praxis und Theoriebildung längst nicht den Stellenwert hat, der ihr in der Psychoanalyse, insbesondere in der psychoanalytischen Ausbildung zukommt. Im Mittelpunkt der psychoanalytischen Ausbildung steht die persönliche Begegnung im Rahmen der Lehranalyse, die persönliche Begegnung mit Patienten im Rahmen hochfrequenter Ausbildungsbehandlungen, begleitet von einer zwar niederfrequenteren, aber dennoch sehr persönlichen und wichtigen Supervisionsbeziehung, die jede Ausbildungsbehandlung begleitet. Hier kommt erneut der kategoriale Unterschied zum Tragen, wonach das Instrument in der Psychoanalyse etwas Subjektives ist, nämlich der Analytiker, während das Instrument in der Verhaltenstherapie beansprucht, etwas von der Person Losgelöstes zu sein, nämlich eine »objektive« Methode. Festzuhalten bleibt jedenfalls: Der persönliche Kontakt übt offenbar eine stärkere Wirkung aus, wenn es darum geht, sich von einem Verfahren zu überzeugen, als es das beste Argument je könnte.

Das Auftauchen des guten Objekts hat jedoch bei keinem unserer Gesprächspartner bedeutet, dass er daraufhin sofort die Ausbildung begonnen hätte. Dies führt zum *dritten Kristallisationsprozess*: »Umwegiges Kreiseln um die ›verrückte‹ aber faszinierende Idee, Psychotherapeut bzw. Psychoanalytiker oder Verhaltentherapeut zu werden.« Ein praktischer Grund dafür, dass der Einstieg in die psychotherapeutische Ausbildung nicht in ganz jungen Jahren erfolgt, ist, dass es sich bei der psychotherapeutischen Ausbildung in der Bundesrepublik um eine postgraduale Ausbildung handelt. Vorgeschaltet ist ein akademisches Studium der Psychologie oder der Medizin. Die »Laienanalyse« hat aufgrund fehlender sozialrechtlicher Abrechnungsmöglichkeiten faktisch keine Bedeutung mehr, da sich auf ihr nur schwer eine wirtschaftliche Existenz aufbauen lässt. Bei manchen Gesprächspartnern war das Studium der Medizin oder der Psychologie sogar ein Zweitstudium.

Alles, was der Ausbildung vorgeschaltet ist, ist jedoch auch geeignet, den potenziellen Ausbildungskandidaten vom postgradualen Ziel einer psychotherapeutischen Ausbildung abzubringen, so er dieses Ziel überhaupt schon hat. Dies zeigten die Gespräche mit unseren angehenden Psychotherapeuten: Sie entwickelten zum Beispiel als Mediziner Ambitionen, eine Facharztweiterbildung in einem operativen Fach aufzunehmen, oder merkten als Psychologiestudenten, dass das Studium so »ganz anders« als erhofft war und hatten dann große Mühe, es nicht abzubrechen, oder sie fanden Gefallen an diesem andersartigen Studium und waren dann in empirischer Forschung engagiert, sodass Gedanken daran, Psychotherapeut zu werden, ganz in den Hintergrund traten. Das In-den-Hintergrund-Treten der Idee, Psychotherapeut zu werden, hatte bei unseren Gesprächspartnern aber auch private Gründe. Von einem fachlichen Standpunkt her haben die postgraduale Ausbildung und der relativ späte Einstieg, bezogen auf das Lebensalter der Psychotherapeuten, Vorteile: Berufs- und Lebenserfahrung schaffen gelassene Distanz und helfen dem Psychotherapeuten, gegenüber seinen Patienten eine wohlwollend neutrale Position zu beziehen und deren Probleme von einer Metaebene aus zu betrachten. Gleiches gilt für eine in privater und wirtschaftlicher Hinsicht gefestigte Lebenssituation des angehenden Psychotherapeuten. Von daher hatte es seinen Sinn, dass die DPV bis vor einigen Jahren gefordert hat, dass ein Bewerber für die analytische Ausbildung mindestens zwei Jahre Berufserfahrung vorweisen müsse. Heute ist die DPV von dieser Forderung abgerückt, denn seit das PsychThG in Kraft getreten ist, sind psychiatrisch-psychotherapeutische und psychosomatische Kliniken auch bei Psychologen dazu übergegangen, das Vorliegen einer Approbation als Einstellungsvoraussetzung zu fordern. Eine Approbation erhält der Psychologe aber erst im Zuge seiner psychotherapeutischen Ausbildung nach PsychThG, die mit der Ausbildung nach den Richtlinien der Fachgesellschaften verwoben ist. So hat die DPV vor dem Hintergrund der veränderten berufspolitischen Rahmenbedingungen und des Rückganges der Bewerberzahlen begonnen, ihre Auswahlkriterien »weicher« zu gestalten.

Geht man von dem hohen Durchschnittsalter der Absolventen des Kolloquiums der DPV aus, das gegenwärtig, je nach Abschlussjahrgang, zwischen 44 und 47 Jahren, liegt, so gäbe es sicher keine Einwände, würde diese Marke gesenkt. Auch das Kriterium von Lebens- und Berufserfahrung wäre noch gegeben, wären die Absolventen beispielsweise im Durchschnitt 35 oder 40 Jahre alt. Allein, wie in Kapitel 2.2 gezeigt wurde, ist der Trend viel radikaler: Vor dem Hintergrund des »Turbo-Abiturs« nach zwölf Schuljahren, dem faktischen Wegfall der Wehrpflicht für Männer, verkürzten Studienzeiten aufgrund von Bachelor- und Master-Studiengängen, bei denen der Studienerfolg die Einhaltung bestimmter Zeitfenster voraussetzt, und dem Umstand, dass ohne Approbation und psychotherapeutische Ausbildung kaum noch Stellen zu finden sind, werden die Bewerber künftig wahrscheinlich mit Mitte 20 die psychotherapeutischen Ausbildung aufnehmen. Dieser Trend dürfte sich noch verstärken, falls sich berufspolitisch in der Debatte um die Novellierung des PsychThG jene Kräfte durchsetzten, die eine »Direktausbildung« (siehe Kapitel 2.3) fordern, das heißt für eine Vorverlagerung wesentlicher Teile der psychotherapeutischen Ausbildung ins Studium plädieren, und zugleich fordern, dass das Studium für Psychologen wie für Ärzte mit einer Approbation oder Teilapprobation endet, sodass die heutige psychotherapeutische »Ausbildung« auch für die Psychologen zur »Weiterbildung« würde, die dann unter der Schirmherrschaft der Psychotherapeutenkammern auf Landesebene stünde. Bereits heute zeichnet sich in den Bewerbungen bei der DPV der Trend ab, dass die Bewerber entweder »ganz jung« (Mitte 20) oder »relativ alt« (40 bis über 50) sind, wobei eine früher existierende Altersgrenze der DPV – die Bewerber sollten nicht älter als 40 Jahre sein – ebenfalls längst aufgehoben worden ist. Kritisch ist in diesem Zusammenhang der Wegfall der Mitte, die aus fachlichen Gründen die geeignetste Zielgruppe für eine psychotherapeutische Ausbildung darstellt, zumal bei diesem Personenkreis sowohl von der notwendigen Lebens- und Berufserfahrung als auch von einer hinreichend langen Berufstätigkeit bis zum Ruhestand ausgegangen werden kann.

Der Trend, dass ein Teil der Bewerber für die psychoanalytische Ausbildung immer älter wird, hat jedoch nicht nur gesellschaftliche und berufspolitische Gründe. Da die psychoanalytische Ausbildung von unseren Gesprächspartnern als ein »großes« Projekt erlebt wurde, als etwas, das man – wenn überhaupt – nur einmal im Leben macht, wartet man erst einmal auf einen geeigneten Zeitpunkt, um dieses Projekt zu beginnen. Doch die erlebte Größe des Projekts bedingt, dass sich der »richtige« Zeitpunkt nicht finden lässt, genau genommen gab es ihn meist gar nicht – so wie es bei streng rationaler Betrachtung in der Regel auch nie einen geeigneten Zeitpunkt im Leben gibt, um Kinder zu bekommen. Die Gefahr, dass das Projekt, Psychoanalytiker zu werden, auf die lange Bank geschoben wird und dort dauerhaft verbleibt, war bei unseren Gesprächspartnern recht groß. Dabei stellten sie sich immer wieder die Frage: »Will ich das eigentlich wirklich?« Dem Zweifel an diesem Vorhaben wurde es damit leicht gemacht, er fand auf diese Weise immer wieder Anhaltspunkte. Im Zuge dieser Zweifel haben auch die Negativbilder von den psychoanalytischen Gesellschaften (z. B. »Geheimbund«, »Sekte«, »kafkaeskes Schloss«, »Kirche«) sehr gute Chancen, auf einen aufnahmebereiten Boden zu fallen. Erst wenn die Ausbildung aufgenommen wurde und der Zweifel sich dann nicht in der Realität hat durchsetzen können, die Ausbildung also nicht wieder abgebrochen wurde, scheint er zu verschwinden – zwar nicht ganz, aber er war bei unseren Gesprächspartnern deutlich reduziert.

Die erlebte »Größe« des Projekts sorgte naturgemäß auch dafür, dass unsere Gesprächspartner erst einmal über »Zwischenlösungen« nachdachten. Hinzu kam die unklare Frage, ob sich die zeitliche und finanzielle Investition in die analytische Ausbildung dauerhaft bezahlt macht, zumal die seit Langem schwer überschaubare berufspolitische Lage keine wirklichen Prognosen über längere Zeit hinweg mehr zulässt. So bestand für die Psychologen in den 1990er Jahren eine große Unsicherheit, ob ein PsychThG kommen würde oder nicht und wenn ja, welche Regelungen es für sie beinhalten würde. Im Zuge der Einführung des Gesetzes (1999) wurde zugleich die Bedarfsplanung eingeführt, die das Problem mit sich brachte, wie Absolventen einer psychoanalytischen Ausbildung nach deren Abschluss an einen Vertragsarztsitz gelangen können, insbesondere dann, wenn sie nicht in der Lage sind, die in Großstädten zum Teil geforderten hohen Ablösesummen für eine Vertragsarztpraxis zu bezahlen. Daraus resultiert, dass viele erst einmal andere Aus-, Weiter- und Fortbildungen aufnahmen. Der Vorteil dieser »kleineren« Ausbildungen besteht auch darin, dass sie sich nahtloser in das Berufs- und Privatleben des angehenden Psychotherapeuten einfügten. Während die Gesprächspartner in dieser Lebensphase ihrer beruflichen und familiären Etablierung überwiegend mit nicht-analytischen Angelegenheiten beschäftigt waren, verblieb ihr analytisches Interesse in »Latenz«. Man kann sich diese Phase der beruflichen Identitätsbildung vorstellen wie die vergleichbare Latenzphase der psychosexuellen Entwicklung, während der das Ich, weniger gefordert als in der frühen Kindheit und in der Adoleszenz, bei günstig verlaufender Entwicklung eine Stärkung erfährt. Dies ist eine Art Reifephase für den Entschluss zur psychoanalytischen Ausbildung.

Dieser Entschluss ist bei unseren Gesprächspartnern jedoch immer – mehr oder weniger ein ambivalenter Entschluss gewesen. Nun ist grundsätzlich jede Entscheidung mit Ambivalenz behaftet, denn das Seelische ist von seiner Natur her ein in sich spannungsvolles Gefüge.[9] Eine Entscheidung zu treffen, sorgt immer für eine von Sozialpsychologen so genannte kognitive »Nachentscheidungsdissonanz« (Festinger 1978). Das, was man mit seiner Entscheidung ausgeschlossen hat, meldet sich im innerseelischen Dialog mit sich selbst zu Wort und protestiert gegen seinen Ausschluss. Bei wichtigen und »großen« Entscheidungen beruhigt sich die Ambivalenz daher durch einen bloßen Entschluss noch nicht. So hatte die Entscheidung unserer Gesprächspartner, die psychoanalytische Ausbildung anzustreben, sofern sie dies so klar sagen konnten, noch nicht zur Folge, dass damit der innerseelische Konflikt beendet gewesen wäre. Erst in dem Maße, in dem sie im Rahmen der Ausbildung eine psychoanalytische Identität entwickelten, legten sich die Wogen der Ambivalenz, wenn auch nicht ganz, so doch auf das Niveau eines »normalen Seegangs«.

Ohnehin besteht gegenüber »großen« Entscheidungen im Leben eine mehr oder weniger ausgeprägte Ambivalenz; im Fall der analytischen Ausbildung ist jedoch noch einmal von einer Steigerung dieser Ambivalenz auszugehen. Dies dürfte schlicht damit zusammenhängen, dass die Psychoanalyse die Wissenschaft vom Unbewussten ist. So drängte es unsere Gesprächspartner einerseits, Unbewusstes aufdecken zu wollen, genauso wie sie andererseits die Tendenz zeigten, nicht daran rühren zu wollen. Dies bedingte im Einzelfall ein mehr oder weniger »umwegiges Kreiseln« um den Entschluss zur psychoanalytischen Ausbildung.

Bei unseren verhaltenstherapeutischen Gesprächspartnern spielten sich zwar ähnliche Prozesse ab, allerdings schien bei ihnen die Ambivalenz sehr viel geringer zu sein. Die Verhaltenstherapie galt den entsprechenden Kollegen als »pragmatische«, »effek-

---

9 Der Psychologe Wilhelm Salber vertritt die Auffassung, dass die Struktur des Seelischen grundlegend paradox ist und dass daraus eine Spannung erwächst, welche die seelische Entwicklung in Gang hält. Es sei in diesem Zusammenhang nur beispielhaft auf seinen Buchtitel *Kleine Werbung für das Paradox* (Salber 1988) hingewiesen.

tivere« sowie »Zeit- und Geld sparendere Lösung«. Verhaltenstherapie bedeutete für sie auch Professionalität und Wissenschaftlichkeit. Insofern Professionalität ihre Zeit braucht, um sich zu entwickeln, passt es hier gut, dass unsere Gesprächspartner erst zu einem späteren Zeitpunkt ihres Berufslebens die verhaltenstherapeutische Ausbildung aufnahmen. Sollten sich die berufspolitischen Rahmenbedingungen allerdings weiter in die Richtung entwickeln, dass eine psychotherapeutische Ausbildung für den Psychologen – die ja jetzt schon ein Facharztäquivalent darstellt – auch jenseits der ambulanten Psychotherapie so unerlässlich wird wie die Facharztausbildung für den Mediziner, so ist zu erwarten, dass die Interessenten der Verhaltenstherapie künftig gleich nach Abschluss ihres Studiums die verhaltenstherapeutische Ausbildung anstreben werden.

Professionalität, Lösungsorientierung, Wissenschaftlichkeit, Effizienz und Pragmatik stellen anscheinend charakteristische Zuschreibungen für die Verhaltenstherapie dar, die offensichtlich weniger geeignet sind, Ambivalenz auszulösen, als das schillernde Image der Psychoanalyse. Wenn der verhaltenstherapeutische Ausbildungsweg gewählt wurde, so gab es hier für unsere Gesprächspartner kein explizites Gegenargument. Mitunter schwang bei einzelnen allerdings manchmal ein Bedauern mit, nicht den Mut gefunden zu haben, sich auf die vergleichsweise spannender erscheinende Psychoanalyse eingelassen zu haben, verbunden mit einem gewissen Neid auf diejenigen, die es gewagt haben.

Statt auf die Verhaltenstherapie bezog sich die Ambivalenz unserer verhaltenstherapeutischen Gesprächspartner eher auf die Psychotherapie selbst. Der Auseinandersetzung mit der Psyche wohnt prinzipiell Brisanz inne, die beim Versuch, die Psyche zu »verändern«, sprich sie zu »therapieren«, noch einmal gesteigert sein dürfte. Da viele Gesprächspartner vor ihrer verhaltenstherapeutischen Ausbildung »humanistische« und erlebenszentrierte Aus-, Weiter- und/oder Fortbildungen absolviert hatten, die im Vergleich zur Verhaltenstherapie einen relativ hohen Selbsterfahrungsanteil aufweisen, sind sie dort zum Teil mit seelischen Stürmen und den Kräften des Unbewussten in Kontakt gekommen. Die verhaltenstherapeutische Ausbildung selbst hat gegenüber den Explosivkräften, die dem Psychischen innewohnen, so wie uns unsere Gesprächspartner dies beschrieben haben, eher die Funktion einer Beruhigung. Es beruhigt, Manuale zur Verfügung zu haben, in denen zusammengefasst ist, was der aktuelle Stand der Wissenschaft ist. Der Gedanke, dass man nicht selbst für den Behandlungserfolg verantwortlich ist, sondern dass es vom Werkzeug abhängt, also vom Manual, beruhigt ebenfalls. Es beruhigt, sich im Einklang mit der wissenschaftlichen Welt und den Experten des Gesundheitswesens zu wissen. Es beruhigt auch, bestimmte überschaubare Behandlungskontingente zur Verfügung zu haben, in denen man unternimmt, was möglich ist. Gelingt es nicht, in dieser Zeit erfolgreich zu sein, so wird die Behandlung aus Kontingentgründen dennoch beendet, sodass man nicht über einen unter Umständen sehr langen Zeitraum von der Frage »gequält« wird, wie man dennoch zum Erfolg kommen könnte.

Die beruhigende Funktion des verhaltenstherapeutischen Denkansatzes wurde auch in der Gesprächsatmosphäre unserer Interviews spürbar. So berichteten unsere psychoanalytischen Gesprächspartner überwiegend ausführlich und problemzentriert, wobei sie viele Verbindungen zwischen der eigenen Person und dem eingeschlagenen Berufsweg zogen. Unsere verhaltenstherapeutischen Gesprächspartner äußerten sich demgegenüber knapper und weniger problemzentriert, dafür ergebnisorientierter und mit geringerer subjektiver Färbung.

Um letztendlich nach all dem Kreiseln doch noch eine Ausbildung beginnen zu können, musste sich diese Idee gegen die beschriebene Tendenz bei unseren Gesprächspartnern, in dieser Lebensphase zunächst erst einmal alles so zu lassen, wie es ist, durchsetzen. Dazu bedurfte es bei unseren Interviewpartnern noch eines besonderen Anstoßes. Dieser *vierte Kristallationsprozess* hatte etwas mit einer Krise im weitesten Sinne zu tun: Ehekrise, Trennung vom Partner, Tod der Eltern, Probleme mit den eigenen Kindern, Krankheit, das Gefühl, sich in einer beruflichen Sackgasse zu befinden, oderUnzufriedenheit mit dem eigenen, bisher erworbenen fachlichen »Handwerkszeug«.

Die Krisenerfahrung der angehenden Psychoanalytiker wurde unabhängig von ihrem Ausgangspunkt als Beeinträchtigung ihres gesamten beruflichen und privaten Lebens gesehen. In diesem Kontext reifte bei ihnen die Erkenntnis, dass es keinen Sinn mache, lediglich zu »improvisieren«, sondern dass jetzt das Haus von Grund auf »saniert« werden müsse. Die Krise erweckt den Wunsch, die eigenen Dinge noch einmal einer »grundlegenden« Revision zu unterziehen. Man kann sagen, dass es diese Einsicht war, die die Gesprächspartner dazu mobilisiert hat, diese »große« Ausbildung anzugehen.

Bei angehenden Verhaltenstherapeuten liegt die Krisenerfahrung in der Regel offenbar weniger im persönlichen Bereich als bei späteren Analytikern. Es mag aber auch sein, dass dieser Eindruck ein Artefakt der verhaltenstherapeutischen »Sozialisation« während der Ausbildung ist. Da es in der Verhaltenstherapie weniger auf den die Methode anwendenden Therapeuten, sondern auf die Methode selbst ankommt, ist es in der Verhaltenstherapie unüblich, sich selbst zum Gegenstand zu machen. Als Verhaltenstherapeut spricht man über seine Patienten, aber nicht über sich selbst. Dies gilt sogar für die vom PsychThG geforderte Selbsterfahrung. Hier scheint es üblich zu sein, dass zum Beispiel Teile der Supervision als »Selbsterfahrung« deklariert werden, um den Bestimmungen des Gesetzes formal Genüge zu tun. Dabei werden üblicherweise die persönlichen Belange auch in der verhaltenstherapeutischen »Selbsterfahrung«, zum Beispiel wenn man gerade eine Trennung in der Partnerschaft erlebt, strikt außen vor gelassen. Es scheint, als regierte hier der Leitsatz: »Als Verhaltenstherapeuten sprechen wir nicht über Krisen, sondern über Lösungen.«

Aber wo würde ein Verhaltenstherapeut mit seiner persönlichen Krise hingehen, wenn in der Verhaltenstherapie nicht von Krisen gesprochen wird? Befragt, wo sie im Falle einer persönlichen Krise hingehen würden, haben viele unserer verhaltenstherapeutischen Gesprächspartner darauf verwiesen, dass sie ihre größeren Krisen bereits während einer Psychotherapie, meistens in einem humanistischen Verfahren (Gesprächspsychotherapie, Gestalttherapie, Psychodrama, Körpertherapie etc.), vor Eintritt in die verhaltenstherapeutische Ausbildung erfolgreich bearbeitet hätten. Andere gaben an, sie würden in einem solchen Fall zu einem Psychoanalytiker gehen. Sehr selten scheint allerdings zu sein, dass ein angehender Verhaltenstherapeut verhaltenstherapeutische Vorerfahrungen als Patient hat. Demgegenüber war es bei unseren psychoanalytischen Gesprächspartnern häufig der Fall, dass psychoanalytische Vorerfahrungen als Patient bestanden.

Einige unserer verhaltenstherapeutischen Gesprächspartner waren ursprünglich mit einem dieser Verfahren identifiziert und schlossen die verhaltenstherapeutische Ausbildung lediglich an, um das ursprüngliche Verfahren zu »legalisieren«. Während die genannten Verfahren nicht kassenzugelassen sind, stand fortan mit der Verhaltenstherapie ein verlässliches Label zur Verfügung, in dem unsere verhaltenstherapeutischen Gesprächspartner unterbringen konnten, was sie bis dahin an Kompetenzen in diesen anderen Verfahren erworben hatten. Ausschlaggebend für die Aufnahme einer verhaltenstherapeutischen Ausbildung war also oft das im weitesten Sinne »krisenhafte« Gefühl, dass Schluss sein müsse mit dem »Herumwerkeln« im nicht anerkannten Bereich, dass das bisherige Arbeiten mit einem soliden, auch wissenschaftlich anerkannten Gerüst verbunden werden müsse, das Anerkennung innerhalb und außerhalb der Fachwelt verschaffe.

Durch die Aufnahme der Ausbildung trat die Identitätsbildung unserer Gesprächspartner als Psychoanalytiker bzw. Verhaltenstherapeuten in ihre »heiße« Phase ein – der *fünfte Kristallisationsprozess*. Ab jetzt verdichteten sich bestimmte Identitätselemente im Hinblick auf das ausgewählte Verfahren. Es geht hier um die Passung (»Matching«) zwischen der eigenen Persönlichkeit und dem gewählten Verfahren. Interessanterweise hat es unter unseren Gesprächspartnern eher Verhaltenstherapeuten gegeben, die eine psychoanalytische Ausbildung zumindest in Erwägung gezogen hatten, jedoch kaum psychoanalytische Gesprächspartner, die eine verhaltenstherapeutische Ausbildung erwogen hatten.

Dies deutet darauf hin, dass Psychoanalyse und Verhaltenstherapie für unsere Gesprächspartner zwei klar zu unterscheidende Angebote darstellten. So betonten die verhaltenstherapeutischen Gesprächspartner die klare »Struktur« der Verhaltensterapie; ihre Transparenz gegenüber den Patienten, denen gegenüber die Therapieplanung offengelegt werde und die bestimmen dürften, was letztlich gemacht werde – was die Verhaltenstherapie zu einer »demokratischen Therapie« mache; außerdem die Überschaubarkeit und Kalkulierbarkeit der Ausbildung, insbesondere in finanzieller und zeitlicher Hinsicht, sowie ihre wissenschaftliche Anbindung. An der Psychoanalyse wird aus Sicht der verhaltenstherapeutischen Gesprächspartner kritisiert, all dies nicht zu bieten und »schwer einschätzbar«, »schwammig« und »diffus« zu sein.

Bei unseren psychoanalytischen Gesprächspartnern verhielt es sich genau umgekehrt: Sie zeigten sich gerade von dem Unbestimmten der Psychoanalyse angezogen und fasziniert. Der strukturierte und pragmatische Ansatz der Verhaltenstherapie nahm sich aus ihrer Sicht eher simpel, leicht erlernbar, schematisch, aber wenig herausfordernd und eher nüchtern oder gar langweilig aus. Das Ungewisse der Psychoanalyse schien ihnen hingegen viel reizvoller. Offene Fragen erschienen ihnen eher wie das Salz in der Suppe, schnelle Antworten wirkten für sie eher wenig attraktiv.

In der Tat ist schon der Beginn der verhaltenstherapeutischen Ausbildung weniger »spektakulär« als der einer psychoanalytischen Ausbildung. Während jeder, der sich für eine verhaltenstherapeutische Ausbildung bewirbt, weiß, dass er auch angenommen wird, steht zu Beginn der psychoanalytischen Ausbildung die Prüfung der persönlichen Eignung für den Beruf. Dies bedeutete für unsere psychoanalytischen Gesprächspartner einerseits Beglückung, anderseits Leid. Das Leid besteht in der narzisstischen Kränkung, die durch eine Überprüfung der Eignung ausgelöst wird. Auf diese Weise wird die Eignung erst einmal problematisiert und infrage gestellt. Umso mehr kränkt es natürlich, wenn man abgelehnt wird. Als beglückend erwies sich hingegen die Erfahrung, für »gut genug« befunden zu werden, dazuzugehören, aufgenommen zu sein in den als besonders erlebten Kreis der Psychoanalytiker. Dieses Moment, zu einem besonderen Kreis zu gehören, spielt bei der Verhaltenstherapie, die sich als eine »demokratische« Therapieschule für jedermann versteht, bei der auch die persönliche Eignung nicht geprüft wird, anscheinend keine Rolle.

Entsprechend der Stärke ihres Wunsches, angenommen zu werden, erlebten einige unserer psychoanalytischen Gesprächspartner den Beginn ihrer Ausbildung wie eine »Offenbarung«. Auch hier klingt wieder ein »klerikales« Element an, diesmal in positiver Variante. Es gab aber auch psychoanalytische Gesprächspartner, die Schwierigkeiten hatten, an ihrem Institut » anzukommen«. Sie brachten dies mit ihnen unvertrauten Gepflogenheiten in Verbindung, die ihnen nicht erklärt worden seien und die sie erst einmal hätten herausfinden müssen. Dieses Problem stellte sich vor allem an DPV-Instituten, da der Lehrbetrieb dort nicht im Kurssystem erfolgt und es keine festen Gruppen gibt, die vom Anfang bis zum Ende der Ausbildung zusammen sind.

Im Zuge ihrer Entidealisierung der psychoanalytischen Gruppe sind sich unsere Gesprächspartner größtenteils gewahr geworden, dass die Dinge in ihr ähnlich konflikthaft zugehen wie in anderen Gruppierungen auch, abgesehen von dem Umstand, dass die psychoanalytische Community doch traditionell eher abgeschottet am Rande des gesellschaftlichen Mainstreams lebt. Das hat dazu geführt, dass das Problem von der »Enge« innerhalb der analytischen Community, das ihr den Vergleich mit einer Religionsgemeinschaft eingebracht hat, bis heute sehr virulent ist. Zugleich hat die Veränderung der berufspolitischen Landschaft, hier vor allem der zunehmende staatliche Einfluss auf die Ausbildung, eine Öffnung der analytischen Community erzwungen, was die Identitätsbildung der Kandidaten vor größere Belastungen stellt. Da der staatliche Einfluss wie ein äußerer Zwang daherkam, hat dies im Gegenzug jedoch bei Teilen der analytischen Community auch Abschottungstendenzen verstärkt. Die damit einhergehenden Belastungen für die Identitätsbildung der DPV-Kandidaten zeigten sich zum Beispiel bei dem »Spagat«, den sie in der Frage der Vierstündigkeit zu leisten haben, denn die Kandidaten haben zwei Identitäten zu entwickeln: einerseits die Identität eines DPV-Analytikers, zu der die Vierstündigkeit gehört, andererseits die Identität eines ambulanten Psychotherapeuten im Rahmen des kassenärztlichen Versorgungssystems. Beide Identitäten kollidieren manchmal miteinander und sind daher nicht leicht zu integrieren.

Rückblickend beschreiben die meisten psychoanalytischen Gesprächspartner den zeitlichen und finanziellen Aufwand ihrer Ausbildung als eine enorme Belastung. Sie stellen sich im Nachhinein die Frage, wie sie dies alles überhaupt »hinbekommen« haben. Hätte man ihnen die Frage, ob dies alles zu schaffen sei, im Vorhinein gestellt, hätten sie die Frage sicherlich verneint. Von daher habe es schon eines ordentlichen Quantums »Mut«, um nicht zu sagen »Verrücktheit« bedurft, um sich darauf einzulassen: »Wie verrückt muss man sein, um heute noch Analytiker zu werden?« Die Verrücktheit bezieht sich aus Sicht unserer Gesprächspartner vor allem darauf, dass man sich mit der analytischen Ausbildung in ein Gefilde begibt, dessen Werte im fundamentalen Gegensatz zu denen des Zeitgeistes stehen: Langdauernde Prozesse hier vs. Schnelligkeit dort; Beharren hier vs. unbedingte Flexibilität dort; geringe Beachtung des Monetären hier vs. Dominanz von Wirtschaftlichkeitserwägungen dort; Fokussierung auf die persönliche Beziehung hier vs. objektivierende Methodenzentrierung und Ausklammerung des Subjektiven dort; etc. Das »Verrückte« ist, um mit Green (2000) zu sprechen, eine libidinöse Besetzung der Psychoanalyse, die einerseits in Konflikt mit dem Zeitgeist steht, es andererseits aber erst möglich macht, die ganze »Last« des Konflikts mit dem Zeitgeist auf sich zu nehmen. Denn was die Psychoanalyse zu bieten hat, scheint für die Kandidaten etwas zu sein, das gesucht, begehrt und hoch besetzt wird, das aber auch als etwas gilt, das man nicht nur »haben«, sondern das man sich darüber hinaus anverwandeln will, in das man sich »hineingibt«, zu dem man selbst werden will. Ohne diese Leidenschaft für die Psychoanalyse kann das Projekt Ausbildung offenbar nur schwer durchgestanden werden. Zwar hadern manche Gesprächspartner damit, keinen Beruf ergriffen zu haben, der mehr gesellschaftliche Anerkennung einbringt – insbesondere in Form von Einkünften –, sie würden es aber im Großen und Ganzen wieder so machen, wenn sie erneut vor der Frage der Berufswahl stünden. Die Psychoanalyse wird von ihnen zumeist als eine einzigartige Chance angesehen, das eigene Leben von Grund auf neu zu ordnen, Schwierigkeiten zu überwinden und eigene Entwicklungspotenziale zu erschließen. Psychoanalyse ist für viele der Interviewten nicht nur ein Beruf, sondern mehr eine »Berufung«, die weite Teile ihres Lebens erfüllt.

Ganz anders war die Haltung der verhaltenstherapeutischen Kandidaten. Die Ausbildung galt für sie als etwas, das man machen »muss«, auch wenn es manchmal »hart« ist, damit man später berufliche Vorteile hat. Daran, dass der im Vergleich zur psychoanalytischen Ausbildung geringere zeitliche und finanzielle Aufwand ihnen bereits so »hart« erschien, wird eine hohe Effizienzorientierung der interviewten Verhaltenstherapeuten deutlich. Auffällig war auch, dass die gesamte Ausbildung weniger emotional besetzt zu sein schien. Dies war vor allem zu Beginn der Ausbildung der Fall, da sie aus eher pragmatischen Gründen aufgenommen wurde und nicht mit einer »Vision« verbunden war, wie bei den Kandidaten der psychoanalytischen Ausbildung, die sich selbst und andere tiefgreifender verstehen sowie einen Beitrag zu einer bessern Gesellschaft leisten wollten. Nachdem bei den meisten verhaltenstherapeutischen Gesprächspartnern die libidinöse Besetzung eher den zuvor gelernten humanistischen Verfahren und Methoden galt, ist bei ihnen, allerdings eher zum Ende der Ausbildung hin, in der Regel doch auch eine, wenngleich weniger starke libidinöse Besetzung der Verhaltenstherapie bzw. eine verhaltenstherapeutische Identität entstanden. In deren Zentrum scheint vor allem zu stehen, dass die Verhaltenstherapie als Gerüst fungiert, mit dessen Hilfe sich Versatzstücke aus den verschiedensten Bereichen integrieren und sich nach der individuellen Façon des Verhaltenstherapeuten zu einem »neuen« Ganzen zusammensetzen lassen.

Durch die Verhaltenstherapie auf diese Weise im wahrsten Sinne des Wortes »ausgerüstet«, konnten unsere verhaltenstherapeutischen Gesprächspartner ihr zuvor eher unstetes Berufsleben – viele psychotherapeutische Verfahren und Methoden, mehrere verschiedene Arbeitsstellen – in die geregelten Bahnen eines ambulanten und anerkannten Praxisbetriebes überführen. Von Zeit zu Zeit kam es jedoch vor, dass ihnen das verhaltenstherapeutische Arbeiten zu »ruhig« wurde. Es entstand dann das – ebenfalls im weitesten Sinne krisenhafte – drängende Gefühl, dass wieder ein »Kick« notwendig sei, ein neuer Impuls. Dies lässt sich möglicherweise so verstehen, dass das verhaltenstherapeutische Arbeiten ein methodisch sehr stringentes und standardisiertes Arbeiten darstellt, das den Therapeuten als Person wenig fordert und nach einiger Zeit des sich wiederholenden Arbeitens mit Manualen zu »Ermüdungserscheinungen« führt.

Vielleicht bedeutet der Wunsch nach einem »Kick« auch, dass es spannend und aufregend wäre, aus der jeweiligen seelischen Struktur des Patienten heraus Einsicht in die Wege der Symptombildung zu bekommen. Dies lässt sich auf dem Wege der äußeren Beruhigung, welche die Verhaltenstherapie zu Lasten eines inneren Verstehens und unter Vernachlässigung der Strukturveränderung verfolgt, jedoch nicht in Erfahrung bringen. Jedenfalls sorgt der Wunsch nach einem neuen Kick dafür, dass die Kollegen sich – wie vom Gesetzgeber gefordert – kontinuierlich weiter- und fortbilden, was zugleich die Akzeptanz der Verhaltenstherapie nicht gefährdet, denn sich immer weiterzubilden ist integraler Bestandteil der Identität eines Verhaltenstherapeuten, denn »die Wissenschaft bleibt auch nicht stehen«. In Bezug auf das Verwickelt-Werden mit den Kräften des Seelischen ergibt sich somit eine Rhythmik des Rein-Raus, die dem Wechsel der Behandlung von Stunde zu Stunde entspricht. Dies dürfte einen besonderen Reiz am Psychotherapeuten-Dasein darstellen: Sich einerseits verwickeln zu lassen, aber andererseits immer wieder »raus« zu können, beteiligt zu sein, ohne involviert zu sein. Das für manche »Schöne« an der Verhaltenstherapie sei dabei, dass sich der Grad, in dem man sich verwickeln lässt, offenbar besser steuern lässt als bei der Psychoanalyse. So hält eine psychoanalytische Selbsterfahrung für den Analysanden oder umgekehrt auch für den Analytiker sicherlich so manchen »Kick« bereit, doch die Möglichkeit sich wieder zu distanzieren, wenn es einem zu viel wird, ist sehr viel geringer, wenn Analytiker und Analysand miteinander eine verbindliche Vereinbarung über eine hochfrequente Analyse geschlossen haben. Bei der Psychoanalyse scheint es eher zu heißen: »ganz oder gar nicht«. Dies verbindet sich jedoch mit der Sorge, die »Katze im Sack« zu kaufen. Aber »ein bisschen Analyse« kann es nicht geben, es wäre dann keine Analyse mehr, denn Analyse bedeutet, dass sich Analytiker dazu verpflichten, die individuelle »Wahrheit« des Analysanden zu suchen, so unbequem oder unangenehm diese auch sein mag.

8.3 Schlussfolgerungen zur sinkenden Zahl psychoanalytischer Ausbildungskandidaten

Im Lichte der hier vorgestellten Untersuchung zur Entwicklung einer psychotherapeutischen Identität am Beispiel von Psychoanalyse und Verhaltenstherapie lassen sich Ableitungen treffen im Hinblick auf die Frage, warum die Zahl der Bewerber für die psychoanalytische Ausbildung sinkt, während die Zahl der verhaltenstherapeutischen Kandidaten steigt.

Wir waren davon ausgegangen, dass die Berufswahl Teil eines umfassenden Identitätsbildungsprozesses ist, der wiederum von den Zeitumständen erheblich beeinflusst wird. Der Identitätsbildungsprozess dreht sich gemäß dem »Schnittstellenkonzept«

(Bohleber 1996) um die Integration von zwei in einem dialektischen Verhältnis zueinander stehenden Polen – einem »festen« und einen »beweglichen« Pol (Schneider 2005). Dabei steht der »feste« Pol mehr mit der Person als Individuum und ihrer Einzigartigkeit in Verbindung, während der »bewegliche« Pol mehr mit dem Gesellschaftlichen verknüpft ist. Eine gesellschaftliche Forderung ist, dass der Einzelne die »Beweglichkeit« seiner Identitätsbildung nicht solitär vorzunehmen hat, sondern dass er der werden solle, der er ist – im Rahmen der Gemeinschaft. Da der Mensch ein soziales Wesen ist, ist auch gar nichts anderes denkbar. Wenn die Identitätsbildung über den Pol des Beweglichen an die Gesellschaft gebunden ist und man sich vergegenwärtigt, dass die Gesellschaft nichts Statisches ist, sondern ein sich in einem permanenten Fluss befindliches Gefüge, dann gibt es eine Verbindung von Identitätsbildung und Zeitgeist. Der Begriff »Zeitgeist« versucht die vorherrschenden Denk- und Erlebensweisen einer bestimmten Zeitperiode zu erfassen.

Es wurde bereits darauf hingewiesen, dass sich seit der »digitalen Revolution«, parallel zur politischen Wende in Europa Ende der 1980er Jahre, die Zeiten gegenüber den 1968er Jahren grundlegend gewandelt haben (vgl. Rosa 2005). Da unsere Gesprächspartner zwischen den 1950er und 1970er Jahren geboren worden sind, die meisten davon in den 1960er Jahren und Berufsfindungsprozesse sehr lang angelegte Prozesse sind, die von Kindheit an gebahnt werden, kann davon ausgegangen werden, dass die von unseren Gesprächspartnern verinnerlichten gesellschaftlichen Werte, die in ihren beruflichen Identitätsbildungsprozess Eingang gefunden haben, andere sind als diejenigen, die bei den in den 1980er und 1990er Jahren Geborenen gelten, die heute vor der Frage der Aus- bzw. Weiterbildungswahl stehen. Dies bedeutet aber nicht, dass Aspekte des heutigen Zeitgeistes aufgrund unserer Stichprobe nicht Eingang in unsere Untersuchung gefunden hätten. Sie sind vermittelt durch die Berichte unserer Gesprächspartner, die sich als durchaus sensible Zeitzeugen erwiesen haben, in die Untersuchung eingegangen. Dabei konnten sich unsere Gesprächspartner auf vielfältige Beobachtungen bei ihren Patienten, bei ihren Freunden und Verwandten, ihren Kollegen und bei ihren Kindern stützen, die in den 1980er und 1990er Jahren geboren wurden.

In den Generationen, denen unsere Gesprächspartner angehören, erfreute sich die psychoanalytische Ausbildung noch regen Zuspruchs. In den nachfolgenden Generationen änderte sich dies. Später konzentrierte sich der Zuspruch der angehenden Psychotherapeuten auf die Verhaltenstherapie, die seit Anfang der 1980er Jahre einen steilen Aufstieg genommen hat und heutzutage von vielen mit Psychologie und Psychotherapie gleichgesetzt wird. Betrachtet man die Zeitschiene, so lässt sich feststellen, dass die Zeit vor der »digitalen« und politischen Revolution in Europa »die Zeit« der meisten unserer Gesprächspartner war, während die Zeit danach die Zeit ihrer Kinder und Patienten ist, sowie der heutigen jungen Interessenten für die psychotherapeutische Ausbildung. Die einen sind eher noch Kinder der »Festen Moderne«, die anderen schon eher Kinder der »Flüssigen Moderne« (vgl. Bauman 2003). Es scheint durchaus kein Zufall zu sein, dass auch hier die Begriffe des Festen und des Beweglichen – hier in Gestalt des »Flüssigen« – als die beiden Pole der Identitätsbildung wieder auftauchen.

Vor diesem Hintergrund lässt sich feststellen: In den Zeiten, in denen die gesellschaftlichen Verhältnisse im Vergleich zu heute eher festgefügt waren, in denen der Einzelne sich noch nicht in so hohem Ausmaß wie heute einer gesellschaftlichen Flexibilitätsforderung ausgesetzt sah, fand die psychoanalytische Ausbildung in einem stabilen Rahmen statt. Dies war wichtig, denn sie verlangt von ihren Kandidaten ein hohes Maß an äußerer und innerer Flexibilität. Sie verlangt von ihnen die Flexibilität, sich in der Lehranalyse auf eine Expedition ins eigene »Innerafrika« (vgl. Freud) einzulassen sowie in ihren Ausbildungsanalysen ihre Patienten durch deren »Innerafrika« zu führen und dafür Verantwortung zu übernehmen. Außerdem verlangt sie die innere Flexibilität, sich Bewertungen der eigenen Eignung für den Beruf und Bewertungen der eigenen Arbeit durch andere zu stellen, ohne dass es für diese Bewertungen objektivierbare Kriterien in einem strengen Sinne gäbe. Des Weiteren verlangt die psychoanalytische Ausbildung die Flexibilität, den hohen zeitlichen und finanziellen Aufwand in den eigenen Alltag zu integrieren, ihn mit der eigenen Berufstätigkeit und der eigenen familiären Situation zu vereinbaren. Von dem Kandidaten wird die Flexibilität verlangt, sich auf einen Veränderungsprozess einzulassen, von dem er am Anfang nicht wissen kann, wohin die Reise geht.

Wenn unsere Gesprächspartner diesen umfassenden Veränderungsprozess für die eigene Person nicht nur wollten, verbunden mit der Post-68er-Idee, über die Selbstveränderung lasse sich auch die Gesellschaft verändern, sondern auch flexibel genug waren, sich auf einen Prozess einzulassen, den sie nicht allein steuern konnten, sondern bei dem sie auch auf andere (Lehranalytiker, Supervisoren, Patienten etc.) vertrauen mussten, so lässt sich behaupten, dass ihnen dies auch deshalb möglich war, weil der gesellschaftliche Rahmen vergleichsweise stabil war. Der Veränderungsprozess war für unsere Gesprächspartner ein Versprechen. Sie erwarteten zu Beginn ihrer Ausbildung, am Ende der Ausbildung nicht nur über eine bessere berufliche Qualifikation zu verfügen, sondern auch als Person verändert und den eigenen Wünschen entsprechend besser dazustehen. Die psychoanalytische Ausbildung löste dieses Versprechen – bei aller begreiflichen »Entidealisierung« derselben – im Großen und Ganzen ein.

Heute ist allerdings das, was damals von unseren Gesprächspartnern freiwillig getan wurde – nämlich eine hohe innere und äußere Flexibilität aufzubringen – ein gesellschaftlich verordnetes Muss. In einer Zeit, in der Flexibilität und Bewegung alles sind und in der der Veränderungsdruck immer größer wird und scheinbar nichts so bleiben kann, wie es ist, in der sich das Leben zunehmend beschleunigt, erscheint

Veränderung nicht mehr als ein attraktives Versprechen. Dies zeigen die heutigen psychotherapeutischen Ausbildungskandidaten, indem sie das Veränderungsversprechen der Psychoanalyse nicht mehr aufgreifen und nicht um die psychoanalytische Ausbildung nachsuchen. Das Bild der Psychoanalyse mit ihrem Veränderungsversprechen entspricht bei dem zum Teil Angst auslösenden kulturellen Wandel von der »Festen« zur »Flüssigen Moderne« einem »Mehr des Gleichen«. Indem sie weiter auf ihr Veränderungspotenzial setzt, sorgt die Psychoanalyse für weitere Verunsicherung, da das Sich-verändern-Müssen die Menschen heute ohnehin sehr ängstigt.

Gleichzeitig ändert sich der traditionell stabile Rahmen der psychoanalytischen Gemeinschaften nur sehr langsam. So hat sich die Struktur der psychoanalytischen Ausbildung nach dem Eitingon-Modell in den letzten 90 Jahren nur unwesentlich geändert. Auch wenn dies nur Insidern bewusst ist, scheint es, als kommuniziere sich etwas vom Konservativen der psychoanalytischen Ausbildungsinstitution nach außen, was von manchen Außenstehenden als »Starre« erlebt wird. In einer Zeit, in der sich fast alles modular aufbauen und flexibel gestalten lässt, kommt dieser konservative Zug der psychoanalytischen Ausbildungsinstitution für die heutigen potenziellen Bewerber möglicherweise erschreckend »unzeitgemäß« daher.

Die Verhaltenstherapie hingegen setzt, anders als die Psychoanalyse, nicht auf Veränderung, sondern auf Stabilisierung und Adaptation an die veränderten gesellschaftlichen Bedingungen. Auf diese Weise macht sie sich zum Anwalt der Beruhigung in krisenhaft erlebten Zeiten. Sie ist orientiert an einem naturwissenschaftlichen Wissenschaftsverständnis und den Standardisierungsforderungen der wissenschaftlichen Gemeinde, an statistischer Empirie, an der »Evidenzbasierung« und an den Effektivitätsforderungen der Ökonomie. Sie arbeitet störungsorientiert, diagnosegeleitet, pragmatisch und integriert selbstverständlich auch die Erkenntnisse anderer Wissenschaften, sogar die der Psychoanalyse. Dadurch befindet sie sich in nahezu vollständigem Einklang mit dem wissenschaftlichen Mainstream.

Überhaupt scheint sich die Verhaltenstherapie in großer Übereinstimmung mit dem Zeitgeist zu befinden. So kann sie mit überschaubaren »Modulen« auf den Veränderungsdruck antworten. Die verhaltenstherapeutische Ausbildung ist modular aufgebaut, man kann Baustein für Baustein »anhäufen«, ohne sich auf einen »großen« Entwurf wie die Psychoanalyse festlegen zu müssen, sodass man nicht mit dem Flexibilitätsgebot der heutigen Zeit in Konflikt gerät. Analoges gilt auch für die manualorientierten verhaltenstherapeutischen Behandlungen, die sich an kleinen und überschaubaren Schritten orientieren.

Was ist in diesem Zusammenhang mit dem psychoanalyseaffinen Objekt? Vor dem Hintergrund des psychoanalysefeindlichen Zeitgeistes gibt es immer weniger Personen, die der Psychoanalyse zugeneigt sind, zumal auch der Stellenwert der Psychotherapie im öffentlichen Ansehen zu sinken scheint, was sich unter anderem darin ausdrückt, dass die Pharmakotherapie vermehrt Zuspruch erfährt. Die populäre Kritik an der Psychoanalyse, dass diese nicht mehr wie noch zu Zeiten Alexander Mitscherlichs oder Horst-Eberhard Richters zu Fragen der Kultur Stellung nähme, geht aus unserer Sicht allerdings fehl. Auch heute gibt es viele psychoanalytische Denker, die sich sehr fundiert zu diesen Themen äußern, allein die gesellschaftliche Aufnahmebereitschaft für ihre Botschaften ist wesentlich geringer, als dies bei ihren Vorgängern noch der Fall war. Leuzinger-Bohleber bringt dies mit der heutigen Mediengesellschaft in Zusammenhang:

> »[Da] der spezifische Forschungsgegenstand der Psychoanalyse krankmachende, tabuisierte Ursachen individuellen und kollektiven Verhaltens ist, Phänomene, die aber – treffen sie wirklich zu – zuerst einmal den Widerstand der Betroffenen hervorrufen und sich nur schlecht mit den leicht verdaulichen Botschaften der heutigen Mediengesellschaft verbinden lassen [, gerät die Psychoanalyse] einerseits in Gefahr, sich an einen vorherrschenden Zeitgeist, z. B. den der empirischen Messbarkeit oder den Mythen der endlosen Beschleunigung von psychischen Entwicklungs- und Verarbeitungsprozessen und der grenzenlosen Machbarkeit zu sehr anzupassen und dadurch ihre Glaubwürdigkeit, ihre Authentizität als ›Wissenschaft des Unbewussten‹ zu verlieren. – Gleichzeitig muss sie sich aber davor hüten, sich aus der Kommunikation mit der nichtpsychoanalytischen Wissenschaftswelt und der Öffentlichkeit zu den brennenden gesellschaftlichen Themen zurückzuziehen sowie die existierenden Abhängigkeiten von anderen Wissenschaftlern und Wissenschaften, von Politik und Medien zu verleugnen. Dadurch würde sie früher oder später einer wissenschaftlichen und gesellschaftlichen Marginalisierung anheimfallen« (Leuzinger-Bohleber 2011).

Auch wenn die Vermittlung von Psychoanalyse in der Öffentlichkeit heute offenbar nicht mehr die Angelegenheit charismatischer und exponierter Persönlichkeiten ist, so bleibt es eines der eindrücklichsten Ergebnisse unserer Untersuchung, dass sie über die konkrete, lebendige, menschliche Begegnung am besten zu vermitteln ist. Insbesondere das in der Öffentlichkeit anscheinend immer noch vorherrschende Bild von der Psychoanalyse als einer von der Wirklichkeit weit entfernten, »antiquierten« und verschworenen »Glaubensgemeinschaft«, die den Anschluss an die aktuellen Entwicklungen in Wissenschaft und Gesellschaft verpasst hat, ist offenbar nur über den persönlichen Kontakt zu verändern. Obwohl dieses Bild einer Karikatur gleichkommt und mit dem lebendigen Leben der analytischen Community nur wenig gemein hat, tauchte es auch in unserer Untersuchung immer wieder auf. Die Begegnung mit einem Analytiker in der Schule, an der Universität, in der Klinik, in der Supervision, in der Balintgruppe und nicht zuletzt in der Behandlung ist entscheidend, damit die Psychoanalyse wieder mehr in öffentlichen Austausch und Kontakt kommt. Dadurch können die Projektionen auf und die Angst der Interessenten vor der psychoanalytischen Ausbildung möglicherweise gemindert werden. Dabei ist jedoch in Rechnung zu stellen, dass vor dem Hintergrund des heutigen Zeitgeistes die Bereitschaft, sich auf ein anderes Objekt einzulassen und sich zu binden, weitaus geringer ist als zu früheren Zeiten. Dies führt dazu, dass auch so mancher Kontakt im »Punktuellen« stecken bleibt und sich trotz eines gelungenen Austausches daraus oft keine mittel- bis längerfristige Beziehung mehr entwickelt. Dies mindert natürlich auch die Chancen, welche die persönliche Begegnung mit dem Analytiker hat – was diesen jedoch nicht dazu verleiten sollte, die persönliche Begegnung zu meiden, sondern im Gegenteil, sie zu intensivieren.

»Kreiselten« die von uns interviewten Personen vor Beginn ihrer psychotherapeutischen bzw. psychoanalytischen Ausbildung noch um die Idee, selbige aufzunehmen, und hatten diese dabei fest im Blick und »wie ein Adler eingekreist«, so stellt sich dies aus Sicht heutiger potenzieller Ausbildungsinteressenten ebenfalls anders da. War das »Kreiseln« unserer Interviewpartner notwendiger Teil einer Entwicklung, die zwar von einem »Hin und Weg« geprägt war, aber dennoch eine Annäherungsbewegung darstellte, so bedeutet es aus Sicht heutiger Interessenten eher ein echtes Leiden: Vor lauter Optionen weiß man nicht, wo man »andocken« soll, man hat größere Entscheidungsprobleme, fürchtet die »falsche« Entscheidung zu treffen, die schlimmstenfalls sogar unkorrigierbar sein könnte, sodass man insgesamt fürchtet, vor lauter Entscheidungsschwierigkeiten nicht »zu Potte« zu kommen. Dies alles geht mit einem steigenden Erregungsniveau einher, das nur schwer zu kanalisieren ist und somit das Leiden verstärkt. Hatte es für frühere Ausbildungsinteressenten auch etwas Lustvolles, den Beginn zum Beispiel der analytischen Ausbildung noch aufzuschieben, erst noch andere wichtige persönliche oder/und berufliche Erfahrungen zu machen, um dann um so mehr von der analytischen Ausbildung zu haben, so geraten solche Haltungen heutzutage mehr und mehr unter die Räder des Beschleunigungsdiktates (vgl. Rosa 2005). Anderseits bedeutet eine langfristige, unüberschaubare und unkalkulierbare Festlegung aus der Perspektive potenzieller Ausbildungsinteressenten möglicherweise nicht nur »eine« falsche Entscheidung. Sie scheinen darüber hinaus von *einer* falschen Entscheidung das komplette berufliche und damit vielleicht auch existenzielle Aus zu befürchten. In Zeiten der Beschleunigung kann es fatale Folgen haben, sich über Jahre auf etwas festzulegen, ohne vorher wissen zu können, was für einen selbst dabei herauskommt. Allein die unüberschaubaren Schwierigkeiten mit der »Rieseninvestition« einer analytischen Ausbildung, in der Zukunft überhaupt im Gesundheitssystem arbeiten zu können, sprich, davon leben und die Familie ernähren zu können, macht eine solche »einmalige« Festlegung für die jetzige Generation äußerst fragwürdig.

Hier ist die Verhaltenstherapie mit dem modularen Aufbau ihrer Ausbildung entgegenkommender: Eine Entscheidung für sie erscheint bei Weitem als nicht so weitreichend wie eine Entscheidung für die Psychoanalyse, sondern als ein pragmatischer und zeitgemäßer Schritt. Auf diese Weise schützt die Verhaltenstherapie ihre Interessenten vor allzu großen Entscheidungsschwierigkeiten und leidvollem »Kreiseln« um die Entscheidung. Dies reduziert die Angst enorm – ein Faktor, der nicht unterschätzt werden darf.

Während es bei analytischen Ausbildungsinteressenten der »Festen Moderne« eine »erneute Krisenerfahrung« war, sich letztlich für die Analyse zu entscheiden, gespeist von dem inneren Wunsch, in Bewegung und Erweiterung zu bringen, was sich im persönlichen und beruflichen Leben verfestigt hat, so liegen auch hier die Dinge unter den Vorzeichen der »Flüssigen Moderne« anders: Hier ist die Krisenerfahrung weniger etwas, das einsetzt, nachdem man schon vieles erreicht hat (berufliche Etablierung, Familiengründung, Hausbau etc. – alles Formen von »Verfestigung«), sondern hier scheint vielmehr die Krisenerfahrung permanent zu werden. Dies hängt damit zusammen, dass Arbeitsverträge heutzutage grundsätzlich Zeitverträge sind, dass feste Familiengefüge immer häufiger durch sich neu und anders zusammensetzende »Patchworkfamilien« ersetzt werden und dass man immer weniger einzuschätzen vermag, was die Zukunft bringt. Vor diesem Hintergrund erscheint das Angebot der Verhaltenstherapie für heutige angehende Psychotherapeuten attraktiv, insofern sie sich als »allgemeine Psychotherapie« präsentiert, die auch Elemente aus anderen Verfahren und Wissenschaften integriert und die ihre Identität mehr und mehr in der Integration dessen sieht, was man aus anderen Bereichen amalgamiert. Insofern hat die Verhaltenstherapie nicht nur eine »kognitive Wende« erlebt, sondern eine Vielzahl von »Wenden«, deren Ende heute noch nicht abzusehen scheint.

Ihrem Integrationsbemühen entsprechend folgt die verhaltenstherapeutische Identitätsbildung im Zuge der Ausbildung dem Prinzip des »Stückchen für Stückchen«. Man gewinnt Sicherheit, indem man immer mehr Steinchen aufschichtet, so wie man es individuell braucht. Dabei entspricht es dem modularen Charakter der Verhaltenstherapie, dass die Steinchen wieder aus ihrer spezifisch-individuellen Aufeinanderschichtung gelöst werden können, um sie neu zusammenzusetzen, wenn es opportun erscheint. Gibt die Forschung zum Beispiel vor, dass bestimmte »Störungen« besser anders als bisher zu behandeln sind, so stellt man sich entsprechend um. Es liegt auf der Hand, dass eine solche »Identitätsbildung« mit den Konzepten einer »punktuellen« bzw. »situativen« Identität sehr gut konform geht, während man bei dem ganzheitlichen Identitätsentwurf der psychoanalytischen Ausbildung, die einer langfristig erarbeiteten inneren Haltung entspricht, die nicht nach Gutdünken jederzeit änderbar ist, davon nicht sprechen kann. So ist die Verhaltenstherapie zum scheinbar passenderen Angebot für die unter Druck geratene Identitätsbildung geworden.

9 Ausblick: Die Psychoanalyse und die psychoanalytische Ausbildung vor dem Hintergrund des gesellschaftlichen Wandels

Im Mittelpunkt des Spielfilmes *Das Zimmer meines Sohnes* von Nanni Moretti (Italien/Frankreich 2001), auf den wir bereits zu Beginn unseres Buches in Kapitel 2.2. verwiesen haben, steht ein Psychoanalytiker, der seinen Sohn verliert. Der traumatisierte Alytiker stellt in der Folge seine Berufstätigkeit ein – es bleibt offen, ob nur vorübergehend oder für immer. Der italienische Philosoph Benevenuto hatte dies als Symbol für das Ende der Psychoanalyse als solche interpretiert. Dass der Film unter Psychoanalytikern eine hohe Beachtung erfahren hat, mag in diesem Zusammenhang dem Umstand geschuldet sein, dass sich an dem Film und seinem Protagonisten vieles der aktuellen Probleme der Psychoanalyse als Institution abhandeln lässt. So könnte man zum Beispiel argumentieren, dass auch die Psychoanalyse als solche »traumatisiert« sei, hat sie doch fast alle Bastionen an der Universität verloren, ist sie innerhalb der GKV als Behandlungsmethode heutzutage zunehmend umstritten, während die Verhaltenstherapie unter den Klinikern einen ausgezeichneten Ruf hat. In den sogenannten Leitlinien, die festlegen, welche Verfahren und Methoden bei der Behandlung bestimmter Krankheitsbilder als State of the Art angesehen werden, rangieren die psychoanalytisch begründeten Verfahren bestenfalls unter »ferner liefen«. Die meisten Freunde hat sie noch in geisteswissenschaftlichen Gefilden, fernab der Klinik.

Das populäre Psychoanalyse-Bashing – ihre Darstellung als antiquiert und vergangenheitsfixiert, als eine Lehre, die nur die Innenwelt des Menschen anerkenne, aber kein Konzept für die äußere Realität habe, der Vergleich ihrer Institutionen mit Kirchen, um nicht zu sagen religiösen Sekten, die sich dem verweigerten, was Common Sense ist, zum Beispiel in der Wissenschaft, aber auch in der Klinik, die Darstellung der psychoanalytischen Institutionen als Wagenburgen, innerhalb derer autoritäre Machtverhältnisse herrschten, die nur dazu dienen, den Einzelnen in Abhängigkeit zu halten etc. – kann als Ausdruck des schwachen Standes gesehen werden, den die Psychoanalyse vor dem heutigen Zeitgeisthintergrund hat. Zudem wird der Psychoanalyse häufig vorgeworfen, sich nicht genügend gegen solche Kritik zu wehren. So heißt es häufig, die Psychoanalyse äußere sich nicht mehr öffentlich zu gesellschaftlichen Themen und sie habe auch keine charismatischen Persönlichkeiten mehr, die dazu in der Lage wären. Dies lässt außer Acht, dass selbst Persönlichkeiten wie Alexander Mitscherlich, aber auch Wolfgang Loch oder Horst Eberhard Richter, die mit ihrem Charisma viel für die Psychoanalyse geleistet haben, unter den veränderten Bedingungen des heutigen Zeitgeistes wohl nicht mehr die Wirkung entfalten würden, die noch vor wenigen Jahrzehnten von ihnen ausging. Häufig heißt es, die Psychoanalyse passe sich dem Zeitgeist zu sehr an, opfere ihr kulturkritisches Potenzial. Ebenso häufig heißt es jedoch, sie passe sich zu wenig an, indem sie zum Beispiel auf ihrem eigenen Wissenschaftsbegriff beharre und sich der positivistisch geprägten Wissenschaftsauffassung entzöge.

Die Psychoanalyse scheint auf dem Rückzug zu sein, wovon auch der Kandidatenrückgang Zeugnis ablegt. Ist sie wie ein verletztes Tier, das sich zurückzieht und seine Wunden leckt? Handelt es sich um einen solchen narzisstischen Rückzug? Mit Byung-Chul Han (2010), der unter dem Titel *Müdigkeitsgesellschaft* eine zum Verständnis des heutigen Zeitgeistes sehr wichtige kleine Schrift verfasst hat, könnte man sagen, die Psychoanalyse ist »müde«.

Han unterscheidet zwei Arten von Müdigkeit. Erstere wird durch die gegenwärtige »Leistungs- und Aktivgesellschaft« (Han 2010, S. 56) hervorgebracht, die sich immer mehr zu einer »Dopinggesellschaft« (ebd.) entwickelt und als deren Kehrseite »eine exzessive Müdigkeit und Erschöpfung« (ebd., S. 57) entsteht. Dies hängt mit dem »Verschwinden der Andersheit und Fremdheit« (ebd., S. 9) zusammen. Im Zuge der Globalisierung als Entgrenzungsprozess, der sich in den vergangenen 20 Jahren massiv beschleunigt hat (Rosa 2005), kommt es zur Auflösung nicht nur wirtschaftlicher und politischer, sondern auch psychischer Grenzen. Ohne Grenzen gibt es aber kein Anderes und kein Fremdes, sondern lediglich Gleiches, allenfalls minimal Differentes. Die Vorherrschaft des Gleichen, so Han, führt zu »pathologischen Zuständen« (2010, S. 12): Burnout und Depression, Aufmerksamkeitsdefizit-Hyperaktivitätssyndrom (ADHS) und Borderline-Persönlichkeitsstörung. Warum entstehen solche Pathologien aus der Herrschaft des Gleichen? Es sind Pathologien, die ebenfalls von »Gleichschaltung« bestimmt sind: Sich ausbreitende und scheinbar nicht mehr endende Verzweiflung und Depression, ewige Trauer, Dauererregbarkeit, die Erfahrungen, sich nicht beruhigen und nicht mehr loslassen zu können etc. Die Müdigkeit, die mit diesen Zuständen einhergeht, bezeichnet Han mit Handke als »sprachlose, blicklose, entzweiende Müdigkeit« (ebd., S. 58).

Die zweite Form der Müdigkeit beschreibt Byung-Chul Han mit Handke, der

1989 einen *Versuch über die Müdigkeit* vorgelegt hat, als die einer »negativen Potenz, nämlich des nicht-zu« (ebd., S. 62). Es geht also um die Fähigkeit, etwas nicht tun zu können – das heißt, sich vom Zeitgeistdiktat, Optionen zu ziehen, effizient, effektiv, flexibel und schnell zu sein etc. emanzipieren zu können. Es fällt nicht schwer, dies mit der Auffassung von Manfred Schmidt in Verbindung zu bringen, einem früheren DPV-Vorsitzenden, der gesagt hat: »Wir sind Anwälte der Langsamkeit« (Schmidt 2005). Die hier gemeinte »Müdigkeit« ist für Handke nach Han eine »fundamentale Müdigkeit«, die »alles andere als ein Erschöpfungszustand« ist, sondern »ein besonderes Vermögen«, das »inspiriert« und »Geist entstehen« (Han 2010, S. 59) lässt:

> »Die Müdigkeit befähigt den Menschen zu einer besonderen Gelassenheit, zu einem gelassenen Nicht-Tun. Sie ist kein Zustand, in dem alle Sinne ermatten würden. [...] Sie bietet Zugang zu einer ganz anderen Aufmerksamkeit, Zugang zu jenen und langsameren Formen, die sich der kurzen und schnellen Hyperaufmerksamkeit entziehen [...]. Jede Form ist langsam. Jede Form ist ein Umweg. Die Ökonomie der Effizienz und Beschleunigung bringt sie zum Verschwinden. Handke erhebt die tiefe Müdigkeit gar zu einer Heils-, ja zu einer Verjüngungsform. Sie bringt das Staunen in die Welt zurück« (ebd., S. 59/60).

Es fällt nicht schwer, diese Sätze als Metaphern der psychoanalytischen Haltung und ihrer Unterform, der »gleichschwebenden Aufmerksamkeit« zu lesen. Es ist dies eine Haltung, die Kreativität erst ermöglicht und sich dem Neuen öffnet. In diesem guten Sinne ist Psychoanalyse »müde« – damit hebt sich ihre »Müdigkeit« von der durch Han als pathologisch diagnostizierten »Müdigkeit« der heutigen »Leistungs- und Aktivgesellschaft« ab. Dies macht die Psychoanalyse unmodern und modern zugleich: Indem sie sich der »Gleichschaltung« im Rahmen der »Leistungs- und Aktivgesellschaft« zu entziehen sucht, wirkt sie einerseits unmodern, andererseits wird sie gerade deshalb um so mehr gebraucht.

Welche Möglichkeiten deuten unsere Untersuchungsergebnisse an, um die Lage der Psychoanalyse als Ausbildungsinstitution zu verbessern? Dies kann hier nur angerissen werden und bedarf sorgfältiger Anschlussüberlegungen und -untersuchungen. Zunächst einmal scheint uns wichtig, als Psychoanalytiker angesichts der Entwicklungen nicht in die pathologische Form der Müdigkeit, das heißt in Pessimismus oder gar »Depression« zu verfallen. Auf der anderen Seite erscheint es uns aber auch bei Weitem übertrieben, wie jüngst Kernberg, »Leitlinien für Rettungsteams« zu formulieren, deren Aufgabe darin bestünde, »Suizidprävention für psychoanalytische Institute und Gesellschaften« zu betreiben. Unter diesem Titel hat Kernberg eine Mischung aus Polemik und Satire vorgelegt, ganz in der Tradition seines bereits etwas älteren Textes »Dreißig Methoden zur Unterdrückung der Kreativität von Kandidaten der

Psychoanalyse« (Kernberg 1998). Kernberg (2012) ruft in seiner jüngeren Schrift zur Bildung von »Rettungsteams« auf, die die psychoanalytischen Institutionen »retten« sollen, indem sie den Psychoanalytikern nahebringen, sich in zeitgemäßer Form zu verändern. Allerdings warnt er die »Rettungsteams« vor »verzweifeltem, blinden Widerstand« der Psychoanalytiker gegen ihre Rettung. Aus »Sorge« um die eigene »psychoanalytische Identität« würden viele Analytiker sich gegen jede Veränderung sperren und damit die Bemühungen der »Rettungsteams« untergraben. Sie hätten Angst, keine Psychoanalytiker mehr zu sein, wenn sie sich änderten.

Kernbergs dramatische Intervention in der Diskussion um die Veränderung der Psychoanalyse erinnert allerdings selbst sehr an den Alarmismus der übererregten »Leistungs- und Aktivgesellschaft«. Auch wenn man es weniger dramatisch als Kernberg sieht, macht es jedoch wenig Sinn, über den ungeliebten Zeitgeist zu klagen und darauf zu warten, bis er sich verzogen hat wie schlechtes Wetter. Notwendig scheint vielmehr, die Veränderungen der soziokulturellen Bedingungen analytisch zu verstehen und anzuerkennen, um einen Umgang damit zu finden. In ihrer über hundertjährigen Geschichte musste die Psychoanalyse immer wieder um ihr Überleben kämpfen. Von daher verfügt sie über Erfahrungen mit solchen Situationen, auf die sie zurückgreifen kann.

Auch wenn man der Psychoanalyse »schöpferische Müdigkeit« zubilligt, so kann dies jedoch nicht bedeuten, dass die außenweltbezogenen Aktivitäten eingestellt werden. Eine Institution, die sich nicht im Geschäft hält, indem sie auf sich aufmerksam macht, aktiv ist, um Nachwuchs wirbt etc., gerät auf Dauer in Vergessenheit und wird von der Generativität abgeschnitten. Auch wenn man sich dem Zeitgeistdiktat, ständig »auf Sendung« sein zu müssen, was auch eine Form der Gleichschaltung darstellt, nicht unterwerfen möchte, wäre es fahrlässig, diese Zeitgeistbedürfnisse ganz zu ignorieren. An dieser Stelle können allerdings noch keine weiterreichenden Schlüsse für Handlungsoptionen zur Verbesserung der Lage der Psychoanalyse gezogen werden. Zentral erscheint uns jedoch: Die Psychoanalyse sollte offensiver werden, sich zeigen, den persönlichen Kontakt zu Analytikern verstärkt möglich machen und so wie andere traditionelle Institutionen auch, wieder »auf Sendung« gehen, um dazu beizutragen, dass das nebulöse Bild von ihr in ein realistischeres transformiert wird. Mehr Präsenz von Analytikern auf allen Ebenen, vom persönlichen Kontakt über die Lehre an den Universitäten und im öffentlichen Leben bis hin zur Nutzung neuer Medien und dem Eingehen auf veränderte mediale Vermittlungsformen dürfte dafür das A und O sein und auch dazu beitragen, dass die Angst vor der Entscheidung für die analytische Ausbildung gemindert wird. Im Gegensatz zu früheren Zeiten kann nicht mehr davon ausgegangen werden, dass die Interessenten von selbst zur Analyse kommen, es bedarf heutzutage eines stärkeren Entgegenkommens seitens der Psychoanalyse.

Hier ist analytischerseits Trauerarbeit angezeigt. Dass die Menschen heute nicht mehr ohne Weiteres zur Psychoanalyse kommen, zeigt, wie sehr die gesellschaftliche Idealisierung der Psychoanalyse zurückgegangen ist. Doch es scheint auch notwendig zu sein, dass die Psychoanalytiker die Psychoanalyse weniger idealisieren. Die Psychoanalyse kann die Welt nicht verbessern, sondern lediglich mithelfen, dass »die Stimme des Intellekts«, von der Freud sagte, sie sei »leise, aber sie ruht nicht, ehe sie sich Gehör geschafft hat« (Freud 1927, S. 376) manchmal etwas lauter erklingt. Auf der Ebene klinischer Behandlung ist nach Freud bekanntlich viel erreicht, wenn es gelingt, »hysterisches Elend in gemeines Unglück zu verwandeln« (Freud 1893, S. 311). Gerade die Tatsache, dass ein großer Teil der heute praktizierenden Psychoanalytiker in den 1970er und 1980er Jahre zur Psychoanalyse kam, als diese noch als ein Instrument für eine bessere Gesellschaft angesehen wurde, zeigt, wie sehr Psychoanalytiker anfällig sind, die Psychoanalyse zu sehr zu idealisieren.

Man könnte das moderne Psychoanalyse-Bashing auch als eine Enttäuschungswut der Gesellschaft lesen, dass die Psychoanalyse die an sie gerichteten idealen Erwartungen nicht erfüllen konnte. Trotz ihres Aufschwunges in den 1970er und 1980er Jahren sind weder psychische Erkrankungen rückläufig, noch ist die Welt eine bessere geworden. Möglicherweise hat die eigene Idealisierung der Psychoanalyse die Psychoanalytiker anfällig gemacht, die projektiven Erwartungen der Gesellschaft in sich aufzunehmen und sich mit ihnen unbewusst zu identifizieren bzw. projektiv identifizieren zu lassen. Dies scheint eine Bereitschaft des Psychoanalytikers zur Rollenübernahme gegenüber der Gesellschaft zu bedingen, analog zur Bereitschaft zur Rollenübernahme des Analytikers, wie sie Sandler (1976) gegenüber dem Patienten postuliert hat.

Vor diesem Hintergrund wäre es wichtig, als Psychoanalytiker ein getrennteres Verhältnis zur Psychoanalyse zu entwickeln, das heißt zu vermeiden, dass sie ein Selbstobjekt des Analytikers wird. Um die Psychoanalyse zu schützen, zu verteidigen und zu verbreiten, ist objektale Distanz zu ihr hilfreich – gerade vor dem Hintergrund des häufig zu hörenden Vorwurfs an den Psychoanalytiker, er sei ein »Gläubiger« und die Psychoanalyse sein »Glaube«. Eine realistischere Einstellung des Psychoanalytikers zur Psychoanalyse und zu ihren Möglichkeiten würde auch bedeuten, die Sonderstellung der Psychoanalyse als etwas »ganz Besonderes«, das heißt anderen Wissenschaften Unvergleichliches, nicht mehr zu reklamieren, sondern sie, wie Leuzinger-Bohleber vorschlägt, einzureihen in den Kanon der Wissenschaften als eine Wissenschaft mit eigenen Spezifika unter anderen Wissenschaften, die ebenfalls ihre eigenen Spezifika aufweisen:

> »So scheint mir, dass die Psychoanalyse inzwischen diese Sonderstellung als ›Wissenschaft zwischen den Wissenschaften‹ – man könnte sie fast als Indikator für einen ›negativen Narzissmus der Besonderheit‹ nennen – verloren hat, und eine ›normale, spezifische Wissenschaft‹ im Kanon der anderen, ebenso spezifischen Wissenschaften geworden ist« (Leuzinger-Bohleber 2010, S. 116).

Der Psychoanalytiker, der innerlich akzeptiert, dass er einen »unmöglichen Beruf« hat, bei dem das Scheitern programmiert ist – es scheint, als habe die Idealisierung der Psychoanalyse durch Psychoanalytiker dies in Vergessenheit geraten lassen – kann auf das Psychoanalyse-Bashing souverän reagieren, indem er deutlich macht, dass die Psychoanalyse den Auftrag, gesellschaftliche Ideale zu erfüllen, nicht annehmen kann. Die Aufgabe des Analytikers besteht vielmehr darin, den sispyhusschen Stein der Vernunft immer wieder den Berg hinaufzurollen. Und das ist heute eine gemeinschaftliche Aufgabe. Nicht mehr einzelne, durch ihre Persönlichkeit überzeugende Psychoanalytiker werden die »Krise der Psychoanalyse« in Zukunft lösen können, sondern vielfältige Aktivitäten einer engagierten und gemeinsam auf verschiedenen Ebenen in Erscheinung tretenden und vernetzt arbeitenden Berufsgruppe, die bereit ist, den psychoanalytischen Elfenbeinturm zu verlassen, um in einen offenen Dialog mit jungen Menschen, mit den Medien und mit anderen Wissenschaften einzutreten.

Dies erfordert sicher auch Zugeständnisse an den Zeitgeist – zum Beispiel in Gestalt von mehr »Kleinschrittigkeit« in der analytischen Ausbildung oder einer größeren Bereitwilligkeit, als Analytiker auf konkrete Fragen auch direkt zu antworten, sofern sie nicht in einem analytisch-klinischen Kontext gestellt sind. Wichtig erscheint auch mehr Transparenz, mehr klare und weniger implizite Regeln (oder Gepflogenheiten), um einem Klima an den Instituten entgegenzuwirken, das im Sinne einer Religionsgemeinschaft missverstanden werden könnte. Daher auch mehr direkte statt indirekte Kommunikation, weniger rituelle Formen des Umganges miteinander und insbesondere mit den Kandidaten. Forschung über Eignungskriterien und -bewertung wäre ebenfalls sehr hilfreich. Die Ergebnisse sollten innerhalb und auch außerhalb der Community transparent gemacht und praktisch angewandt werden. Die sogenannten Tuckett-Kriterien (2005) als Versuch, ein System zur transparenten Einschätzung psychoanalytischer Kompetenz von Kandidaten zu entwickeln, können unseres Erachtens als ein erster Schritt in diese Richtung angesehen werden.

In diesem Zusammenhang verdient auch die *EPF Working Party on Education* Erwähnung, die eine sehr sorgfältige Arbeit leistet, um die Transparenz der psychoanalytischen Ausbildung zu verbessern. Mira Erlich-Ginor (2009) hat in einem Übersichtsartikel verschiedene Projekte geschildert, um relevante Informationen zu den verschiedenen Ausbildungsstrukturen in den EPF-Gesellschaften, zur eigenen analytischen Erfahrung von Lehranalytikern und zu Kriterien der Beurteilung psychoanalytischer Kompetenz bei Kandidaten zu erarbeiten. Eike Hinze (2011) stellte in diesem Zusammenhang am 16. April 2011 in Kopenhagen bei der »24TH EPF Annual Conference« zu »Anxieties and Methods in Psychoanalysis« eines dieser sechs Projekte vor, das *End of Training Evaluation Project* (ETEP), das sich mit der Frage befasst, wann und warum man denkt, dass ein Kandidat seine Ausbildung erfolgreich abschließen kann.

Das gruppale Element stellt sowohl für die Wahl der Psychoanalyse, bei der eine Gruppenzugehörigkeit im positiven Sinne angestrebt wird, als auch für die psychoanalytische Ausbildung, die selbst eine Art Gruppenprozess ist – siehe das ETEP-Projekt der EPF als Beispiel: die Beendigung der Ausbildung bedarf eines Gruppenkonsenses im Rahmen der Ausbildungsinstitution – einen zentralen Aspekt dar. Vor diesem Hintergrund halten wir es für sinnvoll, wenn im Zuge der Diskussion um eine Reform der Ausbildungsstrukturen innerhalb der psychoanalytischen Institutionen bzw. im Zuge der Diskussion um eine Reform der psychoanalytischen Institutionen selbst die gruppenpsychoanalytischen Aspekte eine stärkere Berücksichtigung finden. Denn gruppenpsychoanalytische Konzepte bergen ein bislang kaum ausgeschöpftes Potenzial zum Verständnis von Konflikten innerhalb der analytischen Community.

Bezüglich der Kandidatenakquisition ist ein »zweitzeitiger« Ansatz naheliegend: Da das Interesse an Psychoanalyse während der Adoleszenz einen ersten Höhepunkt erreicht, um danach wieder für längere Zeit in den Hintergrund zu treten und erst später erneut aufzuflammen, wenn es gilt, sich konkret für eine psychotherapeutische Ausbildung zu entscheiden, wäre es sinnvoll, dass in beiden entscheidenden Phasen Analytiker als »gute Objekte« zur Verfügung stehen. Das würde während der Adoleszenz bedeuten, dass Analytiker beispielsweise in Schulen präsent sind, um dort über ihren aus unserer Sicht sehr zeitgemäßen Beruf zu erzählen und Interesse zu »säen«. Während der Entscheidungsphase – nach Jahren der Latenz des psychoanalytischen Interesses – käme es dann wieder auf die Präsenz guter analytischer Objekte an, um so zu ermöglichen, dass das Interesse an der Psychoanalyse schließlich in die Aufnahme der Ausbildung münden kann. Um an den Universitäten wieder präsent sein zu können, müssten aber auch vermehrt Psychoanalytiker als akademischer Nachwuchs ausgebildet und in die Forschung bzw. in die Förderung von Nachwuchswissenschaftlern investiert werden. Es reicht nicht aus, zu beklagen, dass es nur noch eine Handvoll Psychoanalytiker an den Hochschulen gibt, vielmehr müssten Psychoanalytiker, die diese Stellen in der Zukunft wieder besetzen könnten, mehr als bisher gefördert und ausgebildet werden. Das Wiedergewinnen des verlorenen Terrains an den Universitäten bzw. die Gründung eigener Hochschulen, wie zum Beispiel die International Psychoanalytic University in Berlin, ist von existenzieller Bedeutung für das Überleben der Psychoanalyse als Institution, gerade vor dem Hintergrund einer berufspolitisch immer wahrscheinlicher werdenden »Direktausbildung«.

Im Rahmen der psychoanalytischen Ausbildung könnte es sinnvoll sein, das dafür notwendige Sich-Einlassen moderater »einzufädeln«, indem man den Kandidaten beispielsweise deutlicher erklärt, warum es überhaupt sinnvoll ist, sich einzulassen – zum Beispiel auf den tiefen Selbsterfahrungsprozess im Rahmen der eigenen Lehranalyse. Dem Zeit- und Geldaufwand insbesondere für die Lehranalyse würde besser nicht mit defensiven Argumenten begegnet – »so viel ist es doch auch wieder nicht, in Relation zu ...« –, vielmehr wäre es wichtiger, wie uns scheint, zu zeigen, dass die Lehranalyse nicht in erster Linie eine Zumutung darstellt, sondern dass sie im Gegenteil sehr viel bietet wie Halt, Nachreifen und persönliche Entwicklung. Mit weiteren wichtigen Qualitäten der Ausbildung wie Sicherheit, Kontinuität und Stabilität, die in einer kontinuierlichen Beziehung in der Lehranalyse verwirklicht werden, könnte ein attraktives Angebot für Kandidaten gestaltet werden, deren Angst vor den Unwägbarkeiten der Ausbildung durch die Ungebundenheit ihres Lebensalltages stark gestiegen ist. Diese haltgebende Seite, die durchaus für die Zeitgenossen der »Flüssigen Moderne« attraktiv sein könnte, stellt die Psychoanalyse offenbar – das zeigt unsere Untersuchung – zu wenig in den Vordergrund.

Zu einem solchen »Einfädeln« könnte auch gehören, eine größere Durchlässigkeit zwischen der klassischen analytischen Ausbildung und der Ausbildung in Tiefenpsychologisch fundierter Psychotherapie (TfP) zu schaffen. Rolf Klüwer, der ein » integratives Modell psychoanalytischer Ausbildung« entwickelt hat, beklagt, dass sich DPV und IPA » aus Sorge um die Bewahrung der Psychoanalyse nicht um eine analytische Psychotherapeuten-Ausbildung gekümmert hat« (2009, S. 250), das heißt um die Ausbildung in Tiefenpsychologisch fundierter Psychotherapie, der sich nun andere Organisationen angenommen hätten. Man dürfe sich daher »nicht beklagen«, heute »das Nachsehen« zu haben, wenn »die Ströme der Interessenten für analytische Ausbildungen nur sehr beschränkt zu uns finden« (ebd.). Klüwer fährt fort:

> »Wir können in Zukunft nicht mehr damit rechnen, daß sich Ausbildungs-Interessenten in einer so ausreichenden Zahl anmelden, daß wir die bisherigen Strukuren unserer Institute aufrechterhalten können; wie wir auch nicht weiter davon ausgehen können, daß diese Interessenten von Beginn an zu einer hochfrequenten Ausbildung entschlossen sind« (ebd.).

Sein »integratives Modell beruht daher darauf,

> »daß der Appetit gewissermaßen beim Essen kommen kann und auf der Grundlage einer offeneren Ausbildung der Wunsch nach Vertiefung und Ausweitung sich erst später einstellen kann, wenn sich eine klarere Vorstellung ausbilden konnte, wo die eigenen Interessensschwerpunkte liegen« (ebd., S. 250f.).

Daher sollte ein Institut

> »so angelegt sein, daß die Entscheidung, welche Form analytischer Therapie ein junger Teilnehmer wählt, während der Ausbildung getroffen werden darf; die Struktur der Ausbildung es mithin ermöglicht, daß ein junger Teilnehmer die Entscheidung eine Zeit lang offen läßt« (ebd., S. 251).

Für die Ausbildung sollte nach Klüwer jeder angenommen werden, »der erklärt, er wolle Analytiker werden, der analysierbar zu sein scheint und im Leben so viel zustande gebracht hat, daß er in dem, was er beabsichtigt oder wünscht, glaubwürdig ist (nach Kernberg 2006, 2007)« (Klüwer 2009, S. 251) Im Zentrum der Ausbildung sollte »am Anfang die Vermittlung der psychoanalytischen Methode stehen« (ebd.), die sowohl der Tiefenpsychologisch fundierter Psychotherapie als auch der »klassischen« Analyse gemeinsam ist. Um die analytische Methode zu erlernen, schlägt Klüwer eine »Fokalkonferenz« vor, die eine Art kontinuierliches Fallseminar darstellt. In Fokalkonferenzen und dem in ihnen möglichen kontinuierlichen Austausch über Übertragungen und Gegenübertragungen sieht er zugleich eine Möglichkeit, zur Verbesserung des Gesprächsklimas an den Instituten beizutragen, was er durch seine bisherigen Erfahrungen mit Fokalkonferenzen gestützt sieht.

Last, but not least könnte die Psychoanalyse auch mehr direkte Auseinandersetzung mit berufspolitischen Gegnern und mehr Offensivgeist wagen und zeigen, dass man sich sehr wohl behaupten und verteidigen kann, statt die Rolle eines Opfers des Zeitgeistes einzunehmen. Während die Verhaltenstherapie nicht müde wird zu betonen, dass der Konkurrent Psychoanalyse nicht mehr den wissenschaftlichen Standards genüge, verzichtet die Psychoanalyse weitgehend darauf, dem Konkurrenten Verhaltenstherapie seine Schwächen vorzuhalten. Und dies obwohl die Psychoanalyse ihre Forschungsorientierung heute mehr denn je betont – siehe die Katamnese-Studie der DPV (Leuzinger-Bohleber/Stuhr 2001), aktuelle Projekte der DGPT zu Depression und Angst sowie eine Vielzahl weiterer Forschungsprojekte. Die Psychoanalyse könnte die Herausforderungen der sich wandelnden Zeiten und der konkurrierenden Schulen selbstbewusst annehmen und ihr auch heute noch innovatives Potenzial an wissenschaftlichen Erkenntnissen zu Klinik und Kultur öffentlich wesentlich präsenter machen. So könnte der schleichende Prozess der Marginalisierung der Psychoanalyse gestoppt und auch der eigene Nachwuchs wieder für die »Wissenschaft vom Unbewussten« begeistert werden.

Für die Zukunft gilt, dass die Krise, in die die psychoanalytischen Institutionen geraten sind, ernst genommen und aktiv handelnd kreativ bearbeitet werden sollte, nachdem das Problem umfassend untersucht ist. Wir hoffen, dass unsere Arbeit hierzu etwas beitragen kann und halten weitere differenzierte Forschung für sinnvoll, um die Problematik noch umfassender zu verstehen. Dieses schwierige Unternehmen der Veränderung, sowohl der analytischen Ausbildung wie auch der Art und Weise, wie die Psychoanalyse für sich selbst »wirbt«, sollte aktiv und offensiv angegangen werden. Das zu bewerkstelligen, ohne dabei die Kernelemente der analytischen Identität zu verleugnen oder gar aufzugeben, wird die Kunst sein, die es in Zukunft zu entwickeln gilt.

Abkürzungen

AP	Analytische Psychotherapie
ÄK	Ärztekammer
BÄK	Bundesärztekammer
BMG	Bundesministerium für Gesundheit
DGAP	Deutsche Gesellschaft für analytische Psychotherapie e. V.
DGIP	Deutsche Gesellschaft für Individualpsychologie e. V.
DGPs	Deutsche Gesellschaft für Psychologie e. V.
DGPT	Deutsche Gesellschaft für Psychoanalyse, Psychotherapie, Psychosomatik und Tiefenpsychologie e. V.
DGVT	Deutsche Gesellschaft für Verhaltenstherapie e. V.
DIN	Deutsche Industrie Norm
DPG	Deutsche Psychoanalytische Gesellschaft
DPPT	Developing Psychoanlytic Practice and Traning (Forschungsprojekt)
DPV	Deutsche Psychoanalytische Vereinigung
DVT	Deutscher Fachverband für Verhaltenstherapie e. V.
EBM	Einheitlicher Bewertungsmaßstab der Kassenärztlichen Vereinigung
EPF	European Psychoanalytic Foundation
FoGa	Forschungsgutachten
G-BA	Gemeinsamer Bundesausschuss
GKV	Gesetzliche Krankenversicherung
GKV	Versorgungsstrukturgesetz
IGel	Individuelle Gesundheitsleistung
IPA	International Psychoanalytic Assoziation
IPV	Internationale Psychoanalytische Vereinigung
IPA-Track	Ausbildungsgang nach den Richtlinien der IPA bei der DPG

KV   Kassenärztliche Vereinigung
KBV   Kassenärztliche Bundesvereinigung
KJP   Kinder- und Jugendlichen Psychotherapeuten
MVZ   Medizinisches Versorgungszentrum
MWO   Musterweiterbildungsordnung
VT   Verhaltenstherapie
PA   Psychoanalyse
PiA   Psychotherapeuten in Ausbildung
PP   Psychologische Psychotherapeuten
PsychThG   Psychotherapeutengesetz
Substudy I Erste Teilstudie des DPPT Projektes mit Studenten
Substudy II Zweite Teilstudie des DPPT Projektes mit Ausbildungskandidaten
TfP   Tiefenpsychologisch fundierte Psychotherapie
TP   Tiefenpsychologie
WBO   Weiterbildungsordnung für Ärzte
öAA   Örtlicher Ausbildungsausschuss in einem analytischen Institut der DPV
zAA   Zentraler Ausbildungsausschuss der DPV

Literatur

Aigener, J.C. (2001): Der ferne Vater. Gießen (Psychosozial-Verlag).

Akthar, S. (2007): Immigration und Identität. Gießen (Psychosozial-Verlag).

Argelander, H. (1987): Das Erstinterview in der Psychotherapie. 3. Aufl. Darmstadt (WBG).

Barthel, Y.; Lebiger-Vogel, J.; Zwerenz, R.; Beutel, M.E.; Leuzinger-Bohleber, M.; Rudolf, G.; Brähler, E. & Schwarz, R. (2010): Kandidaten in psychotherapeutischer Ausbildung. Zugang und Zufriedenheit. Forum der Psychoanalyse 26(1), 87–100.

Bauman, Z. (2003): Flüchtige Moderne. Frankfurt/M. (Suhrkamp).

Bauman, Z. (2007): Leben in der flüchtigen Moderne. Frankfurt/M. (Suhrkamp).

Beland, H. (1983): Was ist und wozu entsteht psychoanalytische Identität? Jahrbuch der Psychoanalyse 15, 36–67.

Benevenuto, S. (2001): Die Analyse ist vorbei. Nanni Morettis neuer Film und die Krise des modernen Menschen. Lettre International 55, 7–9.

Bion, W.R. (1970): Attention and Interpretation. London (Tavistock).

Bion, W.R. (1992): Lernen durch Erfahrung. Frankfurt/M. (Suhrkamp).

Blos, P. (1996) [1963]: Die Funktion des Agierens im Adoleszenzprozeß. In: Bohleber, W. (Hg.): Adoleszenz und Identität. Stuttgart (Verlag Internationale Psychoanalyse), S. 103–127.

Blos, P. (2001): Adoleszenz. Eine psychoanalytische Interpretation. 7. Aufl. Stuttgart (Klett-Cotta).

Bode, S. (2004): Die vergessene Generation. Die Kriegskinder brechen ihr Schweigen. München (Piper).

Bohleber, W. (1993): Seelische Integrationsprozesse in der Spätadoleszenz. In: Leuzinger-Bohleber, M. & Mahler, E. (Hg.): Phantasie und Realität in der Spätadoleszenz. Opladen (Westdeutscher Verlag), S. 49–63.

Bohleber, W. (Hg.) (1996): Adoleszenz und Identität. Stuttgart (Verlag Internationale Psychoanalyse).

Brecht, K.; Friedrich, V.; Hermanns, L.M.; Kaminer, I.J. & Juelich, D.H. (Hg.) (1985): Hier geht das Leben auf eine sehr merkwürdige Weise weiter ... Hamburg (Keller).

Bruns, G. (2007): Industrialisierungsprozesse in der Medizin – Auswirkung und Bedeutung für die Psychotherapie. Vortrag im Rahmen der Akademie für Medizinische Fort- und Weiterbildung der Ärztekammer Schleswig-Holstein, Bad Segeberg, September 2007.

Bundespychotherapeutenkammer (2012): Wartezeiten in der ambulanten psychotherapeutischen

Versorgung. URL: http://www.bptk.de/fileadmin/user_upload/Publikationen/BPtK-Studien/
belastung_moderne_arbeitswelt/Wartezeiten_in_der_Psychotherapie/20110622_BPtK-Stu-
die_Langfassung_Wartezeiten-in-der-Psychotherapie.pdf. (Stand: 08.11.2012)

Cremerius, J. (1990): Vom Handwerk des Psychoanalytikers: Das Werkzeug der psychoanalytischen
Technik. Band 2. Stuttgart, Bad Cannstatt (frommann-holzboog).

Cremerius, J. (1994): Psychoanalyse als Beruf oder: »zieh' aus mein Herz und suche Freud«. In:
Hermanns, L.M. (Hg.): Psychoanalyse in Selbstdarstellungen II. Tübingen (edition diskord),
S. 73–144.

Daiminger, C. (2004): WWW – Eine Erfolgsgeschichte mit Differenzen. Ein Beitrag zur Geschichte
der Professionalisierung der Verhaltenstherapie und der DGVT in der BRD. Dissertation.
Homepage der Freien Universität Berlin »Dissertationen online«. URL: http://www.diss.fu-
berlin.de/diss/receive/FUDISS_thesis_000000001609 (Stand: 20.05.2010).

Dammasch, F. & Metzger, H.-G. (2006): Engagierte Väter – verschwindende Väter. In: Dammasch, F. &
Metzger, H.-G. (Hg.): Die Bedeutung des Vaters. Psychoanalytische Perspektiven. Frankfurt/M.
(Brandes & Apsel), S. 7–19.

Deutsche Gesellschaft für Verhaltenstherapie (DGVT): URL: http://www.dgvt.de (Stand: 21.05.2010).

Deutsche Gesellschaft für Psychoanalyse, Psychotherapie, Psychosomatik und Tiefenpsychologie
(DGPT) (2009): Stellungnahme der DGPT zum Forschungsgutachten. URL: http://www.dgpt.
de/dokumente/Stellungnahme%20der%20DGPT%20zum%20 Forschungsgutachten.pdf
(Stand: 22.04.2011).

Devereux, G. (1973): Angst und Methode in den Verhaltenswissenschaften. München (Hanser).

Dilthey, W. (1957): Ideen über eine beschreibende und zergliedernde Psychologie. In: Misch, G.
(Hg.): Die geistige Welt. Einführung in die Philosophie des Lebens. Erste Hälfte: Abhandlungen zur Grundlegung der Geisteswissenschaften. Gesammelte Schriften, Band V. 6. Aufl. Göttingen (Vandenhoeck & Ruprecht), S. 139–240.

Drosdowski, G; Köster, R.; Müller, W. & Scholze-Stubenrecht, W. (1982): Duden. Das Standardwerk
zur deutschen Sprache. Band 5. 4. Aufl.. Hg. v. Wissenschaftlichen Rat der Dudenredaktion.
Mannheim, Wien, Zürich (Bibliographisches Institut).

Dührssen, A. (1962): Katamnestische Ergebnisse bei 1004 Patienten nach analytischer Psychotherapie. Zeitschrift für psychosomatische Medizin 8, 94–113.

Ehrenfels, C. (1890): Über Gestaltqualitäten. Vierteljahrsschrift für wissenschaftliche Philosophie 14,
249–292.

Eichenberg, C. & Brähler, E. (2008): Beruf »Psychotherapeut«: Motivation zur und Zufriedenheit mit
der Berufswahl. Psychotherapie, Psychosomatik, Medizinische Psychologie 58(7), 265–268.

Eichenberg, C.; Müller, K. & Fischer, G. (2007): Die Motivation zur Berufswahl Psychotherapeut/in: Ein
Vergleich zwischen Schülern, Studierenden und (angehenden) Psychotherapeuten. Psychotherapie, Psychosomatik, Medizinische Psychologie 5(2), 83–89.

Erikson, E.H. (1973) [1959]: Identität und Lebenszyklus. Frankfurt/M. (Suhrkamp).

Erikson, E.H. (1988): Der vollständige Lebenszyklus. Frankfurt/M. (Suhrkamp).

Erlich, H.S. (2003): Reflexionen über die Psychoanalytische Identität. Forum der Psychoanalyse
19(4), 362–366.

Erlich-Ginor, M. (2009): Die EPF-Arbeitsgruppe zur Ausbildung/Working Party on Education (WPE).
EPF-Bulletin 64 Suppl., 36–67. (nicht öffentlich zugänglich)

Ermann, M. (1996): Verstrickung und Einsicht. Nachdenken über die Psychoanalyse in Deutschland.
Tübingen (edition diskord).

Ermann, M. (2003): Was ist psychoanalytische Identität? Vorbemerkung der Schriftleitung. Forum der Psychoanalyse 19(4), 362.

Festinger, L. (1978): Theorie der kognitiven Dissonanz. Bern, Stuttgart, Wien (Huber).

Feyerabend, P. (1976): Wider den Methodenzwang. Skizze einer anarchistischen Erkenntnistheorie. Frankfurt/M. (Suhrkamp).

Fiedler, P. (2010): Verhaltenstherapie Mon Amour. Stuttgart (Schattauer).

Fonagy, P. (2001): The talking cure in the cross fire of empiricism – The struggle for the hearts and minds of psychoanalytic clinicians: Commentary on papers by Lester Luborsky and Hans H. Strupp. Psychoanalytic Dialogues 11, 647–658.

Foulkes, S.H. (1986): Gruppenanalytische Psychotherapie. Der Begründer der Gruppentherapie über die Entwicklungsstationen seiner Methode in Theorie und Praxis. Frankfurt/M. (Fischer).

Freud, S. (1893a): Studien über Hysterie: Krankengeschichten. GW I, S. 99–251.

Freud, S. (1893b): Studien über Hysterie: Zur Psychotherapie der Hysterie. GW I, S. 252–312.

Freud, S. (1900): Die Traumdeutung. GW II/III.

Freud, S. (1905a): Psychische Behandlung (Seelenbehandlung). GW V, S. 289–315.

Freud, S. (1905b): Drei Abhandlungen der Sexualtheorie. GW V, S. 27–145.

Freud, S. (1909): Der Familienroman der Neurotiker. GW VII, S. 227–231.

Freud, S. (1912): Ratschläge für den Arzt bei der psychoanalytischen Behandlung. GW VIII, S. 376–387.

Freud, S. (1922): Psychoanalyse und Libidotheorie. GW XIII, S. 211–233.

Freud, S. (1923): Das Ich und das Es. GW XIII, S. 235–289.

Freud, S. (1926): Zur Frage der Laienanalyse. GW XIV, S. 207–296.

Freud, S. (1927): Die Zukunft einer Illusion. GW XIV, S. 325–380.

Freud, S. (1930). Das Unbehagen in der Kultur. GW XIV, S. 419–506.

Freud, S. (1937). Die endliche und die unendliche Analyse. GW XVI, S. 57–99.

Frisch, M. (1975): Stichworte. Ausgesucht von Uwe Johnson. Frankfurt/M. (Suhrkamp).

Gaddini, E. (1998): Das Ich ist vor allem ein Körperliches. Tübingen (edition diskord).

Grawe, K.; Donati, R. & Bernauer, F. (1994): Psychotherapie im Wandel. Von der Konfession zur Profession. Göttingen (Hogrefe).

Green, A. (1996): Welche Forschung für die Psychoanalyse? International Psychoanalysis. The newsletter of the IPV 5(1), 10–14.

Green, A. (2000): Geheime Verrücktheit. Grenzfälle der psychoanalytischen Praxis. Bibliothek der Psychoanalyse. Gießen (Psychosozial-Verlag).

Hampe, M. (2000): Pluralismus der Erfahrung und Einheit der Vernunft – Einige philosophische Anmerkungen zur Psychoanalyse. In: Leuzinger-Bohleber, M.; Deserno, H. & Hau, S. (Hg.): Psychoanalyse als Profession und Wissenschaft. Die psychoanalytische Methode in Zeiten wissenschaftlicher Pluralität. Stuttgart (Kohlhammer), S. 17–32.

Han, B.-C. (2010): Müdigkeitsgesellschaft. Berlin (Matthes & Seitz)

Hardt, J. (2007): Das Unwort »Krankheit« in der Gesundheitswirtschaft. Psychoanalyse Aktuell. Online-Zeitung der Deutschen Psychoanalytischen Vereinigung DPV. URL: http://www.psychoanalyse-aktuell.de/politik/gesundheitswirtschaft.html (Stand: 01.03.2011).

Hilgers, M. (2000): Das reine Gold legieren und Blech reden? PsychoanalytikerInnen im »Spiegel« der Öffentlichkeit. Professionelle Selbstdarstellung und Öffentlichkeitsarbeit als Teil des Berufs. In: Schlösser, A.-M. & Höhfeld, K. (Hg.): Psychoanalyse als Beruf. Gießen (Psychosozial-Verlag), S. 403–411.

Hinshelwood, R. D. (1993) [1989]: Wörterbuch der kleinianischen Psychoanalyse. Stuttgart (Verlag Internationale Psychoanalyse).

Hinze, E. (2011): End of Training Evaluation Project (ETEP), Vortrag am 16.04.11 in Kopenhagen bei der 24TH EPF Annual Conference: Anxieties and Methods in Psychoanalysis (nicht öffentlich zugänglich)-

Holzkamp, K. (1968): Wissenschaft als Handlung. Berlin (de Gruyter).

Jaeggi, E. (2003): Und wer therapiert die Therapeuten? 3. Aufl. Stuttgart (Klett-Cotta).

Kassenärztliche Bundesvereinigung (KBV): Bewertungsausschuss. URL: http://www.kbv.de/wir_ueber_uns/4621.html (Stand: 01.03.2011).

Kernberg, O. F. (1998): Dreißig Methoden zur Unterdrückung der Kreativität von Kandidaten der Psychoanalyse. Psyche 52(3), 199–213.

Kernberg, O. F. (2012): Suizidprävention für psychoanalytische Institute und Gesellschaften. URL: psychoanalyse.npage.de/get_file.php?id=21959589&vnr=600325 (Stand: 11.11.2012).

Klüwer, R. (2009): Ein integratives Modell psychoanalytischer Ausbildung. Psyche 63(3), 237–255.

Körner, J. (1995): Die Professionalisierung des Psychoanalytiker-Berufes. In: Cremerius, J. (Hg.): Die Zukunft der Psychoanalyse. Frankfurt/M. (Suhrkamp), S. 111–128.

Körner, J. (2000): Leben für die Psychoanalyse, leben von der Psychoanalyse. In: Schlösser, A.-M. & Höhfeld, K. (Hg.): Psychoanalyse als Beruf. Gießen (Psychosozial-Verlag), S. 331–348.

Körner, J. (2003): Acht Thesen über psychoanalytische Identität. Forum der Psychoanalyse 19(4), 366–368.

Kris, E. (1977): Die ästhetische Illusion. Phänomene der Kunst in der Sicht der Psychoanalyse. Frankfurt/M. (Suhrkamp).

Küchenhoff, J. (2000): Die Psychoanalyse an der Schwelle zum 21. Jahrhundert – eine zeitgemäße Wissenschaft? In: Schlösser, A.-M. & Höhfeld, K. (Hg.): Psychoanalyse als Beruf. Gießen (Psychosozial-Verlag), S. 11–28.

Lachmann, F. M. (2004): Identity and Self: Historical Antecedents and Developmental Precursors. International Forum of Psychoanalysis 13, 246–253.

Laireiter, A.-R. (2005): Selbsterfahrung in der Ausbildung in Verhaltenstherapie. In: Laireiter, A. R. & Willutzki, U. (Hg.): Ausbildung in Verhaltenstherapie. Göttingen (Hogrefe), S. 263–292.

Landespsychotherapeutenkammer NRW (2010): Newsletter der Psychotherapeutenkammer NRW 2/2010.

Laplanche, J. & Pontalis, J.-B. (1973) [1967]: Das Vokabular der Psychoanalyse. Erster Band. Frankfurt/M. (Suhrkamp).

Laufer, M. (1996) [1976]: Zentrale Onaniephantasie, definitive Sexualorganisation und Adoleszenz. In: Bohleber, W. (Hg.): Adoleszenz und Identität. Stuttgart (Verlag Internationale Psychoanalyse), S. 41–63.

Lebiger-Vogel, J.; Barthel, Y.; Beutel, M. E.; Rudolf, G.; Schwarz, R.; Zwerenz R. & Leuzinger-Bohleber, M. (2009): Da wirst du ja auch bekloppt bei. Zum psychotherapeutischen Weiterbildungsinteresse Studierender. Forum der Psychoanalyse 25(3), 283–297.

Leichsenring, F. & Rabung, S. (2008): Effectiveness of long-term psychodynamic psychotherapy: A meta-analysis. Journal of the American Medical Association 300, 1551–1565.

Leuzinger-Bohleber, M. (1995): Die Einzelfallstudie als psychoanalytisches Forschungsinstrument. Psyche 49(5), 435–480.

Leuzinger-Bohleber, M. (1997): Psychoanalytische Katamneseforschung und die »Wissenschaft zwischen den Wissenschaften«. In: Leuzinger-Bohleber, M. & Stuhr, U. (Hg.): Psychoanalysen im Rückblick. Gießen (Psychosozial-Verlag), S. 125–163.

Leuzinger-Bohleber, M. (2000): Psychoanalyse – Erfahrungswissenschaft des Unbewussten. In: Hampe, M. & Lotter, M.-S. (Hg.): »Die Erfahrungen die wir machen, sprechen gegen die Erfahrungen, die wir haben«. Über Formen der Erfahrung in den Wissenschaften. Berlin (Duncker & Humblot), S. 145–167.

Leuzinger-Bohleber, M. (2007): Forschende Grundhaltung als abgewehrter »Common ground« von psychoanalytischen Praktikern und Forschern. Psyche 61(9/10), 966–994.

Leuzinger-Bohleber, M. (2010): Pluralität oder Einheit? Transgenerationelle Forschung in der Psychoanalyse heute. In: Münch, K.; Munz, D. & Springer, A. (Hg.): Die Psychoanalyse im Pluralismus der Wissenschaften. Gießen (Psychosozial-Verlag), S. 109–140.

Leuzinger-Bohleber, M. (2011): Von der »One Man Army« zur interdisziplinären Forschung. Zur Forschung in der Klinischen- und Grundlagenabteilung am Sigmund-Freud-Institut heute. In: Leuzinger-Bohleber, M. & Haubl, R. (Hg.): Psychoanalyse: interdisziplinär – international – intergenerationell. Zum 50-jährigen Bestehen des Sigmund-Freud-Instituts. Göttingen (Vandenhoeck & Ruprecht), S. 21–61.

Leuzinger-Bohleber, M. & Mahler, E. (Hg.) (1993): Phantasie und Realität in der Spätadoleszenz. Gesellschaftliche Veränderungen und Entwicklungsprozesse bei Studierenden. Opladen (Westdeutscher Verlag).

Leuzinger-Bohleber, M. & Mahler, E. (1993): Phantasie und Realität in der Spätadoleszenz. Gesellschaftliche Veränderungen und Entwicklungprozesse. Eine Einleitung. In: Leuzinger-Bohleber, M.; Rüger, B.; Stuhr, U. & Beutel, M. (2002): »Forschen und Heilen« in der Psychoanalyse. Ergebnisse und Berichte aus Forschung und Praxis. Stuttgart (Kohlhammer).

Leuzinger-Bohleber, M. & Stuhr, U. (Hg.) (1997): Psychoanalysen im Rückblick. Gießen (Psychosozial-Verlag).

Leuzinger-Bohleber, M. & Stuhr, U. (Hg.) (2001): Psychoanalysen im Rückblick. Methoden, Ergebnisse und Perspektiven der neueren Katamneseforschung. Gießen (Psychosozial-Verlag).

Leuzinger-Bohleber, M.; Bahrke, U. & Negele, A. (Hg.) (im Druck): Chronische Depression. Göttingen (Vandenhoeck & Ruprecht).

Lichtenberg, J. D. (1983): Psychoanalyse und Säuglingsforschung. Berlin, Heidelberg (Springer).

Loch, W. (1981): Anfänge der Erziehung. Zwei Kapitel aus einem verdrängten Curriculum. In: Maurer, F. (Hg.): Lebensgeschichte und Identität. Beitrag zu einer biographischen Anthropologie. Frankfurt/M. (Fischer), S. 31–83.

Lockot, R. (1994): Die Selbstreinigung der Psychoanalyse. Die Deutsche Psychoanalytische Gesellschaft im Spiegel von Dokumenten und Zeitzeugen 1993–1951. Tübingen (edition diskord).

Loewald, H. W. (1986): Psychoanalyse. Aufsätze aus den Jahren 1951–1979. Stuttgart (Klett-Cotta).

Lorenzer, A. (1985): Das Verhältnis der Psychoanalyse zu ihren Nachbardisziplinen. Fragmente 14(15), 8–22.

Mahler, M. S.; Pine, F. & Bergmann, A. (1978): Die psychische Geburt des Menschen. Frankfurt/M. (Fischer).

Makari, G. (2008): Revolution in mind: The creation of psychoanalysis. London (Duckworth).

Minolli, M. (2003): Die Identität des Psychoanalytikers. Forum der Psychoanalyse 19(4), 368–371.

Morbitzer, S.; Hartmann, E. & Pfeffer, R. (2005): Von den Schwierigkeiten, Analytiker zu werden. Zur sozialen Lage der Aus- und Weiterbildungsteilnehmer. Forum der Psychoanalyse 1, 87–97.

Münch, K.; Munz, D. & Springer, A. (Hg.) (2009): Die Fähigkeit, allein zu sein. Zwischen psychoanalytischem Ideal und gesellschaftlicher Realität. Gießen (Psychosozial-Verlag).

Moretti, N. (2001): Das Zimmer meines Sohnes, Spielfilm, Italien/Frankreich

Nedelmann, C. (2003): Was ist psychoanalytische Identität? Forum der Psychoanalyse 19(4), 371–373.

Onfray, M. (2011): Anti Freud. Die Psychoanalyse wird entzaubert. München (Knaus).

Piaget, J. (1984): Psychologie der Intelligenz. 2. Aufl. Stuttgart (Klett-Cotta).

Pollak, T. (1999): Über die berufliche Identität des Psychoanalytikers. Versuch einer professionstheoretischen Perspektive. Psyche 53(12), 1266–1295.

PsychThG (Psychotherapeutengesetz): Gesetz über die Berufe des Psychologischen Psychotherapeuten und des Kinder- und Jugendlichenpsychotherapeuten (Psychotherapeutengesetz – PsychThG). URL: http://www.gesetze-im-internet.de/psychthg/BJNR131110998.html (Stand: 27.02.2011).

Reik, T. (1976) [1948]: Hören mit dem dritten Ohr. Die innere Erfahrung eines Psychoanalytikers. Frankfurt/M. (Fischer).

Reitmann, J. (2009): Up in the Air, Spielfilm, USA.

Richter, H.-E. (1979): Der Gotteskomplex. Gießen (Psychosozial-Verlag).

Rieber-Hunscha, I. (1996): Zerreißproben. Zwischen Ausbildung und Praxis der psychoanalytischen Therapie. Gießen (Psychosozial-Verlag).

Rosa, H. (2005): Beschleunigung. Die Veränderung der Zeitstruktur in der Moderne. Frankfurt/M. (Suhrkamp).

Salber, W. (1969): Wirkungseinheiten. Bonn (Bouvier).

Salber, W. (1982): Der psychische Gegenstand. Untersuchung zur Frage des psychologischen Erfassens und Klassifizierens. 5. erw. Aufl. Bonn (Bouvier).

Sander, F. (1962): Experimentelle Ergebnisse der Gestaltpsychologie. In: Sander, F. & Volkelt, H. (Hg.): Ganzheitspsychologie. Grundlagen, Ergebnisse, Anwendungen. München (Beck), S. 67–112.

Sandler, A.-M. (2003): Psychoanalytische Erfahrung und Identität des Psychoanalytikers. Forum der Psychoanalyse 19(4), 373–376.

Sandler, J. (1976): Gegenübertragung und Bereitschaft zur Rollenübernahme. Psyche 30(4), 297–305.

Schmidbauer, W. (1999): Helfen als Beruf. Überarb. u. erw. Neuauflage. Reinbek bei Hamburg (Rowohlt).

Schmidbauer, W. (2003): Hilflose Helfer. 12. Aufl. Reinbek bei Hamburg (Rowohlt).

Schmidt, Manfred (2005): »Wie reflektieren psychoanalytische Psychotherapeuten Erfolg und Scheitern ihrer Behandlungsziele?« Vortrag auf der Mitgliederversammlung der DGPT NRW vom 21.10.2005

Schneider, G. (2005): Identität und Container – Contained, Identitätswiderstand und katastrophische Veränderung. In: Heilung und Stagnation in psychoanalytischen Behandlungen. (Arbeitstagung der Deutschen Psychoanalytischen Vereinigung in Bad Homburg, 16. bis 19. November 2005) Frankfurt/M. (Geber und Reusch), S. 361–394.

Schneider, G. (2007): Minimal Standards in der Ausbildung – einige Anmerkungen zu Helmut Thomäs Kritik der Ausbildungsstandards der DPV/IPA (DPV-Info 2005, 39). DPV-Informationen Nr. 42. (nicht öffentlich zugänglich).

Schneider, G. (2009): Die erregte Gesellschaft. Veränderungen der postmodernen Identität. In: Münch, K. Munz, D. & Springer, A. (Hg.): Die Fähigkeit, allein zu sein. Zwischen psychoanalytischem Ideal und gesellschaftlicher Realität. Gießen (Psychosozial-Verlag), S. 51–70.

Schneider, G. (2010): Einführung Panel: Die soziokulturelle Position der Psychoanalyse – Gegenwart und Perspektiven, Tagung der DPG und DPV: 100 Jahre Internationale Psychoanalytische Vereinigung (IPV) – 100 Jahre institutionalisierte Psychoanalyse in Deutschland, Berlin, 07.03.2010.

Stern, D. N. (1998) [1985]: Die Lebenserfahrung des Säuglings. Stuttgart (Klett-Cotta).

Strauß, B.; Barnow, S.; Brähler E.; Fegert, J.; Fliegel, S.; Freyberger, H.J.; Goldbeck, L.; Leuzinger-Boh-leber, M. & Willutzki, U. (2009): Forschungsgutachten zur Ausbildung von Psychologischen Psychotherapeuten. Im Auftrag des Bundesministers für Gesundheit. URL: https://www.bundesgesundheitsministerium.de/fileadmin/redaktion/pdf_publikationen/Ausbildung-Psychologische-Psychotherapeuten_200905.pdf (Stand: 25.02.2010).

Stuhr, U. (1997): Psychoanalyse und qualitative Psychotherapieforschung. In: Leuzinger-Bohleber, M. & Stuhr, U. (Hg.): Psychoanalysen im Rückblick. Methoden, Ergebnisse und Perspektiven der neueren Katamneseforschung. Gießen (Psychosozial-Verlag).

Tausk, V. (1919): Über die Entstehung des Beeinflussungsapparates in der Schizophrenie. International Journal of Psycho-Analysis 5, 1–33.

Techniker Krankenkasse (2011): Gesundheitsreport 2011. URL: https://www.tk.de/centaurus/serv-let/contentblob/281898/Datei/61603/Gesundheitsreport-2011.pdf (Stand: 08.11.2012).

Thomä, H. (2005): Sind die Ausbildungsstandards der IPA »the optimal basis for candidates to acquire comprehensive psychoanalytical competency«? DPV-Informationen Nr. 39. (nicht öffentlich zugänglich).

Tuckett, D. (2005): Does anything go? Towards a framework for the more transparent asessemnt of psychoanalytic competence. International Journal of Psycho-Analysis 86, 31–49.

Walz-Pawlita, S. (2009): Psychoanalytische Kompetenz – der Blick der Professionstheorie. In: AG Ausbildung in der DGPT. Psychoanalytische Ausbildung und Forschungsgutachten – Lang-fassung – Überlegungen und Standortbestimmung im Umfeld des Forschungsgutachtens (S. 12–25). URL: http://www.dgpt.de/dokumente/Psychoanalytische%20Ausbildung%20und%20Forschungsgutachten%20%20Endfassung%20Langversion.pdf (Stand: 22.04.2011).

Warsitz, R.-P. (1997): Die widerständige Erfahrung der Psychoanalyse zwischen den Methodologien der Wissenschaften. Psyche 51(2), 101–142.

Whitebook, J. (2010): Sigmund Freud – A philosophical physician. Lecture at the 11th Joseph Sandler Research Conference: Persisting shadows of early and later trauma. Frankfurt am Main, 2010.

Wiesse, J. (2000): Vorwort zu Identität und Einsamkeit. In: Wiesse, J. (Hg.): Identität und Einsamkeit. Zur Psychoanalyse von Narzissmus und Beziehung. Göttingen (Vandenhoeck & Ruprecht), S. 7–10.

Wiesse, J. (2007): Vorwort. In: Wiesse, J. & Joraschky, P. (Hg.): Identitäten im Verlauf des Lebens. Göt-tingen (Vandenhoeck & Ruprecht), S. 7–12.

Will, A. E. (2006): Psychoanalytiker – anders als ihr Ruf? Ein empirisches Portrait. Gießen (Psychoso-zial-Verlag).

Will, H. (2006): Psychoanalytische Kompetenzen. Standards und Ziele für die psychotherapeutische Ausbildung und Praxis. Stuttgart (Kohlhammer Urban).

Willutzki, U.; Orlinsky, D.E.; Cierpka, M.; Ambühl, H.; Laireiter, A.-R.; Meyer-Berg, J. & das SPR Collabo-rative Research Network (2006): Wir – Daten über uns. Psychotherapeuten in Deutschland, Österreich und der Schweiz. In: Kernberg, O.F.; Dulz, B. & Eckert, J. (Hg.): Wir – Psychothera-peuten über sich und ihren unmöglichen Beruf. Stuttgart (Schattauer), S. 26–38.

Winnicott, D.W. (1983) [1958]: Von der Kinderheilkunde zur Psychoanalyse. Frankfurt/M. (Fischer).

Winnicott, D.W. (1984) [1965]: Reifungsprozesse und fördernde Umwelt. Frankfurt/M. (Fischer).

Winnicott, D.W. (1985) [1971]: Vom Spiel zur Kreativität. Stuttgart (Klett).

Wirth, H-J. (2007): Sigmund Freud und das Bewusstsein der Moderne. In: Springer, A.; Münch, K. & Munz, D. (Hg.): Psychoanalyse heute?! Gießen (Psychosozial-Verlag), S. 149–172.

Wurmser, L. (1989): Die zerbrochene Wirklichkeit. Berlin, Heidelberg, New York, London, Paris, Tokio (Springer).

Zwerenz, R.; Barthel, Y.; Leuzinger-Bohleber, M.; Gieler, U.; Rudolf, G.; Schwarz, R.; Vogel, J. & Beutel, M.E. (2007): Einstellungen von Medizinstudierenden zu psychotherapeutischen Behandlungsverfahren und Weiterbildungen. Zeitschrift für psychosomatische Medizin und Psychotherapie 53(3), 258–272.